Krämer/Besser

Multiple Sklerose: Antworten auf die häufigsten Fragen

5. Auflage

W0049377

08187_Trias_Multiple_Sklerose Schoen 1 20.06.2002 13:56:04 Black

Dr. med. Günter Krämer
Prof. Dr. med. Roland Besser

Multiple Sklerose: Antworten auf die häufigsten Fragen

Hilfreiche Erstinformationen
für Betroffene, Angehörige und Interessierte

5. Auflage

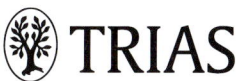

Leserservice:

Wenn Sie Fragen oder Anregungen zu diesem Buch haben, schreiben Sie uns!
TRIAS Verlag
Postfach 30 05 04
70445 Stuttgart
oder besuchen Sie uns im Internet unter:
www.trias-gesundheit.de

Anschriften der Autoren:
Dr. med. Günter Krämer
Medizinischer Direktor des
Schweizerischen Epilepsie-Zentrums
Bleulerstr. 60
CH-8008 Zürich

Prof. Dr. med. Roland Besser
Direktor der Neurologischen Klinik
Klinikum Krefeld
Lutherplatz 40
D-47805 Krefeld

Textzeichnungen: Christiane von Solodkoff
Abb. 1, 4, 5, 6, 8, 10, 13, 15, 17, 23, 25, 40, 42;
alle übrigen: Friedrich Hartmann, Nagold

Programmplanung: Uta Spieldiener

Redaktion: Karl Quadt

Umschlaggestaltung:
Cyclus · Visuelle Kommunikation, Stuttgart

Die Deutsche Bibliothek –
CIP-Einheitsaufnahme
Ein Titeldatensatz für diese Publikation ist
bei Der Deutschen Bibliothek erhältlich

Wichtiger Hinweis:
Wie jede Wissenschaft ist die Medizin ständigen Entwicklungen unterworfen. Forschung und klinische Erfahrung erweitern unsere Erkenntnisse, insbesondere was Behandlung und medikamentöse Therapie anbelangt. Soweit in diesem Werk eine Dosierung oder eine Anwendung erwähnt wird, darf der Leser zwar darauf vertrauen, dass Autoren, Herausgeber und Verlag große Sorgfalt darauf verwandt haben, dass diese Angabe **dem Wissensstand bei Fertigstellung des Werkes** entspricht.
Für Angaben über Dosierungsanweisungen und Anwendungsformen kann vom Verlag jedoch keine Gewähr übernommen werden. **Jeder Benutzer ist angehalten,** durch sorgfältige Prüfung der Beipackzettel der verwendeten Präparate und gegebenenfalls nach Konsultation eines Spezialisten festzustellen, ob die dort gegebene Empfehlung für Dosierungen oder die Beachtung von Kontraindikationen gegenüber der Angabe in diesem Buch abweicht. Eine solche Prüfung ist besonders wichtig bei selten verwendeten Präparaten oder solchen, die neu auf den Markt gebracht worden sind. **Jede Dosierung oder Anwendung erfolgt auf eigene Gefahr des Benutzers.** Autor und Verlag fordern alle Benutzer auf, ihnen etwa auffallende Ungenauigkeiten dem Verlag mitzuteilen.

Gedruckt auf chlorfrei gebleichtem Papier

© 1988, 2000 Georg Thieme Verlag
© 2003 TRIAS Verlag in MVS
Medizinverlage Stuttgart GmbH & Co. KG
Printed in Germany
Satz: Fotosatz H. Buck, Kumhausen
Druck: Westermann-Druck, Zwickau

ISBN 3-8304-3060-4   1 2 3 4 5 6

Geschützte Warennamen (Warenzeichen) werden **nicht** besonders kenntlich gemacht. Aus dem Fehlen eines solchen Hinweises kann also nicht geschlossen werden, dass es sich um einen freien Warennamen handelt. Das Werk, einschließlich aller seiner Teile, ist urheberrechtlich geschützt. Jede Verwertung außerhalb der engen Grenzen des Urheberrechtsgesetzes ist ohne Zustimmung des Verlages unzulässig und strafbar. Das gilt insbesondere für Vervielfältigungen, Übersetzungen, Mikroverfilmungen und die Einspeicherung und Verarbeitung in elektronischen Systemen.

● Krankheitsverlauf

● Untersuchungsmöglichkeiten

● Behandlungsmöglichkeiten

● Multiple Sklerose im Alltag

● **Anhang**

● **Sachverzeichnis**

Zu diesem Buch

Hiermit erscheint zwei Jahre nach der vierten Auflage eine erneut überarbeitete und aktualisierte Fassung dieses Buches. Um dem entsprechenden Wissenszuwachs gerecht zu werden, wurden insbesondere die Informationen zu den immunologischen Grundlagen und zu den Behandlungsempfehlungen überarbeitet und erweitert. Auch wenn eine Heilung der Multiplen Sklerose (= MS) noch immer nicht in Sicht ist, können die so genannten Immunsuppressiva und Immunmodulatoren erstmals den Verlauf einer MS wirksam beeinflussen. Deshalb wollten wir auch für Betroffene beziehungsweise Nichtmediziner ein entsprechendes Grundwissen über das Immunsystem zur Verfügung stellen.

Unser Buch ist nach wie vor für »Betroffene« gedacht, unabhängig davon, ob sie selbst an MS erkrankt oder ein Angehöriger beziehungsweise eine andere Bezugsperson sind. In erster Linie richten wir uns an Neuerkrankte, bei denen kürzlich eine MS festgestellt wurde und die jetzt wissen wollen, wie es weitergeht und was möglicherweise auf sie zukommt. Das immer noch weit verbreitete Vorurteil von einem zwangsläufigen Leben im Rollstuhl bei MS weckt viele Ängste und Befürchtungen, mit denen man sich gerade auch zu Beginn auseinander setzen muss.

Die Lektüre dieses Buches soll und kann nicht das ausführliche Gespräch mit Berücksichtigung aller Besonderheiten jedes einzelnen Menschen und jeder einzelnen Erkrankung im Rahmen eines möglichst vertrauensvollen Arzt-Patient-Verhältnisses ersetzen. Es soll auch kein lexikalischer Ratgeber zum Nachschlagen und Lösen aller denkbaren Probleme sein. Zielsetzung ist vielmehr eine Orientierung über grundlegende und immer wieder gestellte Fragen, auf die mehr oder weniger allgemein gültige Antworten möglich sind. Darüber hinaus richten wir uns an Angehörige sowie an alle sonstigen an MS Interessierten, und auch Betroffene mit schon längerer Zeit bekannter Diagnose können nützliche Informationen finden.

Eine MS kann sich auf fast alle Bereiche des täglichen Lebens auswirken und ist häufig mit Einschränkungen verbunden. Trotz allem sollte die Erkrankung aber nicht zum wichtigsten Lebensinhalt werden. Dieses Buch soll dabei helfen, nicht gegen die MS, sondern möglichst gut mit ihr zu leben und damit einen Teil der Krankheit aus eigenverantwortlichem

Handeln heraus zu bewältigen. Auch wenn eine MS mit meist wiederkehrenden und auf lange Sicht eher zunehmenden Beschwerden verbunden ist, befürworten wir eine positive Lebenseinstellung ohne ungerechtfertigte Selbst- und Fremdbeschränkung. Es soll nichts beschönigt werden, aber es sollen auch keine überflüssigen Ängste und Befürchtungen geweckt werden. Einen »erhobenen Zeigefinger« haben wir bewusst vermieden. Was für Betroffene nützlich oder schädlich ist, was verboten oder gestattet ist, sollen und müssen sie letztlich selbst entscheiden.

Einer von uns, Günter Krämer, hat als Ergänzung zu dem vorliegenden Text ein Fach- und Fremdwörterbuch verfasst, in dem nicht nur unmittelbar die MS betreffenden Fachausdrücke, sondern auch einige aus benachbarten Fachgebieten erläutert werden (»Multiple Sklerose von A-Z. Medizinische Fachwörter verstehen«, 2. Auflage, Trias, Stuttgart 2001). Dieses kleine Lexikon ergänzt sowohl das vorliegende Buch als auch das mehr für Betroffene mit schon länger bestehender MS gedachte Buch von Eva Maida (»Der große TRIAS-Ratgeber Multiple Sklerose«, 3. Auflage, Trias, Stuttgart 2002). Schließlich stehen aus derselben Verlagsgruppe noch zwei Bücher mit Ratschlägen zur Ernährung bei MS zur Verfügung: Dieter Pöhlau und Gudrun Werner: »Gesund und bewusst essen bei Multipler Sklerose«, Trias, Stuttgart 2000, sowie Joseph Evers: »Die Evers-Diät. Chancen bei MS, Diabetes und anderen Stoffwechselerkrankungen«, 13., kommentierte Neuausgabe, Karl F. Haug Verlag in MVS Medizinverlage Stuttgart, Stuttgart 2002.

Sofern möglich, stützen sich unsere Angaben auf abgesicherte Forschungsergebnisse. Dennoch wird manches nicht unbedingt die Zustimmung aller Fachleute oder auch Betroffenen finden. Für kritische Hinweise und Verbesserungsvorschläge im Hinblick auf weitere Auflagen sind wir stets dankbar. Wegen der besseren Lesbarkeit sprechen wir der Einfachheit halber in der Regel von dem Arzt oder dem Betroffenen beziehungsweise Patienten, ohne damit eine Geschlechtsbevorzugung zum Ausdruck bringen zu wollen.

Unser Dank geht zunächst an Patientinnen und Patienten sowie deren Angehörige, die uns beim Schreiben dieses Buches und seinen Neuauflagen mit ihren Verbesserungsvorschlägen geholfen haben. Herr OA Dr. Malte Kornhuber aus Halle/Saale hat uns wertvolle Hinweise zur Immunologie und Pathogenese gegeben. Auch bei der vorliegenden Auflage bedanken wir uns für die Magnetresonanztomographie-Bilder bei Herrn Priv.-Doz. Dr. V. Fiedler in Krefeld und Frau Priv.-Doz. Dr. Wibke Müller-Forell in Mainz. Beim Verlag danken wir erneut Frau Uta Spieldiener sowie den Herren Karl Quadt und Helmut Schäfer für die reibungslose Zusammenarbeit. Darüber hinaus geht unser Dank an Frau Christiane von Solodkoff und an Herrn Friedrich Hartmann für die schönen Zeichnungen. Schließlich danken wir unseren Sekretärinnen, Frau Léonie Müller in Zürich und Frau Doris Waege in Krefeld, für ihre Unterstützung. Last not least danken wir unseren Frauen und Kindern; sie wissen schon wofür.

Zürich und Krefeld, im Mai 2002   Günter Krämer und Roland Besser

Benennung und Einordnung der Krankheit

Was ist Multiple Sklerose?

Die Multiple Sklerose (MS) ist eine ursächlich im Einzelnen noch nicht geklärte, sehr unterschiedlich verlaufende chronische Erkrankung des Gehirns, Rückenmarks und der Sehnerven, die zusammen das Zentralnervensystem oder kurz ZNS bilden. Dabei kommt es im Rahmen einer so genannten Autoimmunerkrankung (siehe S. 40) an verschiedenen Stellen des Zentralnervensystems zu entzündlichen Veränderungen, die narbig abheilen und entsprechende Funktionsstörungen hinterlassen (siehe S. 57). Neben diesen entzündlichen Veränderungen erkennt man zunehmend, dass auch degenerative Veränderungen eine Rolle spielen. Diese sind mit einem Verlust der Zellen verbunden, die in der so genannten weißen Substanz (siehe S. 44) die Myelin- oder Markscheiden für die Fortsätze der Nervenzellen (Axone; siehe S. 46) bilden. Parallel zum Untergang der Myelinscheiden findet ein Untergang der Axone statt.

Eine MS beginnt meist im frühen Erwachsenenalter und betrifft weltweit Menschen aller Rassen, dabei Frauen häufiger als Männer (siehe S. 22). Ausmaß und Schwere der Krankheitszeichen schwanken sowohl von Mensch zu Mensch als auch bei jedem Betroffenen im Verlauf erheblich, sodass es zumindest über längere Zeit betrachtet keine zwei Menschen mit MS gibt, deren Beschwerden und Verlauf völlig übereinstimmen. Unter anderem können Sehstörungen, Taubheits- und Kribbelgefühle oder Lähmungen auftreten, die sich zumindest anfangs fast immer vollständig zurückbilden. Bei einem geringeren Teil der Patienten fehlen diese schubförmigen Veränderungen und es kommt von Anfang an zu einer schleichenden Verschlechterung. Auch viele Betroffene, die zunächst nur Schübe haben, entwickeln im weiteren Krankheitsverlauf diese schleichende Verschlechterung (siehe S. 93). Im Verlauf klagen viele Betroffene unter anderem auch über eine vermehrte Müdigkeit, Blasenstörungen oder sexuelle Störungen.

Die feingeweblichen Veränderungen bei MS bestehen in zahlreichen (= multiplen), entzündlichen und sich später narbig zurückbildenden, verhärteten Herden (= Sklerose). Früher wurde deshalb auch von einer

»Polysklerose« (poly = viel) gesprochen. Die Beteiligung des Nervensystems bei der MS erfolgt an vielen weit verstreuten Stellen (= disseminiert). Darauf bezieht sich die oft verwendete Ersatzbezeichnung als »Enzephalomyelitis disseminata« oder kurz »E.d.« beziehungsweise »ED«. Das Wortende »...itis« soll wie bei anderen Krankheiten (z. B. Bronchitis, Gastritis) ausdrücken, dass es sich um eine Entzündung handelt. Neuere Arbeiten zur MS zeigen, dass parallel zu den entzündlichen Veränderungen auch unabhängig davon Myelin bildende Zellen zugrunde gehen können. In Tabelle 1 sind einige grundlegende Aussagen zur MS zusammengefasst.

● **Tab. 1: Einige wichtige Merkmale der Multiplen Sklerose**

- Die MS betrifft das Zentralnervensystem (ZNS)
- Es handelt sich um eine so genannte Autoimmunkrankheit; die genaue Ursache ist bislang aber unbekannt
- Die Veränderungen treten an mehreren Stellen des ZNS auf
- Es kommt zu entzündlichen Herden mit narbiger Abheilung und entsprechenden Funktionsstörungen
- Der Krankheitsbeginn ist am häufigsten im frühen Erwachsenenalter; Frauen sind häufiger betroffen als Männer
- Die Beschwerden entwickeln sich weitgehend unvorhersehbar
- Neben Krankheits-«Schüben» mit mehr oder weniger vollständiger Rückbildung sind langsam zunehmende Störungen möglich
- Bislang kann keine Untersuchungsmethode eine MS absolut zweifelsfrei nachweisen oder ausschließen
- Es gibt bislang keine Möglichkeit einer Impfung oder Vorbeugung
- Eine Heilung ist zwar bislang nicht möglich, durch neue Medikamente kann der Verlauf aber günstig beeinflusst werden
- Die MS hat keinen nennenswerten Einfluss auf die Lebenserwartung

Wann wurde die Multiple Sklerose erstmals beschrieben?

In Texten aus dem Altertum oder aus früheren Jahrhunderten finden sich oft Beschreibungen von Beschwerden und Krankheitszeichen, die heute rückblickend bestimmten Krankheiten zugeordnet werden können. Für das Zentralnervensystem trifft dies beispielsweise für Epilepsien oder Schlaganfälle zu. Daher weiß man, dass diese Erkrankungen auch schon in früheren Zeiten aufgetreten sind, auch wenn sie damals nicht immer als solche erkannt und benannt wurden. Weil für die MS kaum derartige

Beschreibungen vorliegen, wurde lange Zeit vermutet, dass sie bis vor etwa 150 Jahren entweder nicht in der heutigen Erscheinungsweise oder zumindest nicht in derselben Häufigkeit aufgetreten ist. Eine andere und mindestens ebenso wahrscheinliche Erklärungsmöglichkeit besteht darin, dass die MS deswegen erst so spät als eigenständige Erkrankung entdeckt wurde, weil sie so vielgestaltig ist.

Die älteste Beschreibung einer zumindest möglichen MS findet sich in der Island-Saga von St. Torlakr. Darin wurde von einer vorübergehenden Blindheit und Sprachstörungen der Wikingerfrau »Hala« in den Jahren 1293 bis 1323 berichtet, die sich unter »Gebeten und Opfern« innerhalb weniger Tage wieder zurückgebildet hätten. Die nächste viel zitierte Beschreibung einer möglichen MS im Mittelalter war die Erkrankung der seligen Lydwina von Schiedam (1380–1433). Diese hatte sich als 15-jähriges Mädchen nach einem Sturz beim Schlittschuhlaufen einen schlecht heilenden Rippenbruch zugezogen, in dessen Folge es zu mit Fieber verbundenen Komplikationen kam. Dann setzte eine chronische, sich über 38 Jahre hinziehende Leidensgeschichte mit schubartigen Verschlimmerungen und zwischenzeitlichen Besserungen ein. Unter anderem kam es zur Erblindung des linken und zu verstärkter Lichtempfindlichkeit des rechten Auges, einer Lähmung des rechten Armes, Schmerzen im Bereich einer Gesichtshälfte sowie Krämpfen und Druckgeschwüren in Armen und Beinen. Nachdem die Frau schon zu Lebzeiten aufgrund ihrer religiösen Grundhaltung von vielen anderen Kranken besucht worden war, entstand nach ihrem Tod ein regelrechter Kult um ihre Person.

Auch das Tagebuch von Augustus Frederick d'Este (1794–1848), einem Cousin der Königin Victoria von England, liest sich streckenweise wie das Protokoll einer MS. Mit 28 Jahren traten erstmals Sehstörungen auf, die sich jedoch völlig zurückbildeten. Fünf Jahre später kam es zu einer Lähmung beider Beine mit wochenlang anhaltender Schwäche und Stürzen. In den folgenden Jahren traten Schmerzen beim Wasserlassen, unwillkürlicher Stuhlabgang und Potenzstörungen auf und mit Anfang 40 verschlimmerten sich Gefühlsstörungen im Unterleib und in den Beinen. Schließlich kam es zu zunehmendem Schwindel und Unsicherheit auf den Beinen, was zu einer Rollstuhlabhängigkeit führte.

Schließlich wird auch bei dem bekannten deutschen Dichter Heinrich Heine (1797–1856) diskutiert, dass es sich bei seinem chronischen Nervenleiden um eine MS gehandelt haben könnte. Im Alter von 35 Jahren trat eine Lähmung der linken Hand auf und zwei Jahre später kam es zu Sehstörungen. Neun Jahre nach Beginn der Erkrankung traten Schluck-

und Sprachstörungen auf und schließlich kam es zu einer völligen Lähmung beider Beine.

Wesentliche Fortschritte in der Erkennung der MS waren erst nach einer genaueren Erforschung und Beschreibung des menschlichen Nervensystems vor weniger als 200 Jahren möglich. So wurden die Nerven überhaupt erst 1824 entdeckt und 1835 fand man erstmals ihre für die MS wichtige Umhüllung mit Myelin (siehe S. 49). Eine erste Darstellung der für eine MS typischen Veränderungen am Nervensystem (siehe auch S. 57) von Verstorbenen erfolgte wenige Jahre später. 1849 wurde von dem deutschen Arzt Friedrich Theodor von Friedrichs erstmals zu Lebzeiten eines Betroffenen die Diagnose einer MS gestellt und 1868 wurden durch den französischen Neurologen Jean-Martin Charcot (1825–1893) an der berühmten Salpêtrière-Klinik in Paris zum ersten Mal die typischen Krankheitszeichen und der Verlauf beschrieben. Die von Charcot gewählte Krankheitsbezeichnung »sclérose en plaques« ist in Frankreich noch heute üblich.

Nachdem die MS einmal charakterisiert war, wurde sie auch sofort weltweit erkannt. Eine wirksame Behandlung im Hinblick auf Schübe (siehe S. 93) ist jedoch erst seit gut 40 Jahren möglich, eine Beeinflussung des langfristigen Verlaufs sogar erst seit weniger als zehn Jahren. Zu den wichtigsten Meilensteinen in der Erforschung und Behandlung der MS siehe Tabelle 2.

Wie häufig ist Multiple Sklerose?

Die MS ist nach der Epilepsie die zweithäufigste neurologische Krankheit, die im frühen und mittleren Erwachsenenalter zu Störungen führt und die häufigste chronisch-entzündliche Erkrankung des Nervensystems. Die genaue Zahl der an einer MS erkrankten Menschen ist wie bei fast allen Krankheiten nicht bekannt. Bei der MS hängt das Erkrankungsrisiko zudem noch davon ab, in welchem Land man lebt (siehe S. 23), und selbst innerhalb eines Landes gibt es Gegenden mit höherem oder niedrigerem MS-Risiko.

Bei den Angaben zur Häufigkeit einer Krankheit sind in erster Linie die Zahl der Neuerkrankungen und die Zahl der insgesamt betroffenen Menschen von Interesse:

- Die Zahl von Neuerkrankungen in einem bestimmten Zeitraum (meist einem Jahr) wird als *Inzidenz* bezeichnet. Bezieht man diese Zahl auf ei-

08187 Trias Multiple Sklerose Wider 2 20.06.2002 13:56:04 Blackanta

● **Tab. 2: Wichtige Daten zur Multiplen Sklerose**

Jahr	Entdeckung/Einführung von Untersuchungs- oder Behandlungsmethoden
1293/1323	möglicherweise erste Beschreibung einer MS bei der Wikingerfrau »Hala«
1380/1433	mögliche MS der »seligen Lydwina von Schiedam« in Holland
1794/1848	mögliche MS von Augustus Frederick d'Este, einem Cousin der Königin Victoria von England
1824	erste Beschreibung von Nerven beim Menschen
1835	erste Beschreibung der Markscheiden von Nerven (siehe S. 49)
1838	erste Beschreibung der Veränderungen am Nervensystem bei MS
1849	erste Diagnose einer MS beim lebenden Menschen
1868	erste Beschreibung häufiger Beschwerdebilder (durch Charcot)
1891	Einführung der Lumbalpunktion (siehe S. 131)
1896	erste Beschreibung des Babinski-Zeichens (siehe S. 108)
1933	erste Beschreibung eines Tiermodells für die MS (experimentell-allergische Enzephalomyelitis [EAE]; siehe S. 27)
1934	erste Beschreibung von entzündlichen Veränderungen im Liquor (siehe S. 133)
1947	erste Beschreibung von erhöhtem Immunglobulin im Liquor (siehe S. 133)
1960	Einführung der Behandlung mit Kortikoiden (siehe S. 148)
1961	Einführung der Behandlung mit ACTH (siehe S. 148)
1970	Einführung der Langzeitbehandlung mit Immunsuppressiva (siehe S. 151)
1972	Einführung der evozierten Potenziale (siehe S. 119)
1975	Einführung der Computertomographie (siehe S. 110)
1982	Einführung der Magnetresonanztomographie (siehe S. 110)
1995	Einführung der Behandlung mit Interferon-beta (siehe S. 152)
2001	Einführung der Behandlung mit Glatirameracetat (siehe S. 154)

nen bestimmten Teil der Bevölkerung (meist 100 000 Menschen), so ergibt sich die *Inzidenzrate*. Die Inzidenzrate der MS wird in den deutschsprachigen Ländern auf etwa fünf bis sechs pro 100 000 geschätzt. Bei rund 80 Millionen Einwohnern sind dies in Deutschland etwa 4500 neue MS-Erkrankungen pro Jahr. In Österreich und der Schweiz ergeben sich entsprechend jeweils rund 350 bis 400 Neuerkrankungen pro Jahr.

● Die Zahl der zu einem bestimmten Zeitpunkt von einer Störung oder Krankheit betroffenen Menschen wird als *Prävalenz* bezeichnet. Sie wird neben der Zahl an Neuerkrankungen durch die Krankheitsdauer bestimmt. Die durchschnittliche Lebenserwartung wird durch eine MS kaum verkürzt (siehe auch S. 104), sodass die meisten Betroffenen viele Jahrzehnte mit ihrer Krankheit leben. Die MS-Prävalenz wird in den deutschsprachigen Ländern auf rund 150 Kranke pro 100 000 Einwohner oder ein bis zwei Betroffene auf 1000 Einwohner geschätzt. Für Deutschland entsprechen dem insgesamt etwa 120 000 Menschen mit MS, für Österreich und die Schweiz jeweils etwa 10 000 Menschen. Weltweit wird von bis zu 2,5 Millionen MS-Kranken ausgegangen.

Weil viele Menschen (und auch deren Ärzte) geringfügige Störungen nicht besonders ernst nehmen oder weil Schwierigkeiten bei der richtigen Einordnung bestehen, liegen die tatsächlichen Zahlen wahrscheinlich noch höher. Dafür spricht unter anderem auch die Beobachtung, dass die mikroskopische Untersuchung des Nervensystems von Menschen, die aus anderen Gründen verstorben waren, bei bis zu einem von 500 die typischen Veränderungen einer MS zeigte, ohne dass diese Diagnose zu Lebzeiten gestellt worden war.

Was ist das typische Alter, in dem eine Multiple Sklerose beginnt?

Bei rund der Hälfte der Betroffenen beginnt die MS vor dem 30. Lebensjahr und bei jeweils etwa 20 Prozent zwischen dem 30. und 40. Lebensjahr beziehungsweise zwischen dem 40. und 55. Lebensjahr. Etwa 90 Prozent der MS-Erkrankungen werden im Altersbereich zwischen 15 und 60 Jahren festgestellt. Das statistisch gesehen »bevorzugte« häufigste Erkrankungsalter an MS liegt zwischen dem 20. und 40. Lebensjahr mit einem Gipfel um das 30. Lebensjahr herum (siehe Abb. 1). Entsprechend selten kommt es bei Kindern bis zum 15. Lebensjahr oder erst jenseits des 60. Lebensjahres zu einer MS. Dennoch muss auch bei Kindern (siehe nächster Abschnitt) und im höheren Lebensalter (siehe übernächster Abschnitt) an diese Möglichkeit gedacht werden, denn jeweils etwa fünf Prozent der MS-Erkrankungen beginnen in der Kindheit beziehungsweise erst im höheren Lebensalter.

Da die anfänglichen Beschwerden oft wenig dramatisch und rasch vorübergehend sind, dauert es meist einige Jahre, bis häufigere, schwerere oder bleibende Krankheitszeichen schließlich zur Feststellung einer MS führen. Bei der Festlegung des Krankheitsbeginns muss deshalb zwischen dem Zeitpunkt des erstmaligen Auftretens von Beschwerden und

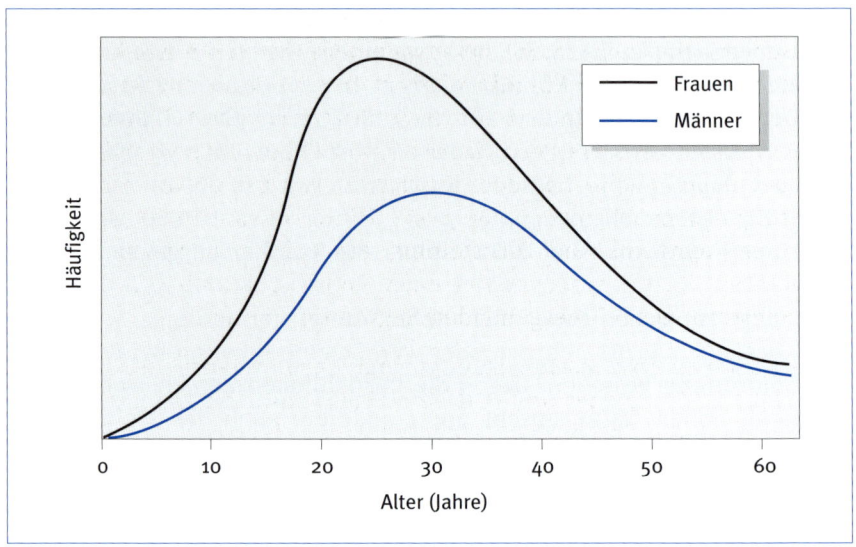

Abb. 1: Durchschnittliches Erkrankungsalter an MS
(getrennt für Frauen und Männer)

der Diagnosestellung unterschieden werden. Das Durchschnittsalter für den Beschwerdebeginn liegt bei gut 25 Jahren, dasjenige für die Diagnosestellung einige Jahre später.

Was sind Besonderheiten einer Multiplen Sklerose bei Kindern?

Das Auftreten einer MS im Kleinkindes- oder sogar Säuglingsalter ist äußerst selten, und auch bis zum zehnten Lebensjahr beginnen weniger als ein halbes Prozent aller MS-Erkrankungen. Bis zum 15. Lebensjahr sind es dann aber immerhin schon fünf Prozent oder einer von 20 Betroffenen. Bei Jugendlichen ist der Geschlechtsunterschied mit bevorzugtem Auftreten bei Mädchen noch deutlicher als bei Erwachsenen (siehe übernächster Abschnitt). Obwohl es sich grundsätzlich bei der kindlichen MS um die gleiche Erkrankung wie im Erwachsenenalter handelt, sind dennoch einige Besonderheiten von Bedeutung.

Häufige Erstbeschwerden bei Kindern sind Gleichgewichts-, Seh- und Gefühlsstörungen, nur selten Lähmungserscheinungen und nur sehr selten

Blasenentleerungsstörungen (zu entsprechenden Beschwerden bei Erwachsenen siehe Tab. 8, S. 66). Bei etwa einem Drittel der Kinder und Jugendlichen beginnt die MS mit relativ heftigen »polysymptomatischen« (vielfältigen) Beschwerden wie Kopfschmerzen, Übelkeit, Brechreiz, Fieber, Bewusstseinsstörungen, epileptischen Anfällen (bei etwa jedem fünften Kind im Vergleich zu nur vier Prozent bei Erwachsenen), halbseitigen Lähmungen oder Gefühlsstörungen oder Hinweisen auf Störungen im Bereich des Kleinhirns und Hirnstamms. Ein bei Erwachsenen häufiger »monosymptomatischer« (nur mit einer Beschwerde, wie z. B. Kribbeln oder Sehstörungen, einhergehender) Beginn ist seltener.

Im Vergleich zu Erwachsenen ist ein primär chronisch-progredienter Verlauf (siehe S. 95) seltener und tritt bei weniger als zehn Prozent der Kinder auf. Auch die Entwicklung einer sekundär chronisch-progredienten Verlaufsform scheint seltener zu sein als bei Erwachsenen und fand sich in einer Untersuchung der Universitäts-Kinderklinik Göttingen nach fünf Jahren nur bei etwa fünf Prozent. Allerdings ist die Langzeitprognose der MS im Kindesalter weitgehend unbekannt.

Weil spezielle Studien (siehe S. 167) für das Kindesalter fehlen, orientiert sich die Behandlung einer kindlichen MS an den Erfahrungen bei Erwachsenen. Neben der medikamentösen Therapie ist gerade im Kindesalter eine psychologische Mitbetreuung zur Krankheitsbewältigung sowie eine möglichst frühzeitige und konsequente Krankengymnastik wichtig.

Was sind Besonderheiten einer Multiplen Sklerose im höheren Lebensalter?

Wie für die Kindheit gilt auch für das höhere Lebensalter, das heißt jenseits des 65. Lebensjahres, dass zwar nur etwa fünf Prozent aller MS-Erkrankungen in dieser Zeit beginnen, aber dennoch an diese Möglichkeit gedacht werden muss. Umgekehrt erfordert gerade in diesem Alter die Diagnose MS eine besonders sorgfältige Abklärung von neurologischen Beschwerden, da andere Krankheitsursachen viel wahrscheinlicher sind.

Besonderheiten der MS im höheren Lebensalter bestehen unter anderem darin, dass es kaum noch einen nachweisbaren Geschlechtsunterschied zu Lasten der Frauen gibt (siehe nächster Abschnitt) und dass von Anfang an schleichende Krankheitsverläufe (chronisch-progrediente Verlaufsformen; siehe S. 93) sehr viel häufiger sind als bei jungen Erwachsenen.

Schon bei einer jenseits des 50. Lebensjahres beginnenden MS ist eine chronisch-progrediente Verlaufsform etwas häufiger als eine schubförmige und jenseits des 60. Lebensjahres dominiert diese Verlaufsform noch deutlicher.

Obwohl der Krankheitsverlauf bei jüngeren Erwachsenen tendenziell mit einer besseren Prognose verknüpft ist, bedeutet dies nicht, dass eine MS mit Beginn im höheren Lebensalter in der Regel einen ungünstigen Verlauf hätte. Ganz im Gegenteil: Bei älteren Betroffenen sind gutartige Verlaufsformen vergleichsweise häufig.

Wie auch für die Kindheit liegen auch für das höhere Lebensalter keine speziellen Therapiestudien vor, weshalb man sich sowohl bei der Akut- als auch Langzeitbehandlung zwangsläufig an den Erfahrungen bei jüngeren Erwachsenen orientieren muss.

Wieso erkranken Frauen häufiger als Männer?

Es ist letztlich noch immer unbekannt, warum Frauen im Mittel etwa doppelt so häufig als Männer an einer MS erkranken. Dabei schwanken die entsprechenden Angaben aus vielen Untersuchungen in einem Bereich von 1,4:1 bis 3:1. Auch andere so genannte Autoimmunkrankheiten (siehe S. 40) mit einer Störung des Abwehr- oder Immunsystems wie etwa die rheumatoide Arthritis (rheumatische Gelenkentzündung) oder die Myasthenie (mit einer zunehmenden Muskelschwäche verknüpfte Krankheit) sind bei Frauen häufiger als bei Männern, was erbliche oder hormonelle Einflüsse vermuten lässt (siehe auch S. 29). Der Geschlechtsunterschied gilt bei diesen Erkrankungen und der MS aber hauptsächlich für jüngere Betroffene. Beginnt eine MS jenseits des 40. Lebensjahres, tritt sie bei Männern und Frauen etwa gleich häufig auf. Dies macht deutlich, dass eine Störung des Immunsystems nicht die einzige Krankheitsursache sein kann.

Der Schweregrad einer MS zeigt keine Unterschiede zwischen Männern und Frauen. Allerdings haben Frauen etwa doppelt so häufig wie Männer einen schubförmigen Verlauf und Männer entsprechend häufiger einen chronisch-progredienten Verlauf (siehe S. 95).

Was sind andere Besonderheiten des Auftretens?

Aus ebenfalls unbekannten Gründen tritt die MS auf der ganzen Welt bevorzugt in gemäßigten Klimazonen besonders der nördlichen Hemisphäre in Höhe des 40. bis 60. Breitengrades und mit weit gehender Aussparung tropischer und subtropischer Regionen auf (Abb. 2). In Skandinavien ist die MS zum Beispiel besonders häufig, während sie in Äquatorialafrika oder Japan vergleichsweise selten ist. Allerdings darf man die Bedeutung geographischer Faktoren auch nicht überschätzen. So zeigt ein Vergleich verschiedener Gegenden innerhalb eines Landes bereits deutliche Unterschiede: In Deutschland schwanken die Erkrankungszahlen je nach Region zwischen 60 und mehr als 150 pro 100 000 Einwohner und in der Schweiz gibt es sogar Unterschiede bis zum Sechsfachen.

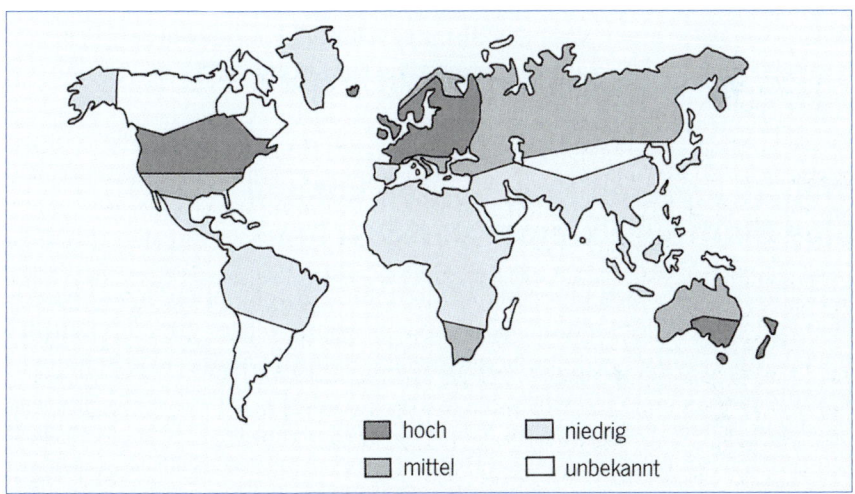

Abb. 2: Erkrankungsrisiko an MS in Abhängigkeit von der geographischen Lage

Was hinter diesen geographischen Unterschieden steckt, ist ohnehin unklar. In erster Linie denkt man an Umweltfaktoren wie das Klima; daneben spielen sicher aber auch erbliche Einflüsse eine Rolle und manche Wissenschaftler vermuten beispielsweise, dass sich dahinter auch kulturelle Phänomene wie ein häufigeres Spielen von Kindern in Wohnungen verbergen. Letzteres führe dann zu einer erhöhten Anfälligkeit gegenüber Virusinfekten, die dann später das Auftreten einer MS begünstigen könnten (siehe S. 31).

Außerdem gibt es auch Unterschiede zwischen den Rassen. So erkranken Schwarze in den USA nur halb so häufig wie Weiße, aber noch deutlich häufiger als Schwarze in Afrika. Neben Schwarzafrikanern haben auffälligerweise auch andere Rassen wie Bantus, Eskimos, Lappen, ungarische Sinti und Roma oder australische Aborigines nie oder nur sehr selten eine MS. Auch auf den Färöer-Inseln (siehe S. 28) gab es bis 1943 offenbar keine MS-Erkrankungen und in Japan beträgt die MS-Häufigkeit nur zehn Prozent von derjenigen in entsprechenden europäischen Klimazonen.

In den USA haben verschiedene Untersuchungen darüber hinaus gezeigt, dass eine MS in finanziell besser gestellten Kreisen der Bevölkerung häufiger auftritt als in ärmeren. Ob dies aber wirklich so ist oder beispielsweise nur durch eine bessere medizinische Betreuung wohlhabenderer Menschen vorgetäuscht wird, ist noch unklar. Eine andere Erklärungsmöglichkeit für einen derartigen Unterschied ist nach Meinung mancher Wissenschaftler auch, dass das Immunsystem der Kinder ärmerer Bevölkerungskreise durch zahlreichere Erregerkontakte »stärker« ist und sie später mehr vor einer MS schützt.

Welche anderen Krankheiten können eine Multiple Sklerose vortäuschen?

Fast alle Beschwerden einer MS können auch durch andere Krankheiten des Gehirns oder Rückenmarks verursacht werden. Dies gilt zum Beispiel für leichtere, umschriebene Schlaganfälle ebenso wie für Bandscheibenvorfälle im Bereich der Halswirbelsäule, Tumore im Wirbel- oder Rückenmarkkanal oder auch seltene Vitaminmangelzustände. Diese Krankheiten werden aber von Ärzten meist relativ rasch und zuverlässig erkannt. Schwieriger ist es, wenn andere Entzündungen des Nervensystems oder Bindegewebskrankheiten mit Beteiligung des Nervensystems eine MS vortäuschen (Tab. 3). Vor allem gibt es die nach Viruserkrankungen (post- oder parainfektiös) auftretende so genannte akute disseminierte Enzephalomyelitis (ADEM), die im Gegensatz zur MS nur einmal zu einer Entzündung des Gehirns und entsprechenden Beschwerden führt. Das akute Krankheitsstadium kann in diesen Fällen manchmal nicht vom ersten Schub einer MS unterschieden werden und selbst die Veränderungen im Magnetresonanztomogramm (MRT; siehe S. 110) sind nicht von denen bei einer MS zu unterscheiden. Hier bleibt oft eine diagnostische Unsicherheit, die erst durch Verlaufsuntersuchungen nach mehreren Monaten oder Jahren aufgelöst werden kann.

● Tab. 3: Einige Krankheiten mit Beteiligung des Nervensystems, die eine MS vortäuschen können (in alphabetischer Reihenfolge)

Krankheit	Beschreibung
akute disseminierte Enzephalomyelitis (ADEM)	nach Viruserkrankungen auftretende einmalige Entzündung des Gehirns mit Rückbildung und ohne Auftreten neuer Krankheitszeichen im weiteren Verlauf
amyotrophe Lateralsklerose (ALS)	degenerative Erkrankung des Zentralnervensystems mit zunehmenden Paresen und Atrophien der Muskulatur
chronisches Guillain-Barré-Syndrom	in Schüben verlaufende Nerven- und Nervenwurzelentzündung
funikuläre Myelose	Schädigung des Rückenmarks bei Vitamin-B12-Mangel
Leukodystrophien	verschiedenartige Erkrankungen der weißen Substanz des Gehirns
Leukoenzephalopathien	Krankheiten mit Schädigung des Marklagers des Gehirns
Lues (Syphilis) des Nervensystems	Geschlechtskrankheit, bei der es zu einer Entzündung der Blutgefäße im Gehirn kommen kann
Myelitis	Entzündung des Rückenmarks (ohne eine MS)
Neuro-AIDS	AIDS-Erkrankung mit Beteiligung des Nervensystems
Neuro-Behçet	entzündliche Gefäßerkrankung mit Beteiligung des Nervensystems
Neuroborreliose	Entzündung des Nervensystems nach Zeckenstich
Neurosarkoidose (Morbus Boeck)	der Tuberkulose ähnelnde Infektionskrankheit mit möglicher Beteiligung des Gehirns
Neurozystizerkose	Schweinebandwurmbefall des Gehirns
Panarteriitis nodosa	Bindegewebskrankheit mit möglicher Beteiligung des Gehirns
Rückenmarkstumoren	Tumoren (einschließlich Metastasen) im Rückenmarkskanal
Sjögren-Syndrom	Bindegewebserkrankung, die zu ähnlichen Beschwerden wie eine MS führen kann
Sneddon-Syndrom	Entzündung der Blutgefäße (Vaskulitis), die schon bei jüngeren Menschen zu rezidivierenden Durchblutungsstörungen des Gehirns führen und eine MS vortäuschen kann

Fortsetzung Tabelle 3

Krankheit	Beschreibung
spastische Spinal-paralyse	degenerative Erkrankung des Rückenmarks mit zunehmender Spastik
systemischer Lupus erythematodes (SLE)	Autoimmunerkrankung, die zu gleichartigen Beschwerden und Befunden führen kann wie eine MS
Toxoplasmose	Infektionskrankheit, die zu ähnlichen Beschwerden und Befunden führen kann wie eine MS
Tumore des Wirbelka-nals und Rückenmarks	schnell und langsam wachsende Tumoren können zu Beschwerden wie bei einer Entzündung (»Myelitis«) führen
zerebrale Ischämien	wiederholte Durchblutungsstörungen des Gehirns
zerebrale Vaskulitis	Entzündung von Blutgefäßen im Gehirn
zervikale Myelopathie	mechanisch oder durchblutungsbedingte Schädigung des Rückenmarks im Halsbereich

Bei derartigen Krankheiten kann es durchaus einmal vorkommen, dass über viele Jahre hinweg eine falsche Diagnose gestellt wird. In den letzten Jahren hat in diesem Zusammenhang besonders die so genannte Borreliose oder genauer Neuroborreliose an Bedeutung gewonnen. Dabei handelt es sich um eine durch Stich von mit Bakterien befallenen Zecken auf den Menschen übertragene Krankheit, die sowohl das zentrale als auch periphere Nervensystem (siehe S. 44) betreffen kann. Die Veränderungen bei der Magnetresonanztomographie (siehe S. 110) und im Liquor (Nervenwasser; siehe S. 133) können besonders leicht zu Verwechslungen mit denjenigen bei einer MS führen.

Die behandelnden Ärzte haben jedoch in aller Regel an diese Krankheiten gedacht und sie ausgeschlossen, bevor sie von einer MS beziehungsweise einem entsprechenden Verdacht sprechen. Im Zweifelsfall können Betroffene die Liste aber auch einmal mit ihrem Neurologen durchgehen. Dabei müssen sie sich darüber im Klaren sein, dass all diese Krankheiten noch seltener sind als die MS und ihr Vorliegen schon deswegen nicht sehr wahrscheinlich ist. Auf der anderen Seite lassen sich die meisten dieser Krankheiten einfach und sicher durch Blutuntersuchungen ausschließen. Es muss auch an die seltene Möglichkeit gedacht werden, dass ein MS-Patient zusätzlich beispielsweise noch eine Borreliose oder Toxoplasmose hat.

Mögliche Ursachen und Bedeutung des Immunsystems

Was sind mögliche Ursachen der Multiplen Sklerose?

Die genaue Ursache der MS ist trotz umfangreicher weltweiter Forschungsbemühungen nach wie vor unbekannt. Es gibt zwar eine Fülle von Einzelbefunden, ohne dass diese aber bisher ein einheitliches Bild ergeben und die Zusammenhänge vollständig geklärt werden konnten. Vieles spricht für eine Kombination aus Umwelteinflüssen und begünstigenden Erbanlagen mit Fehlreaktionen des körpereigenen Abwehr- oder Immunsystems (siehe S. 34) zumindest zu Beginn der Erkrankung mit schubförmigem Verlauf. Später, in der so genannten chronisch-progredienten Verlaufsphase (siehe dazu auch S. 93), spielen wahrscheinlich degenerative Vorgänge die Hauptrolle. Auf die Bedeutung von Erbanlagen weist das häufige Auftreten der MS bei Menschen mit bestimmten, von Geburt an vorhandenen Merkmalen der weißen Blutkörperchen hin (HLA-Typisierung; siehe S. 29). Für Umwelteinflüsse zumindest als eine mögliche Ursache sprechen schon die starken geographischen Unterschiede des weltweiten Auftretens (siehe S. 23).

Viele Vorstellungen, die wir heute von der Entstehung einer MS haben, beruhen auf Tiermodellen, also dem Versuch, die Krankheit des Menschen nachzuahmen (eine MS ist bei Tieren nicht bekannt). Es gibt vor allem zwei unterschiedliche Tiermodelle der MS, die durch ein so genanntes Autoimmunmodell und durch ein Virusmodell repräsentiert werden. Bei den Autoimmunmodellen wird die Entzündung des Nervensystems durch eine »Impfung« des Nervensystems der Tiere mit einem bei ihnen normalerweise nicht vorkommenden Protein (Eiweiß) oder mit Nervengewebe selbst nachgeahmt (= experimentell-allergische Enzephalomyelitis oder kurz EAE). Bei den Virusmodellen entstehen Entzündung und Myelinscheidenverlust durch bestimmte Viren, die sich bevorzugt im Zentralnervensystem aufhalten (z. B. Theilers Virus, Hundestaupevirus u. a.). Jedes der beiden Tiermodelle kann einen Teil der MS beim Menschen erklären; die Autoimmunmodelle mehr den entzündlichen Teil und die Virusmodelle mehr den degenerativen Teil. Einer neuen, jedoch noch nicht allgemein akzeptierten Hypothese zufolge könnten auch von Viren im Gehirn gebildete immunstimulierende Stoffe, so genannte Superantigene, die Entzündung hervorrufen. Die Viren selbst würden dann den degenerativen Teil der Erkrankung vermitteln.

Möglicherweise gibt es keine einzelne, für sich allein ausreichende Ursache der MS, sondern es müssen mehrere Faktoren zusammenkommen, damit sich eine MS entwickelt. So können sowohl eine erbliche Krankheitsbereitschaft (in der Fachsprache = Disposition; siehe dazu auch nächster Abschnitt) als auch umweltbedingte Auslöse- oder »Trigger«-Faktoren das Auftreten von Autoimmunreaktionen (siehe S. 40) gegen Bestandteile des Zentralnervensystems begünstigen. Genaue und für einzelne Menschen zur verlässlichen Bestimmung des Erkrankungsrisikos geeignete Details sind aber bislang kaum bekannt.

Untersuchungen an Auswanderern aus Gebieten mit hohem MS-Risiko in solche mit niedrigem Risiko haben gezeigt, dass das Erkrankungsrisiko dann »mitgenommen« wird, wenn die Auswanderung in der späten Jugend oder im frühen Erwachsenenalter erfolgt. Dies gilt auch umgekehrt bei einer Auswanderung aus einem Gebiet mit niedrigem in eines mit hohem Risiko. Deshalb wird angenommen, dass ein in der frühen Jugend erfolgender, aber zunächst ohne Krankheitserscheinungen verlaufender Kontakt mit einem Virus oder einer Gruppe von Viren eine Rolle spielen könnte (siehe auch S. 31). Für eine solche Theorie spricht auch, dass auf den mit Dänemark verbundenen Färöer-Inseln im Nordatlantik erstmals acht bis zwölf Jahre nach der Besetzung durch die englische Armee im zweiten Weltkrieg MS-Erkrankungen beobachtet wurden. Da keiner der neu Erkrankten vorher jemals die Insel verlassen hatte, liegt als mittelbare Ursache die Besetzung der Insel durch die englischen Soldaten nahe, die irgendetwas mitgebracht haben müssen, das dann auch bei den Einheimischen zum Auftreten von MS-Erkrankungen führte (England = Land mit hohem MS-Risiko, siehe auch Abb. 2). Im weiteren Verlauf kam es auf den Färöer-Inseln in jahrelangen Abständen immer wieder zu einer Zunahme der Krankheitsfälle (Epidemien). Deswegen wird vermutet, dass in der Kindheit und Jugend eine »Infektion« stattfindet, die erst nach jahrelangem »stummen« Verlauf zu den klinischen Symptomen einer MS führt.

Eine andere Auffassung geht davon aus, dass es sich bei der MS um eine so genannte Autoimmunkrankheit handelt. Bisher ist aber unklar, was bei den Betroffenen dazu führt, dass irgendwann Bestandteile ihres eigenen Nervensystems attackiert werden. Wie bereits erwähnt, spricht vieles dafür, dass eine Verknüpfung beider Auffassungen zutrifft, wonach bei möglicherweise erblich beeinflusster Empfänglichkeit eine in der Kindheit oder Jugend erfolgte Infektion mit einem Virus oder anderen Erregern später eine Veränderung des körpereigenen Abwehrsystems bewirkt, die dann eine MS hervorruft. Welche Rolle Viren bei der Erkrankung spielen, ist bislang unklar beziehungsweise umstritten. Ganz sicher spielt dabei aber keines der bislang bekannten Viren eine im eigentlichen Sinn ursächliche, das heißt unmittelbar zur Erkrankung führende Rolle; im Gegenteil: Es ist sogar bekannt, dass MS-Betroffene die meisten durch Viren bedingten Kinderkrankheiten vergleichsweise spät, schwach oder überhaupt nicht hatten.

Obwohl in den letzten Jahren auch immer wieder eine Auslösung oder gar Verursachung der MS durch giftige oder vermeintlich giftige Umweltstoffe wie organische Lösungsmittel oder Amalgam (in Zahnfüllungen) diskutiert wurde, gibt es dafür keine ernsthaften Argumente.

Ist Multiple Sklerose erblich?

Die MS ist keine Erbkrankheit in dem Sinn, dass eine zwangsläufige Übertragung von einem Elternteil auf Kinder mit wahrscheinlichem Auftreten der Krankheit bei diesen erfolgt. Etwa jeder fünfte MS-Betroffene hat blutsverwandte Angehörige, die ebenfalls an MS leiden oder litten. Auch wenn bis heute nicht bekannt ist, welche Chromosomen und Gene beteiligt sind, mehren sich die Hinweise, dass erbliche Einflüsse bei der MS eine nennenswerte Rolle spielen. Dabei spielen nicht nur Gene eine Rolle, die noch nicht näher bekannte »Empfänglichkeits«-Anlagen übertragen und so eine MS begünstigen können, sondern auch Erbanlagen, die vor einer MS schützen. Insofern wird eine erbliche Beeinflussung der so genannten Prädisposition für eine MS als gesichert angesehen. Allerdings erfolgt dies in einem komplizierten Zusammenspiel verschiedener Chromosomen und Gene, die ganz unterschiedlich an der Begünstigung oder Verhinderung der Erkrankung beteiligt sind.

Für eine vererbbare Reaktionsbereitschaft des Abwehrsystems spricht unter anderem die Beobachtung bestimmter immunologischer Merkmale der weißen Blutkörperchen von MS-Patienten (so genannte HLA-Typisierung mit Häufung der Merkmale A3, B7 und Dr15). So findet sich das HLA-Merkmal Dr15 bei etwa 65 Prozent der MS-Patienten gegenüber nur etwa 35 Prozent in der gesunden Allgemeinbevölkerung und ist mit einem frühen Erkrankungsalter verbunden. Umgekehrt sind einige HLA-Merkmale (Dr1, Dr4, Dr9, Dr12, Dr13 und Dr14) bei Menschen mit einer MS etwas seltener als bei gesunden Kontrollpersonen (Tab. 4).

● **Tab. 4: HLA-Typisierung bei MS und gesunden Kontrollen**

Merkmal	Häufigkeit bei MS	bei gesunden Kontrollen
A3	40 %	25 %
B7	45 %	25 %
Dr1	12 %	20 %
Dr4	28 %	36 %
Dr9	1 %	4 %
Dr12	2 %	5 %
Dr13	21 %	30 %
Dr14	2 %	5 %
Dr15*	65 %	35 %

* früher als Dr2 bezeichnet

Je ähnlicher die Erbanlagen von zwei Menschen sind, desto ähnlicher ist ihre Erkrankungswahrscheinlichkeit für eine MS. Das normale, durchschnittliche Erkrankungsrisiko von 0,05 bis 0,1 Prozent steigt bei dem seltenen Fall eines an MS erkrankten eineiigen Zwillings für den anderen Zwilling auf etwa 25 bis 35 Prozent, während es sich bei zweieiigen Zwillingen nicht von denjenigen anderer Geschwister unterscheidet. Diese haben ebenso wie Kinder von MS-Patienten rechnerisch zwar ein höheres Risiko, selbst dieses ist aber mit höchstens 1 : 15 (= sechs Prozent) relativ gering und bedeutet, dass Geschwister und Kinder mit etwa 95-prozentiger Wahrscheinlichkeit nicht an MS erkranken. Dabei hat sich auch gezeigt, dass bei Kindern offenbar nur für Töchter ein erhöhtes Vererbungsrisiko besteht (Tab. 5). Interessanterweise binden die bereits erwähnten Superantigene (siehe S. 28) ganz spezifisch an bestimmte HLA-Typen, sodass die HLA-Assoziation der MS auch mit dieser Hypothese vereinbar ist.

Insgesamt sind also auch nahe Angehörige mit einem unterschiedlichen Erkrankungsrisiko überzufällig häufig von einer MS betroffen. Darüber hinaus hat sich gezeigt, dass die Art des Beginns einer MS innerhalb einer Familie bei mehreren betroffenen Mitgliedern zwar meist unterschiedlich ist, es aber im weiteren Verlauf immer mehr zu Ähnlichkeiten bis hin zu Art und Ausmaß möglicher Behinderungen kommt. Wenn in einer Familie einmal zwei oder mehr Mitglieder an MS erkranken, ist aber auch zu bedenken, dass die Familienmitglieder üblicherweise denselben oder ähnlichen Umwelteinflüssen ausgesetzt sind. Wenn man Erbanlagen und Umwelteinflüsse gegeneinander abwägt, lässt es sich im Einzel-

● Tab. 5: Einfluss der Vererbung bei MS (nach Poser)

	Erkrankungsrisiko	
	absolut	relativ (ca.)
Verwandte einer MS-kranken Frau		
• Mutter	3,7 %	x 22
• Vater	2,0 %	x 13
• eineiige Zwillingsschwester	30–35 %	x 200
• Schwester	5,7 %	x 38
• Bruder	2,3 %	x 15
• Tochter	5,0 %	x 33
• Sohn	< 1,0 %	x 5
Verwandte eines MS-kranken Mannes		
• Mutter	3,8 %	x 25
• Vater	0,8 %	x 5
• eineiiger Zwillingsbruder	25–30 %	x 180
• Bruder	4,2 %	x 28
• Schwester	3,5 %	x 23
• Tochter	5,1 %	x 33
• Sohn	< 1,0 %	x 5
durchschnittliches Risiko in der Bevölkerung	0,15 %	1

fall meist nicht entscheiden, was überwiegend zum Entstehen der Erkrankung beigetragen hat. Untersuchungen an Adoptivkindern und Halbgeschwistern lassen allerdings vermuten, dass genetische Faktoren wichtiger sind als Umwelteinflüsse.

Ist Multiple Sklerose ansteckend?

Nein, eine MS ist nicht ansteckend. Aus der immer wieder geäußerten Vermutung, dass Viren an der Entstehung beteiligt sein könnten und auch der allgemeinen Einordnung der MS als entzündliche Erkrankung wird manchmal die zunächst verständliche Sorge abgeleitet, man könne sich möglicherweise bei einem Kranken anstecken. Für diese Befürchtung gibt es jedoch keinerlei Anhaltspunkte.

Wenn überhaupt Viren oder andere Erreger bei der MS-Entstehung eine Rolle spielen, dann sicherlich nicht so, dass die Betroffenen diese zum Zeitpunkt ihrer Erkrankung ausscheiden oder auf andere Menschen übertragen können. Es ist allenfalls denkbar, dass bei der MS eine viele

Jahre vor dem Ausbruch der Erkrankung abgelaufene Infektion insofern ein Glied in einer langen Kette von Krankheitsursachen sein könnte, als derartige Infektionen die später ablaufenden immunologischen Vorgänge am Nervensystem (siehe S. 34) begünstigen. Für diese Möglichkeit spricht ein überzufällig häufiger Nachweis früher stattgehabter Infektionen mit bestimmten Herpesviren (humanes Herpesvirus 6), dem so genannten Epstein-Barr-Virus oder auch Bakterien wie Campylobacter oder Chlamydia pneumoniae. Diese Nachweise sind auch Jahre später durch Blutuntersuchungen mit Bestimmung von Antikörpern möglich. Darüber hinaus können Infektionen im Verlauf einer MS zum Beispiel eine Rolle bei der Auslösung von Krankheitsschüben spielen (siehe S. 102).

Ganz offensichtlich geht auch ein langjähriger und intensiver Umgang mit MS-Kranken nicht mit einem erhöhten Erkrankungsrisiko einher. Dies zeigt sich beispielsweise bei Ärzten und Pflegepersonal neurologischer Kliniken oder auch an der Tatsache, dass nur wenige Einzelfälle bekannt sind, wo zuvor gesunde Ehepartner ebenfalls eine MS entwickelt haben. Aus all dem folgt, dass keinerlei Grund zur Besorgnis besteht, mit einem an MS Erkrankten wie mit jedem anderen Menschen umzugehen. Demnach brauchen sich auch Eltern keine Sorgen zu machen, wenn sich ihre Kinder bei einer Familie aufhalten, in der jemand eine MS hat. Sämtliche derzeit bekannten Erreger von Kinderkrankheiten oder anderen ansteckenden Erkrankungen kommen als direkte Ursache einer MS nicht infrage. Auch die Beobachtungen an den MS-Erkrankungen auf den Färöer-Inseln (siehe S. 28) sprechen nicht für einen einfachen Infektionsweg. Die dort abgeleitete »Infektionshypothese« ist nur gültig, wenn ein jahrelanger Kontakt im Vorfeld der Erkrankung stattgefunden hatte, der zudem auch nur dann wirksam werden konnte, wenn nie von der Krankheit betroffene, gesunde Menschen als »Krankheitsüberträger« in Betracht kommen.

Welche Rolle kann Stress spielen?

In den letzten Jahrzehnten ist Stress in unserer Gesellschaft zu einem arg »gestressten« Modewort geworden, das als vermeintliche Erklärung und Ausrede für so manches herhalten muss. Sehr wahrscheinlich ist normaler Stress, der von Fachleuten auch als so genannter Eustress bezeichnet wird, nicht nur kein Risikofaktor für eine MS oder Auslöser von Schüben beziehungsweise Verschlechterungen, sondern sogar günstig. Wenn ein Mensch einer Gefahr oder besonderen Belastung ausgesetzt wird, reagiert sein Körper mit der vermehrten Freisetzung eines speziellen Hormons (des so genannten Adrenalins), das unter anderem zu einer erhöhten Aufmerksamkeit und Belastbarkeit einschließlich einer Zunahme der Muskelkraft führt. Diese in der Regel sehr nützliche Reaktion kann jedoch zu einem Problem werden, wenn gleichzeitig zu viele Stressfaktoren oder »Stressoren« vorliegen. Wie viel Stress nützlich und ab wann Stress schädlich ist, unterscheidet sich von Mensch zu Mensch erheblich. Anzeichen für eine beginnende Überlastung sind zum Beispiel das Vergessen von Mahlzeiten, ein übermäßiges Trinken von Alkohol oder auch das Unvermögen sich auszuruhen und zu entspannen.

Insgesamt ist es weitgehend unbestritten, dass wir in einer zunehmend stressigen Zeit leben und der nützliche Eustress oft durch einen schädlichen, so genannten Distress abgelöst wird. Die vielfältigen Belastungen zum Beispiel am Arbeitsplatz und nicht zuletzt häufig auch in der Familie und Freizeit sind jedem Leser bestens vertraut. Menschen mit einer MS sind häufig noch zusätzlichem Stress ausgesetzt. Dazu gehören beispielsweise die Unsicherheit hinsichtlich des Zeitpunkts und der Umstände eines nächsten Schubes, die Notwendigkeit einer regelmäßigen Einnahme von Medikamenten und die Abhängigkeit von Dritten. Auffällig häufig geben MS-Betroffene bei einer Befragung rückblickend kurz vor Beginn ihrer Erkrankung ein stressreiches Ereignis in Verbindung mit dem Gefühl einer ausgeprägten Hilflosigkeit an.

Während kurzfristiger psychischer Stress in der Regel keine negativen Auswirkungen auf eine MS hat, können Schübe durch chronische Stressfaktoren wie zwischenmenschliche, familiäre oder außerfamiliäre Konflikte, unverarbeitete Verlusterlebnisse, einen subjektiv empfundenen Mangel an sozialer Unterstützung sowie allgemeine Ängste und depressive Episoden begünstigt werden. In der bisher umfangreichsten Untersuchung zu dieser Frage notierten 170 MS-Patienten über fünf Jahre systematisch alle als besonders belastend empfundenen Lebensereignisse. Bei den 95 Betroffenen mit akuten Schüben zeigte sich eine überzufällige Häufung von Schüben in Zusammenhang mit vermehrtem Stress in der Partnerschaft oder an der Arbeitsstelle.

Auch kontrollierte Studien (siehe dazu auch S. 167) zur Frage der Rolle von Stress, die neben den MS-Betroffenen auch entsprechende Kontrollgruppen von Gesunden oder Menschen mit anderen neurologischen Krankheiten berücksichtigt haben, ergaben Hinweise auf eine ungünstige, krankheitsfördernde Rolle von Stress bei MS. Sehr wahrscheinlich kommt die wesentliche Bedeutung dabei dem Einfluss von Stress auf das Immunsystem zu.

08187_Trias_Multiple_Sklerose Wider 3 19.06.2002 14:58:35 Black nta

Was ist das Immunsystem?

Als Abwehr- oder Immunsystem des Menschen (Abb. 3) wird ein Zusammenspiel von bestimmten Eiweißstoffen (in erster Linie den so genannten Immunglobulinen), Zellen und Organen zur Bekämpfung und Beseitigung schädlicher körpereigener oder körperfremder Einflüsse bezeichnet. Innerhalb des Immunsystems kann man zwischen angeborenem und erworbenem Immunsystem unterscheiden, innerhalb des erworbenen Immunsystems nochmals zwischen humoralem (löslichen) und zellulärem (durch Zellen vermittelten) Immunsystem. Allerdings handelt es sich dabei teilweise um künstliche Einteilungen, weil alle Teile des Immunsystems letztlich miteinander verknüpft sind und als Ganzes wirken. So haben die vom angeborenen, unspezifischen Immunsystem hergestellten so genannten Zytokine eine Wirkung auf das spezifische, erworbene Immunsystem und umgekehrt. Ein anderes Beispiel sind die so

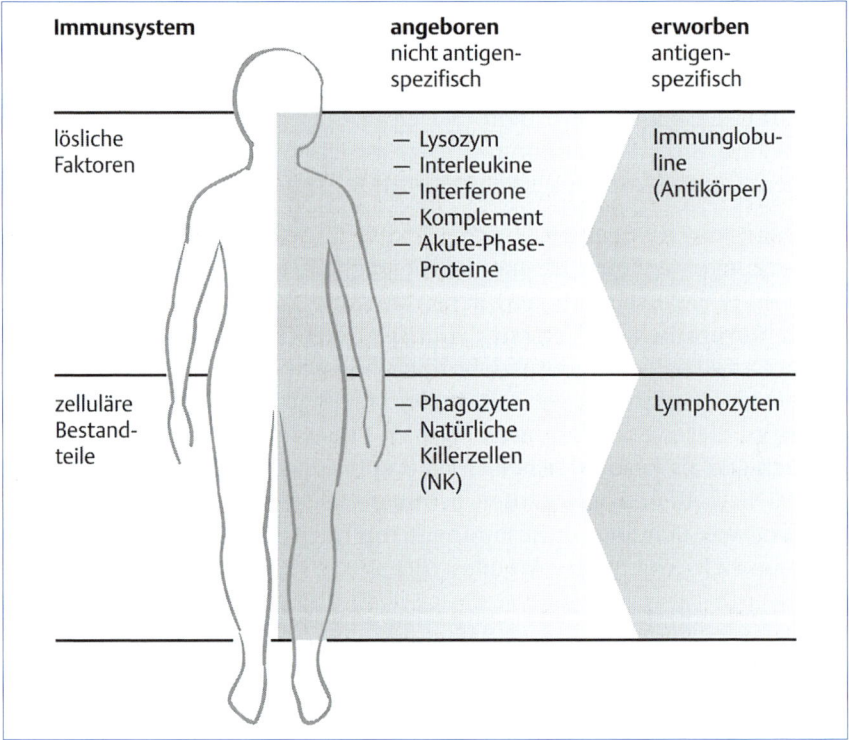

Abb. 3: Einteilung des Immunsystems

08187_Trias_Multiple_Sklerose Schoen 3 19.06.2002 14:58:34 Black Magenta genannten Effektorzellen des erworbenen Immunsystems, die mithilfe spezifischer Oberflächenrezeptoren für Immunglobuline Makrophagen und zytotoxische T-Zellen in die Lage versetzen, von B-Zellen freigesetzte Immunglobuline zur Erkennung von Antigenen zu benutzen.

Die Elemente des **angeborenen Immunsystems** sind zwar in der Lage, zwischen körpereigenem und fremdem Gewebe zu unterscheiden, sie sind dabei aber weitgehend unspezifisch, weshalb das angeborene Immunsystem auch als unspezifisches Immunsystem bezeichnet wird. Darüber hinaus reagieren sie bei einem wiederholten Kontakt immer gleichartig, das heißt, sie können ihre Wirksamkeit nicht anpassen oder steigern. Das angeborene Immunsystem lässt sich nochmals in drei Untergruppen unterteilen: Schranken, unspezifische Stoffe und ebenfalls unspezifische so genannte Effektorzellen.

- *Schranken* haben die Aufgabe, zu verhindern, dass körperfremde Zellen oder Stoffe in den Körper oder ein Organ überhaupt eindringen und zu Schaden führen. Dabei kommt in erster Linie der Haut und den verschiedenen Schleimhäuten des Körpers eine herausragende Rolle zu. In der Regel ist die Abwehrfunktion der Haut besser als die der Schleimhäute (der Augen, des Magen-Darm-Trakts, des Harntrakts sowie der weiblichen Geschlechtsorgane).
- *Unspezifische Stoffe* des angeborenen Immunsystems bestehen unter anderem in einer großen Zahl von Enzymen (wie z. B. so genannten Lysozymen), die in der Lage sind, die Oberfläche von Bakterien zu zerstören. Manche Gewebe enthalten einen als Komplement bezeichneten Komplex von Proteinen oder Eiweißen, der »Eindringlinge« umhüllt und damit für nachfolgende Angriffe des Immunsystems vorbereitet und markiert. Andere unspezifische Stoffe bestehen in so genannten Kininen oder Histamin, die beim Ingangsetzen entzündlicher Abwehrvorgänge von Bedeutung sind. Dazu gehören auch so genannte Chemokine, Zytokine oder Interferone. Bestimmte Interferone werden seit einigen Jahren auch als Medikamente zur MS-Behandlung eingesetzt (siehe S. 152).
- Die wichtigsten unspezifischen *Effektorzellen* sind die so genannten Makrophagen. Dabei handelt es sich um eine aus Monozyten entstehende Form der Leukozyten oder weißen Blutkörperchen (Abb. 4), die ebenso wie manche Monozyten und Granulozyten einerseits durch direktes Abtöten von eindringenden Krankheitserregern wirken, andererseits als regelrechte chemische Fabriken zahlreiche verschiedene Wirkstoffe des Immunsystems herstellen. Andere unspezifische Effektorzellen

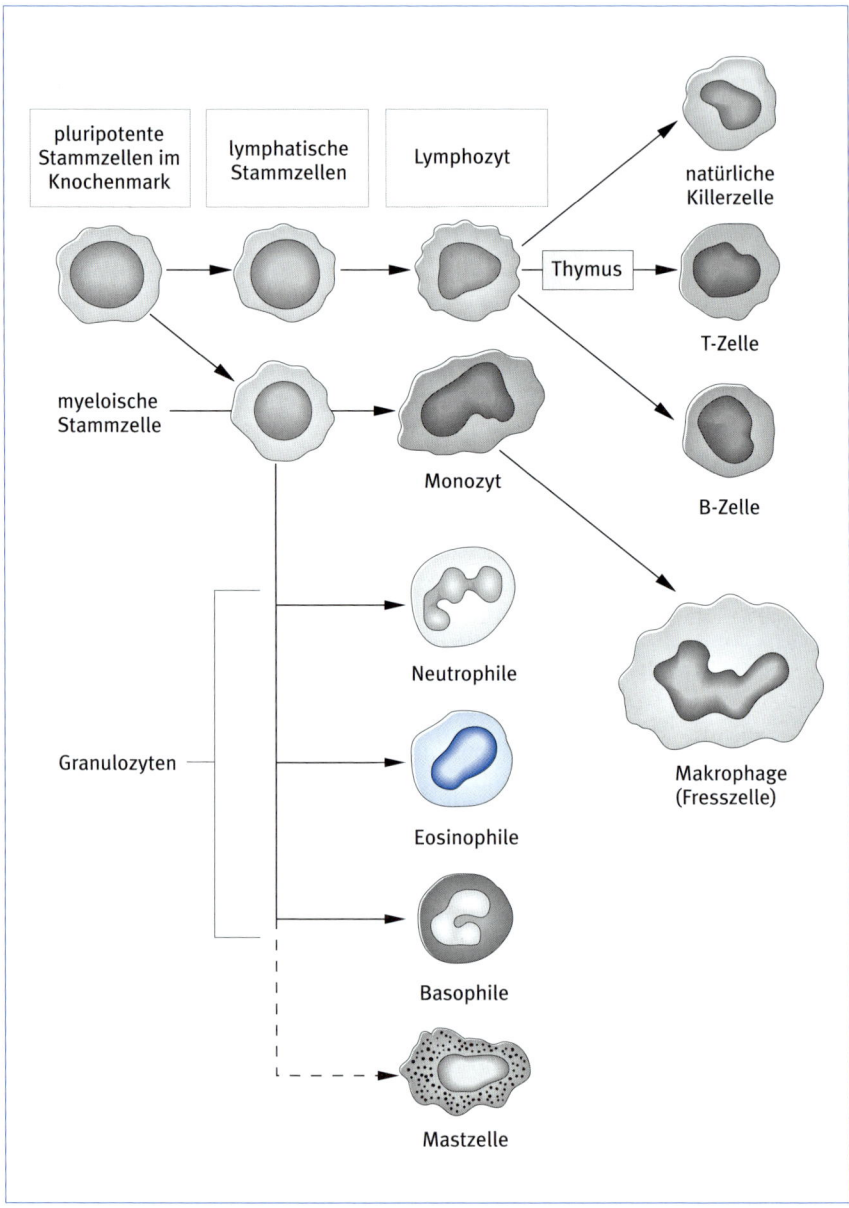

Abb. 4: Die meisten Zellen des Immunsystems entwickeln sich aus Stammzellen des Knochenmarks. Im Laufe ihrer Reifung werden daraus die verschiedenen Immunzellen – spezialisiert auf die Abwehr von Viren, Bakterien oder anderen Krankheitserregern

sind die von Lymphozyten abstammenden so genannten natürlichen Killerzellen. Killerzellen stellen ebenso wie Monozyten und Granulozyten Zytokine her, die wiederum andere Teile des Immunsystems aktivieren und deren Funktion regeln. Darüber hinaus stellen sie Stoffe her, die bei Immunreaktionen die Wand angreifender Zellen durchlöchern können.

Das **erworbene Immunsystem** kann nicht nur fremde Zellen von körpereigenen unterscheiden, sondern auch verschiedene Antigene, weshalb es auch als spezifisches Immunsystem bezeichnet wird. Es hat darüber hinaus ein »Gedächtnis«, um seine Reaktion bei einer wiederholten Auseinandersetzung anzupassen beziehungsweise zu steigern. Wenn das erworbene Immunsystem einen Fremdkörper einmal »gespeichert« hat, bleibt zumindest für eine gewisse Zeit eine Abwehrbereitschaft oder Immunität dagegen bestehen. Die für diese bemerkenswerten Eigenschaften verantwortlichen Zellen des Körpers sind die Lymphozyten, von denen es zwei Unterformen gibt, die bei der MS eine Rolle spielen: die B-Zellen und die T-Zellen (Abb. 4; die natürlichen Killerzellen greifen virusinfizierte und Tumorzellen an).

● **B-Zellen** sind für rasche Abwehrreaktionen gegenüber Mikroorganismen (einschließlich Viren und Parasiten) in der extrazellulären Flüssigkeit verantwortlich, gegen die sie in Flüssigkeit lösliche Antikörper oder Immunglobuline bilden. B-Zellen sind also für das **humorale (in Körperflüssigkeiten lösliche) erworbene Immunsystem** verantwortlich. Jede B-Zelle trägt auf ihrer Oberfläche ein genetisch bestimmtes Immunglobulin. Im Knochenmark werden Tag für Tag Millionen unterschiedlicher B-Zellen gebildet, die sich im Blutkreislauf verteilen. Jede B-Zelle trägt ein anderes und einzigartiges Immunglobulin und ist nur in der Lage, sich mit einem genau dazu passenden Antigen oder Substrat zu verbinden. Weil die weitaus meisten B-Zellen in ihrer relativ kurzen Lebenszeit auf kein passendes Antigen treffen, werden sie durch neue Zellen ersetzt. Trifft eine B-Zelle allerdings auf ein zu ihr passendes Antigen, kommt es durch Bildung identischer Nachkommenzellen zu einer starken Zunahme von B-Zellen zur Abwehr genau dieses Antigens. B-Zellen können sich darüber hinaus in Plasmazellen und Gedächtniszellen verwandeln. Plasmazellen setzen ebenfalls große Mengen an Immunglobulinen frei. Die viel kleineren Gedächtniszellen bleiben über Jahre im Körper erhalten und werden nur dann wieder aktiviert, wenn dasselbe Antigen erneut auftaucht. Dann wandeln sie sich viel schneller als die ursprünglichen B-Zellen in Plasmazellen um und setzen die benötigten Immunglobuline frei.

● Die T-Lymphozyten oder **T-Zellen** sind eines der wichtigsten Elemente des Immunsystems überhaupt. Sie erkennen körperfremde Eiweiße als Antigene, wenn diese von anderen Zellen aufgenommen wurden und an deren Oberfläche angeboten werden (= Antigen-präsentierende Zellen; siehe Abb. 6, S. 42). Für diesen Vorgang sind bestimmte Antigene der weißen Blutkörperchen erforderlich (so genannte humane Leukozyten-Antigene [HLA], siehe S. 29). Die T-Zellen sind sowohl für die direkte Zerstörung von infizierten Zellen oder auch Krebszellen als auch für die Koordinierung erworbener Immunreaktionen verantwortlich und stellen eine Art Kontrollzentrum für das restliche angeborene und erworbene Immunsystem dar.

T-Zellen sind damit für das **zelluläre (durch Zellen vermittelte) erworbene Immunsystem** verantwortlich. Bei den T-Zellen werden zwei Unterformen unterschieden: die zytotoxischen T-Zellen (auch CD8+ genannt) und die T-Helfer-Zellen (CD4+). Alle T-Zellen haben ein einzigartiges, an Immunglobuline erinnerndes Oberflächenmolekül, das als T-Zell-Rezeptor bezeichnet wird. Im Gegensatz zu den Immunglobulinen können sie nur bestimmte kurze Aminosäureketten an der Oberfläche von Zellen erkennen, die in Verbindung als MHC-Zellen oder MHC-Komplex (englisch: Major Histocompatibility Complex; Haupthistokompatibilitätskomplex oder Hauptkomplex für die Kompatibilität oder Verträglichkeit von Geweben) bezeichnet werden. Praktisch alle Zellen des Körpers stellen ununterbrochen MHC-Moleküle her und hängen diese an ihrer Oberfläche an ebenfalls von ihnen hergestellte Eiweiße an. Über verschiedene Entzündungsreaktionen werden von außen in den Körper eingedrungene Antigene dann vernichtet. Zahlreiche Stoffe, wie zum Beispiel die aus den Abwehrzellen stammenden Interferone (siehe auch S. 152), kontrollieren diesen Vorgang und können ihn aktivieren oder hemmen. Damit haben die normalerweise nicht in das ZNS eindringenden und nicht mit körpereigenem Eiweiß reagierenden T-Lymphozyten eine Schutzfunktion.

Zytotoxische T-Zellen untersuchen alle mit ihnen in Kontakt kommenden Zellen auf ihre MHC-Komplexe. Wie die meisten B-Zellen treffen auch die meisten zytotoxischen T-Zellen nie auf eine andere Zelle, die von ihren einzigartigen T-Zell-Rezeptoren erkannt werden. Wenn dies jedoch einmal der Fall ist, wachsen und vermehren sich die T-Zellen, um im ganzen Körper nach weiteren Zellen mit der zu ihnen passenden Oberflächenstruktur zu suchen und zu vernichten. Wie bei den B-Zellen gibt es darüber hinaus auch Gedächtniszellen, die über lange

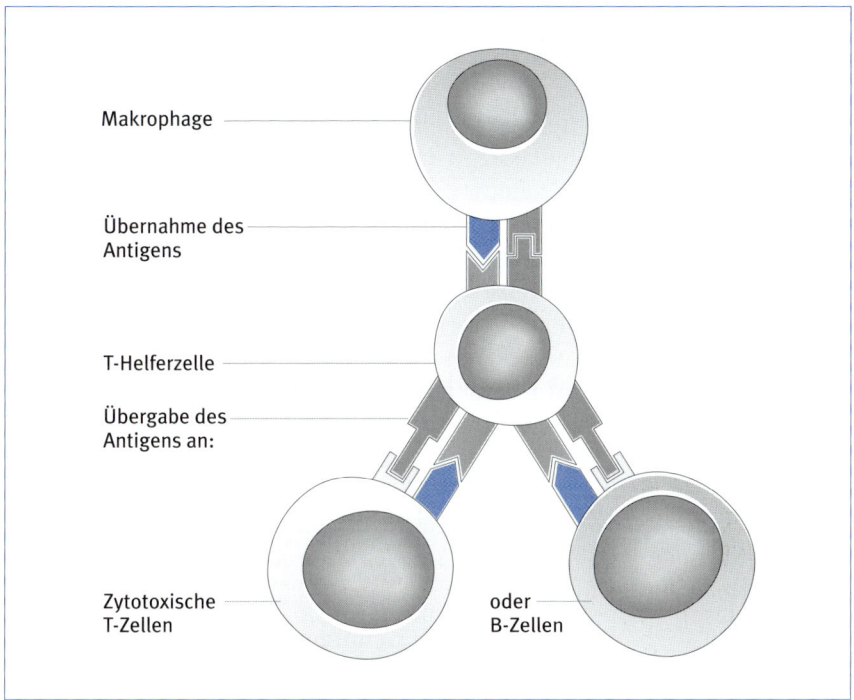

Makrophage

Übernahme des
Antigens

T-Helferzelle

Übergabe des
Antigens an:

Zytotoxische   oder
T-Zellen   B-Zellen

Abb. 5: T-Helferzellen

Zeit im Körper verbleiben und sich nur dann vermehren und ausrei-
fen, wenn sie auf denselben MHC-Komplex treffen.
T-Helfer-Zellen (TH-Zellen; Abb. 5) sind aus T-Lymphozyten gebildete
Abwehrzellen, die zytotoxische T-Zellen auf Antigene aufmerksam machen, im aktivierten Zustand entzündungsfördernde Stoffe freisetzen
(u.a. Interleukin 2, Lymphotoxine oder Interferone-gamma[γ]) und B-
Zellen zur Antikörperbildung anregen. Bei den T-Helfer-Zellen werden
zwei Formen unterschieden, die TH_1- und die TH_2-Zellen. Während den
zytotoxischen TH_1-Zellen eine entscheidende Rolle bei der Krankheits-
entstehung zukommt, besteht die Hauptaufgabe der TH_2-Zellen in der
Bildung entzündungshemmender Stoffe zur Krankheitsabwehr.

Letztlich gibt es also zahlreiche wechselseitige Beeinflussungen von angeborenem und erworbenem sowie humoralem und zellulärem Immunsystem, die sich gegenseitig unterstützen.

Was ist eine Immunreaktion und was ist eine Autoimmunreaktion?

Als Immunreaktion werden die verschiedenen Abläufe innerhalb des Immunsystems zusammengefasst, insbesondere die im letzten Abschnitt ausführlicher erläuterten Reaktionen zwischen Antigenen und Antikörpern, und T-Lymphozyten oder zytotoxischen T-Zellen und T-Helfer-Zellen. Als Autoimmunreaktion wird eine Immunreaktion des Körpers gegen sich selbst beziehungsweise körpereigene Zellen bezeichnet. Wesentliche Voraussetzung für eine gezielte und schlagkräftige Immunabwehr ist die Fähigkeit des Immunsystems, normalerweise rasch und sicher zwischen körpereigenem und fremdem Material beziehungsweise zwischen »Selbst« und »Nicht-Selbst« unterscheiden zu können. Wenn die beteiligten Zellsysteme jedoch nicht reibungslos zusammenarbeiten und diese Unterscheidung nicht mehr gewährleistet ist, kann das komplizierte System entgleisen. Es richtet sich dann auch gegen körpereigene Strukturen, die normalerweise keine Immunreaktion hervorrufen, und kann diese schwer schädigen.

Normalerweise stellt eine Reihe von Schutzmechanismen sicher, dass sich das Immunsystem nicht gegen den eigenen Körper richtet. So werden die T-Lymphozyten schon während der Embryonalphase (das heißt schon lange vor der Geburt) danach ausgesucht, ob sie die für ihre Aufgabe erforderliche Doppelfunktion erworben haben: Einerseits müssen sie MHC-Moleküle erkennen können, da ihnen Antigene später stets in Kombination mit ihnen präsentiert werden, andererseits dürfen sie sich nicht von körpereigenen Strukturen zu einer Abwehrreaktion provozieren lassen. In dieser harten »Schule« wird der größte Teil der Lymphozyten mit autoreaktiven Tendenzen ausgeschaltet. Mittlerweile ist bekannt, dass nicht alle für ihre Aufgabe ungeeigneten Zellen eliminiert werden, sondern dass immer einige T- (und auch B-) Lymphozyten übrig bleiben, die auf körpereigene Oberflächenstrukturen reagieren.

Dies bedeutet jedoch, dass eine Absicherung durch weitere Schutzmechanismen notwendig ist. Wie diese Kontrollmechanismen im Einzelnen aussehen, ist noch nicht genau bekannt. Denkbar wäre, dass autoreaktive T-Lymphozyten in der Regel deshalb keinen Schaden anrichten können, weil sie nicht in der Lage sind, den entsprechenden B-Lymphozyten Hilfestellung bei der Produktion von Autoantikörpern zu leisten. Möglich wäre auch, dass sie von so genannten Suppressorzellen »in Schach gehalten« werden. Außerdem können Antigen-präsentierende Zellen Autoantigene normalerweise nicht so präsentieren, dass dies zu einer Aktivierung der autoreaktiven T-Zellen führt.

Doch auch diese Kontrollmechanismen können versagen. Besonders groß ist die Gefahr zum Beispiel dann, wenn das Immunsystem mit Mikroorganismen konfrontiert wird, bei denen bestimmte Strukturen ähnlich wie körpereigene Proteine aufgebaut sind. Dadurch kann es zu so genannten Kreuzreaktionen kommen, die zur Folge haben, dass nicht nur die Mikroorganismen beziehungsweise Krankheitserreger angegriffen werden, sondern auch Gewebe, das Ähnlichkeiten mit ihnen aufweist. Darüber hinaus verfügen verschiedene Bakterien und Viren über spezifisch wirksame so genannte polyklonale Aktivatoren, mit denen sie auch ohne Mitwirkung von T-Helferzellen B-Zellen zur Freisetzung von Antikörpern veranlassen können. Wirken sie auf diese Weise auf eine autoreaktive B-Zelle ein, kann es zu einer Autoimmunreaktion kommen. Schließlich kann der Fehler auch bei den Antigen-präsentierenden Zellen liegen, die unerlaubt den T-Lymphozyten doch einmal körpereigene Strukturen darbieten.

Inzwischen steht fest, dass Immunvorgänge bei der MS ebenso wie bei einer Vielzahl anderer Erkrankungen – beispielsweise dem juvenilen Diabetes mellitus (bei Jugendlichen und jungen Erwachsenen auftretende Zuckerkrankheit) oder manchen rheumatischen Krankheiten – eine wesentliche Rolle spielen. Bei derartigen Krankheiten beginnt das Abwehr- oder Immunsystem irgendwann, Immunzellen und Antikörper zu bilden, die organspezifische Schäden verursachen. Die Antigene (oder Autoantigene), die bei der MS die entscheidende Rolle spielen, sind bis heute unbekannt.

Welche Veränderungen des Immunsystems treten bei Multipler Sklerose auf?

Weil die MS wie andere Autoimmunerkrankungen durch die bereits erwähnten T-Zellen gesteuert wird, wird genauer auch von einer T-Zell-vermittelten Erkrankung gesprochen. Nach der derzeit überwiegend akzeptierten Theorie ist die MS eine von T-Lymphozyten oder T-Zellen abhängige Autoimmunerkrankung des Zentralnervensystems, bei der für Myelinantigene spezifische T-Zellen zunächst im Körper (»systemisch«) aktiviert werden, was ihnen ermöglicht, die für sie normalerweise undurchlässige Blut-Hirn-Schranke zu durchdringen (siehe S. 57). Was allerdings zum

Verlust der Toleranz gegenüber Myelinantigenen führt, ist noch unbekannt und bislang konnte kein für die MS spezifisches Antigen gefunden werden.

Die Zerstörung des Myelins erfolgt durch toxische Stoffwechselprodukte aktivierter Makrophagen, durch Zytokine wie den Tumor-Nekrose-Faktor alpha (TNFα) und durch eine komplementabhängige Lyse über Antikörper, die im Gehirn, Rückenmark und an den Sehnerven zum Teil antigenspezifisch gebildet werden. Dies führt zur Freisetzung von Zytokinen und einer Aktivierung beziehungsweise Chemotaxis (einem Anlocken) Antigen-präsentierender Zellen wie Makrophagen, Mikroglia und Astrozyten, die dann ihrerseits umschriebene Veränderungen am Gewebe bewirken. Eine zentrale Rolle bei diesen Abläufen besteht in der Wechselwirkung zwischen dem Antigen, der Antigen-präsentierenden Zelle und den T-Lymphozyten, die im so genannten trimolekularen Komplex (Abb. 6) erfolgt und zu aktivierten T-Zellen führt.

Während relativ sicher ist, dass »aktivierte« T-Lymphozyten eine zentrale Rolle spielen, ist noch weitgehend unklar, was zu deren systemischer Ak-

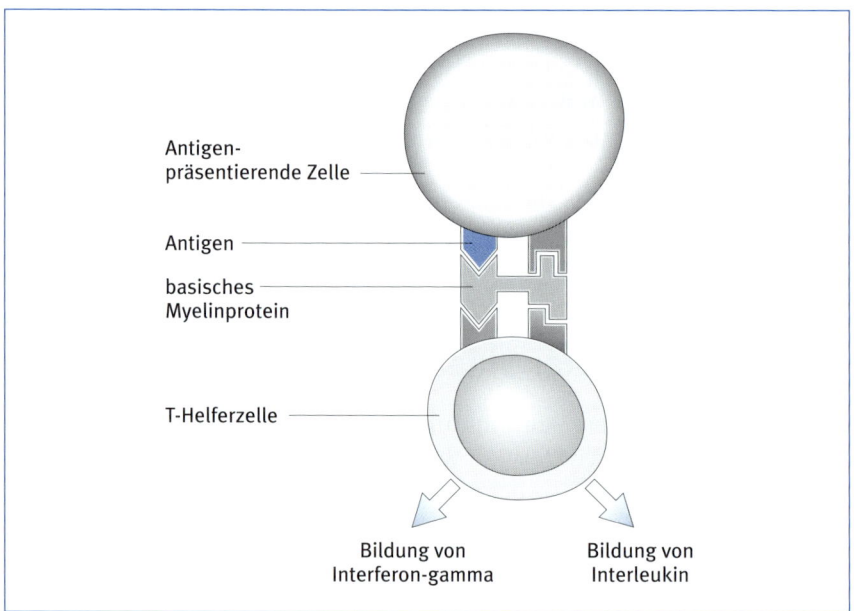

Antigen-
präsentierende Zelle

Antigen

basisches
Myelinprotein

T-Helferzelle

Bildung von
Interferon-gamma

Bildung von
Interleukin

Abb. 6: Trimolekularer Komplex aus Antigen-präsentierender Zelle, basischem Myelinprotein und T-Lymphozyt (Helferzelle)

tivierung führt und welches Antigen sie im Zentralnervensystem erkennen. Man vermutet, dass bei der Aktivierung außerhalb des Zentralnervensystems körperfremde Eiweiße eine Rolle spielen, eventuell mit einem zumindest abschnittsweise ähnlichen Aufbau wie Teile der Myelinscheiden des Gehirns. In letzter Zeit wurde diesbezüglich viel über eine mögliche Rolle von Bakterien (wie Campylobacter oder Chlamydia pneumoniae, siehe auch S. 32) spekuliert, ohne dass aber ein Beweis für eine ursächliche Beteiligung erbracht werden konnte. Bei bis zu 70 Prozent aller Erwachsenen (mit und ohne MS) finden sich Chlamydien-Antikörper im Blut.

Bei all diesen Vorgängen produzieren die Immunzellen viele Eiweißstoffe, die Abwehrreaktionen und damit eine Entzündung begünstigen. Entgegengesetzt wirkende Medikamente (so genannte Immunsuppressiva oder Immunmodulatoren) sind Grundlage für die Akut- und Langzeitbehandlung der MS (siehe S. 151).

Aufbau des Nervensystems und Veränderungen bei MS

Wie ist das Nervensystem aufgebaut?

Das Nervensystem setzt sich aus drei großen Teilen zusammen: dem zentralen Nervensystem (ZNS), dem peripheren Nervensystem und dem autonomen oder vegetativen Nervensystem (Abb. 7). Eine MS betrifft ausschließlich das zentrale und autonome Nervensystem, während das periphere Nervensystem nicht beeinträchtigt wird.

Das ZNS besteht aus dem Gehirn (= Enzephalon, das sich wiederum in Großhirn, Kleinhirn und Hirnstamm aufteilt) und Rückenmark (= Myelon). Zusätzlich gehören auch die von den Augen zum Gehirn verlaufenden Sehnerven dazu. Derjenige Teil des ZNS, der zwischen dem Groß- und Kleinhirn auf der einen und dem Rückenmark auf der anderen Seite liegt, wird als Hirnstamm bezeichnet. Auf relativ engem Raum sind hier sehr viele Nervenbahnen und Nervenzellkerne von Hirnnerven konzentriert (Abb. 8).

Was ist die graue und die weiße Substanz?

Das ZNS besteht aus zwei Hauptarten von Gewebe, die nach ihrem Aussehen als graue und weiße Substanz bezeichnet werden. Die graue Substanz besteht überwiegend aus Neuronen oder Nervenzellen als kleinsten Bausteinen des Nervensystems. Die Nervenzellen leiten über ihre als Axone bezeichneten Fortsätze Informationen an andere Zellen weiter und empfangen gleichzeitig über die so genannten Dendriten Informationen von einer Vielzahl anderer Nervenzellen (siehe nächster Abschnitt).

Die weiße Substanz besteht hauptsächlich aus den mit Kabeln vergleichbaren Nervenfasern, die für die Verbindung zwischen den mindestens 20 bis 30 Milliarden (!) Nervenzellen des Gehirns verantwortlich sind. Die Nervenfasern sind von einer für ihre Funktion wichtigen cremig-weißen Hüll- und Isolierschicht umgeben, die als Markscheide oder Myelin bezeichnet wird (siehe übernächster Abschnitt) und der weißen Substanz

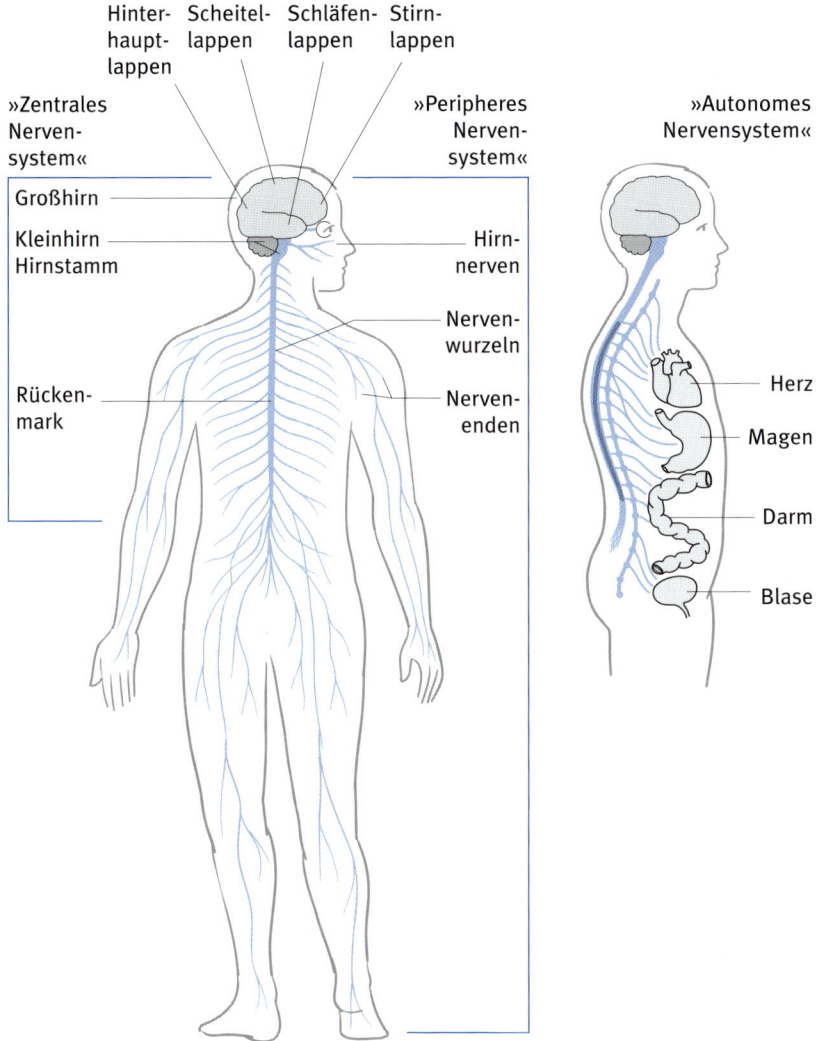

Abb. 7: Aufbau des Nervensystems (zentrales, peripheres und autonomes Nervensystem)

ihre Farbe gibt. Da jede Nervenzelle mehrere solcher Fortsätze besitzt, ist
die Zahl der Verbindungen im Nervensystem noch weit größer. Insgesamt besteht ein sehr komplexes Netzwerk für die Informationsübertra-

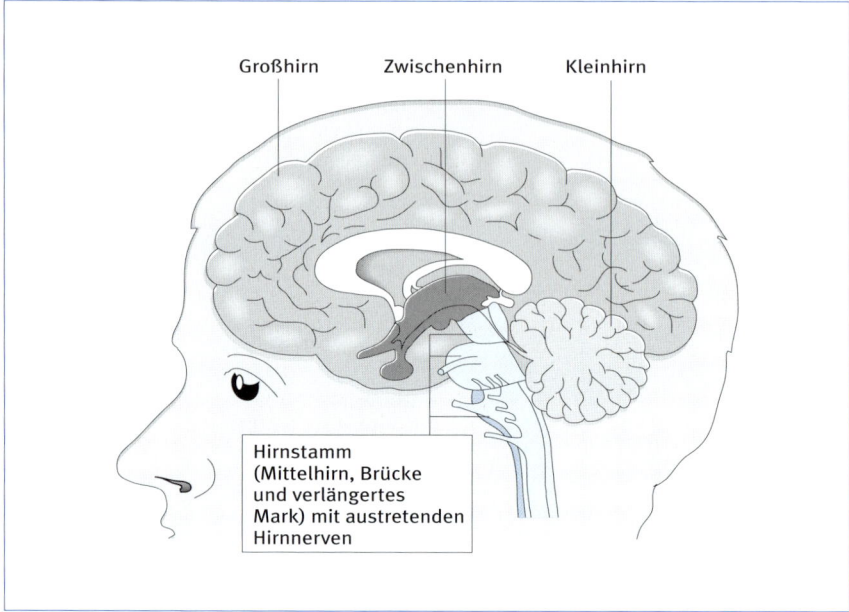

Abb. 8: Schematische Darstellung des Gehirns mit dem Hirnstamm

gung. In der weißen Substanz spielen sich bei der MS die ausgeprägtesten Krankheitsvorgänge ab.

Die graue und weiße Substanz lassen sich auf Schnitten durch das Gehirn oder Rückenmark (Abb. 9) schon mit bloßem Auge voneinander unterscheiden. Am Gehirn bildet die graue Substanz mit den Nervenzellen die etwa einen Zentimeter dicke, außen liegende Rinde, während die weiße Substanz mit den Nervenfasern im Inneren liegt. Am Rückenmark ist es genau umgekehrt: Die graue Substanz liegt, umgeben von der weißen, in der Mitte.

Was ist ein Axon?

Als Axon wird der lange Fortsatz jedes Neurons oder jeder Nervenzelle bezeichnet, der dazu dient, Impulse an andere Zellen weiterzuleiten. Eine andere Bezeichnung für Axon lautet Achsenzylinder, und das von der Markscheide beziehungsweise dem Myelin (siehe nächster Abschnitt) umgebene Axon wird auch als Neurit bezeichnet. Neben dem langen

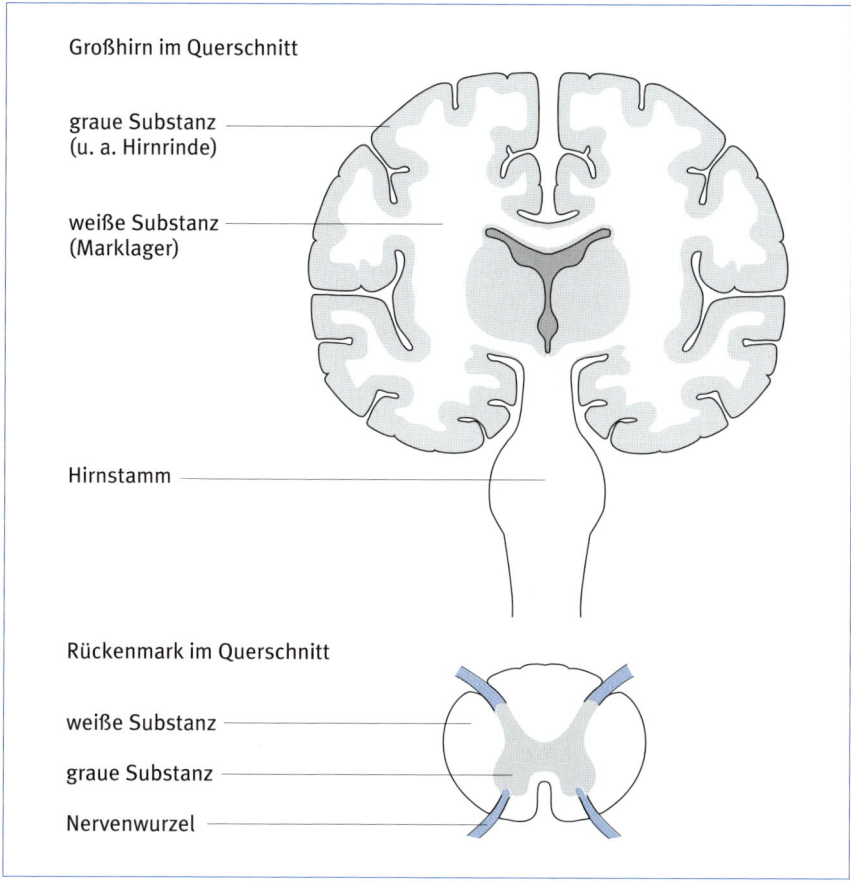

Großhirn im Querschnitt

graue Substanz
(u. a. Hirnrinde)

weiße Substanz
(Marklager)

Hirnstamm

Rückenmark im Querschnitt

weiße Substanz

graue Substanz

Nervenwurzel

Abb. 9: Die graue und die weiße Substanz in Gehirn und Rückenmark

Axon oder Neurit hat jede Nervenzelle noch zahlreiche kürzere Fortsätze, die als Dendriten bezeichnet werden. Dendriten sind gewissermaßen die Antennen der Nervenzellen und sammeln die von anderen Nervenzellen eintreffenden Impulse.

Nervenzellen stehen untereinander in einem dauernden und lebhaften Kontakt. Sie senden gleichzeitig elektrische Impulse an viele andere Zellen und erhalten Impulse von diesen. So übertragen die motorischen Nervenfasern die Bewegungsbefehle des zentralen Nervensystems von der Hirnrinde über das Rückenmark bis in die Muskulatur. Sensible Nervenfasern sind für die Übermittlung von Berührungs-, Schmerz- und Temperaturempfindungen aus den verschiedenen Körperabschnitten an das Gehirn zuständig, die sensorischen Nervenfasern der Hirnnerven für die Übermittlung von Sehen, Hören, Riechen, Schmecken und Gleichgewicht.

Normalerweise ist jede einzelne der vielen Milliarden Nervenzellen in einem komplizierten Netzwerk mit hunderten bis tausenden anderer Zellen verbunden, von denen sie Impulse oder Nachrichten empfängt und an die sie selbst welche weitergibt. Die Informationen aussendenden Zellen schicken ihre Impulse zu den Synapsen. Diese liegen entweder an Dendriten der empfangenden Zelle, direkt an deren Zellkörper oder an deren Axon (Abb. 10).

In den letzten Jahren hat sich immer deutlicher gezeigt, dass es bei einer MS schon frühzeitig zu einem axonalen Untergang der Nervenfasern beziehungsweise Axone kommen kann (siehe auch S. 61).

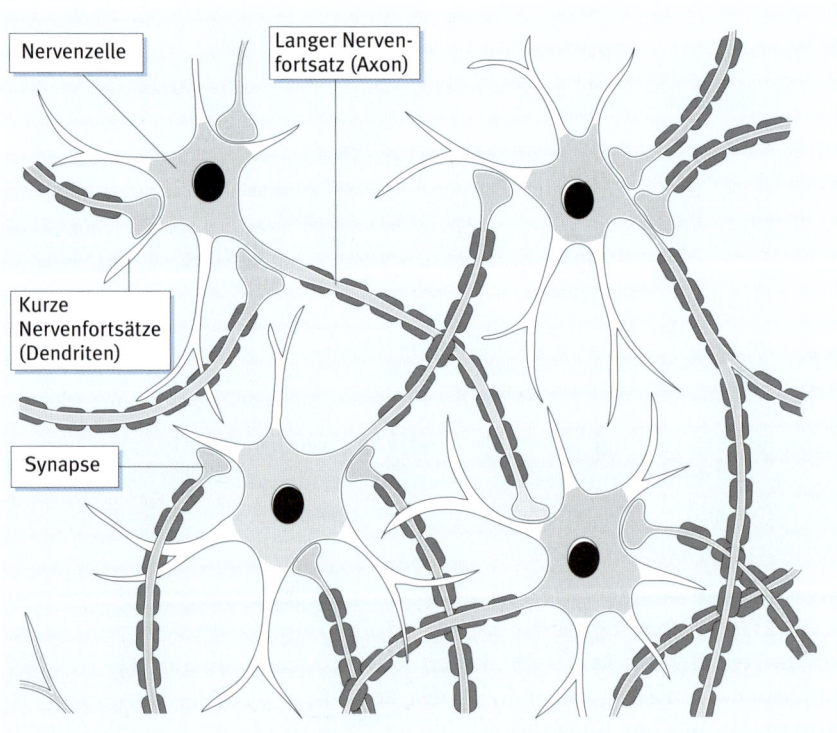

Nervenzelle

Langer Nerven-
fortsatz (Axon)

Kurze
Nervenfortsätze
(Dendriten)

Synapse

Abb. 10: Schematische Darstellung eines Netzes von Nervenzellen mit jeweils einem langen Axon und vielen kurzen Dendriten mit Myelinhüllen

Was ist Myelin?

Myelin ist die zu rund 75 Prozent aus Fetten (vorwiegend so genannten ungesättigten Fettsäuren; siehe dazu auch S. 192) und 25 Prozent aus Eiweiß bestehende Hüll- und Isoliersubstanz der Nervenfasern. Zwei dünne Eiweißschichten umgeben dabei eine in der Mitte liegende dickere Fettschicht. Mehrere, übereinander gewickelte Myelinschichten umhüllen die Nervenfasern lamellenartig und bilden so die Markscheide (Abb. 11). Die Aufgabe der Markscheiden besteht darin, in Art der Abschirmung eines elektrischen Kabels eine bestmögliche Leitfähigkeit der Nervenfasern für die Weiterleitung von Impulsen sicherzustellen (siehe dazu auch übernächster Abschnitt). Weil eine MS bevorzugt die Markscheiden der

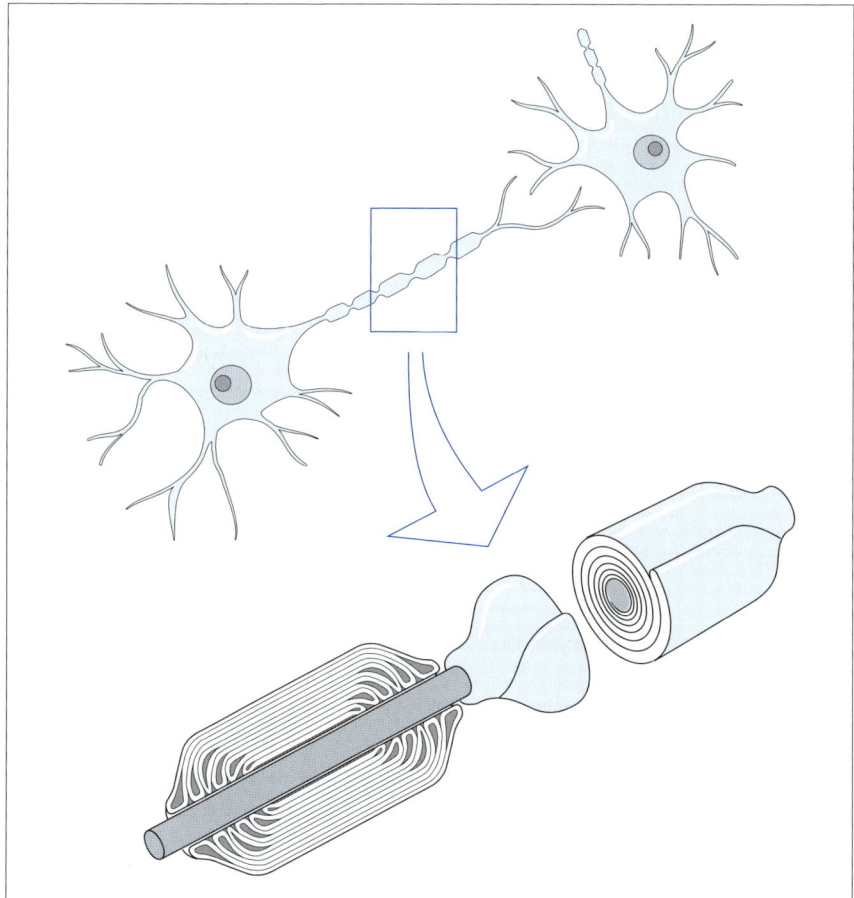

Abb. 11: Darstellung der Myelinhülle oder Markscheide der Axone einer Nervenzelle

08187_Trias_Multiple_Sklerose Wider 4 19.06.2002 14:58:35 Black nta

Nervenzellen im ZNS schädigt, wird auch von einer »Entmarkungskrankheit« oder »demyelinisierenden« Krankheit gesprochen.

Die Bildung des Myelins im ZNS erfolgt durch darauf spezialisierte Zellen, die so genannten Oligodendrozyten. Sie sind nicht nur für die Myelinbildung während der normalen Entwicklung des Gehirns verantwortlich, sondern auch für die Heilungsvorgänge nach einer Schädigung oder Zerstörung des Myelins (so genannte Remyelinisierung). Da die Fortsätze einzelner Nervenzellen bis zu einem Meter lang sein können, sind viele verschiedene Oligodendrozyten an ihrer Markscheidenbildung beteiligt. Die Oligodendrozyten können durch die Entzündungsvorgänge im Rahmen einer MS in ganz unterschiedlicher Weise betroffen sein. Sie können dabei nur geschädigt werden und überleben oder auch in großem Umfang absterben (so genannte Apoptose). In Abhängigkeit von der Remyelinisierung sind die Chancen einer vollständigen oder teilweisen Rückbildung der Beschwerden nach einem MS-Schub unterschiedlich gut. Diese Erkenntnisse sind deshalb interessant, weil sie dazu beitragen, unterschiedliche Krankheitsverläufe und auch das ganz unterschiedliche Ansprechen auf Behandlungsmaßnahmen zu erklären.

Die Myelin- oder Markscheide der Nerven lässt sich mit der aus Gummi und Plastik bestehenden Ummantelung von elektrischen Kabeln vergleichen, die diese vor Kurzschlüssen schützt. Sie gewährleistet normalerweise eine ungestörte Weiterleitung der schwachen elektrischen Impulse durch die Nervenfasern und ermöglicht, dass die Impulse mit einer Geschwindigkeit von bis zu 120 Metern pro Sekunde geleitet werden. Umschriebene Schädigungen des Myelins bei der MS führen zu einer Verlangsamung oder sogar völligen Unterbrechung der Erregungsleitung von und zu den verschiedenen Zentren im Gehirn und Rückenmark (siehe S. 53). Derartige Störungen der Erregungsleitung im Zentralnervensystem können durch die evozierten Potenziale (siehe S. 119) gemessen werden.

Die entzündlichen Reaktionen am Myelin verursachen nicht immer Beschwerden oder klinisch fassbare Befunde. Dies macht auch verständlich, warum sich bei der Magnetresonanztomographie (MRT, siehe auch S. 110) meist viel mehr Herde zeigen, als die Beschwerden der Betroffenen vermuten lassen (siehe auch Abb. 17, S. 65). Myelin wird hinsichtlich seiner Funktion manchmal mit der Rinde eines Baums und dessen Ernährung verglichen. Ist die Rinde eines Baums rundherum geschädigt, geht dieser zugrunde, weil keine Nährstoffe mehr von der Wurzel in die Spitzen der

08187_Trias_Multiple_Sklerose Schoen 4 19.06.2002 14:58:35 Black cyanta einzelnen Äste gelangen können. Bei der MS besteht die Aufgabe der von Myelin eingehüllten oder »bemarkten« Nervenfasern aber nicht in der Ernährung von Gewebe. Insofern hinkt also der Vergleich.

Wie funktionieren Nervenzellen?

Die Funktion von Nervenzellen beruht auf einem elektrischen Spannungsunterschied zwischen ihrer Innen- und Außenseite. Dieser kommt dadurch zu Stande, dass wie in den verschiedenen Teilen einer Batterie die Verteilung von so genannten Ionen inner- und außerhalb der Zellen unterschiedlich ist. Ionen sind elektrisch geladene Teilchen wie beispielsweise Natrium (Na^+) und Chlorid (Cl^-), die in fester Form zusammen Kochsalz (NaCl) ergeben. Natrium und Chlorid sind außerhalb von Nervenzellen in einer höheren Konzentration vorhanden als innerhalb, und bei Kalium (K^+) verhält es sich umgekehrt. Zusätzlich gibt es noch eine ganze Reihe anderer Ionen wie Kalzium (Ca^{++}) oder Magnesium (Mg^{++}). Diese Ionen können nicht einfach durch die Außenwände der Nervenzellen von außen hinein oder umkehrt von innen hinaus, sondern bedürfen dazu entweder so genannter Ionenkanäle oder aber elektrischer Pumpen. Ionenkanäle sind von Aminosäuren gebildete Durchtrittsstellen von Ionen durch die Wand von elektrisch erregbaren Körperzellen (neben Nervenzellen insbesondere auch Muskelzellen), die wie Schleusen geöffnet und geschlossen werden können. Die ebenfalls in die Zellwand eingebauten elektrischen Pumpen sorgen dafür, dass der normale Konzentrationsunterschied zwischen Innen- und Außenseite auch nach zwischenzeitlichem Öffnen der Ionenkanäle wiederhergestellt wird (Abb. 12).

Im Ruhezustand besteht zwischen der Innen- und Außenseite von Nervenzellen ein Spannungsunterschied in der Größenordnung von 70mV (70 tausendstel Volt!), der also sehr gering ist. Diese Spannung wird auch als Ruhemembranpotenzial bezeichnet. Bei Erregung einer Nervenzelle kommt es kurzfristig zu einem Abbau und sogar zu einer Umkehr dieser Spannung, die dann über die oben erwähnten Ionenpumpen sehr rasch wiederhergestellt wird. Dieser kurze Spannungswechsel entspricht einem so genannten Aktionspotenzial oder einem elektrischen Impuls, der sich über die Zellwand in die Ausläufer der Nervenzelle fortsetzt und so auch auf benachbarte Zellen übertragen wird.

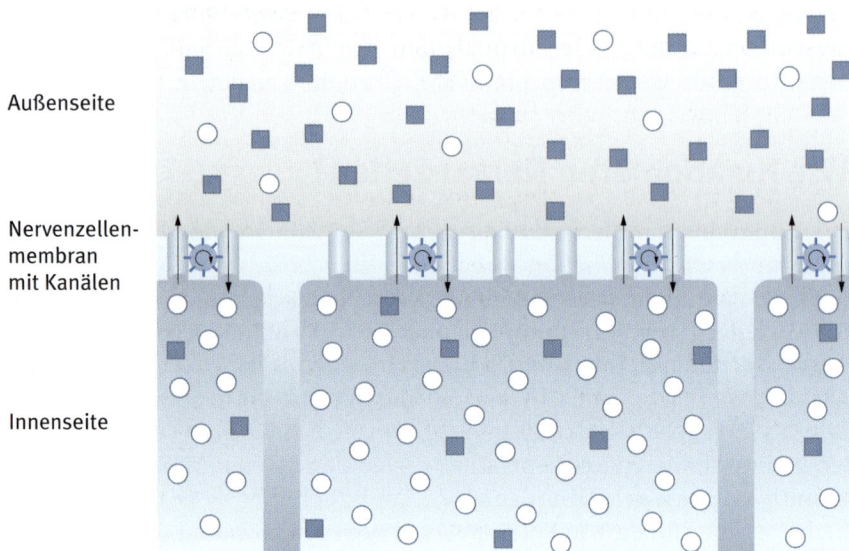

Abb. 12: Schematische Darstellung der Nervenzellmembran mit Außen- und Innenseite sowie den Konzentrationsunterschieden zwischen Natrium- (gefüllte Quadrate) und Kalium-Ionen (offene Kreise) sowie den Durchtrittskanälen und Pumpen

Wie erfolgt die Weiterleitung einer Erregung entlang von Nervenzellen?

Vom Gehirn müssen die elektrischen Impulse beziehungsweise »Befehle« eine Strecke von bis zu zwei Metern zurücklegen, um bis in die Muskeln der Hände oder Füße zu kommen und dort die Bewegungen zu veranlassen, die vom Gehirn geplant und in Auftrag gegeben werden. Umgekehrt ist die zurückzulegende Strecke für eine Berührungswahrnehmung von der Fußsohle bis zum Gehirn (beispielsweise über die Beschaffenheit eines Bodenbelags beim Gehen) ebenso lang. Damit zum Beispiel ein rasches Gehen oder sogar Laufen möglich ist, muss der Informationsaustausch zwischen dem Gehirn und den sonstigen Körperabschnitten in Bruchteilen von Sekunden erfolgen, also unheimlich rasch. Die Erregungsleitung oder Nervenleitung erfolgt im Nervensystem durch Weiterleitung von Aktionspotenzialen entlang der Membran von Nervenzellen. Dabei kommt es in der Nachbarschaft von Aktionspotenzialen zu einer Abnahme des elektrischen Spannungsunterschieds zwischen der Innen- und Außenseite der Zellmembran, die bei Überschreiten eines Schwellenwerts wiederum zur – zeitlich versetzten – Entstehung weiterer Aktionspotenziale führt. Ein Zurücklaufen der Erregung wird dadurch vermieden, dass Membranen nach einer Erregung für eine bestimmte Zeit (Refraktärzeit) unerregbar bleiben.

Um die Erregungsweiterleitung in den Nervenfortsätzen zu beschleunigen, hat sich die Natur eine Besonderheit einfallen lassen. Durch eine nur durch schmale »Schnürringe« unterbrochene Umhüllung der Nervenfasern mit einer Markscheide (siehe S. 49) erfolgt die Erregungsleitung entlang der Nervenfasern nicht kontinuierlich, sondern sozusagen sprunghaft von einem nicht isolierten Schnürring zum nächsten. Diese Form der die jeweils umhüllten Nervenabschnitte »überspringenden« und dadurch sehr raschen Weiterleitung einer Erregung wird in der medizinischen Fachsprache als saltatorische Erregungsleitung bezeichnet (Abb. 13). Ihr Vorteil liegt zum einen in einer größeren Nervenleitungsgeschwindigkeit, zum anderen in einer Energieersparnis, da nicht mehr jede Stelle der Membran erregt wird (für die Repolarisation von Membranen wird Stoffwechselenergie verbraucht). Die Leitungsgeschwindigkeit entlang der Membranen ist darüber hinaus vom Durchmesser der Axone abhängig und schwankt zwischen 1 und 120 Meter pro Sekunde.

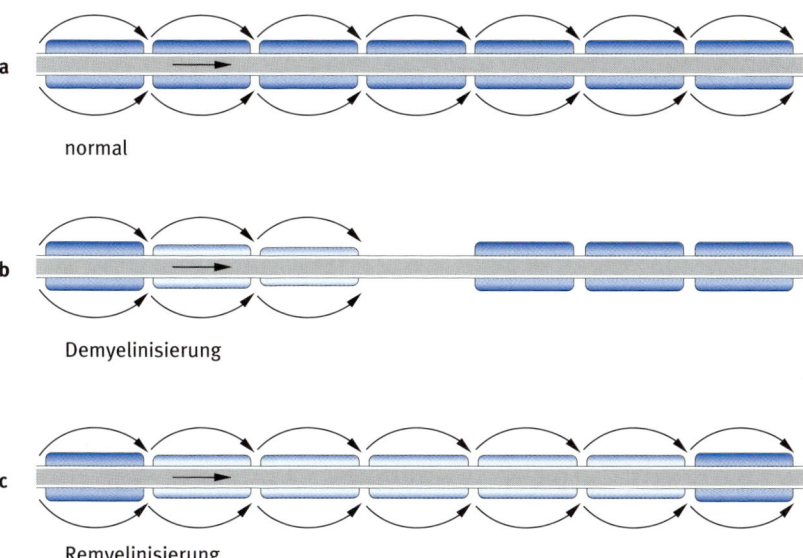

Abb. 13: Schematische Darstellung der saltatorischen Erregungsleitung bemarkter Nervenfasern (a = normal, b = akuter Schub, c = Remyelinisierung)

Wie stehen Nervenzellen untereinander in Verbindung?

Nervenzellen stehen untereinander in einem dauernden und lebhaften Kontakt, wobei sie gleichzeitig elektrische Impulse an viele andere Zellen senden und Impulse von diesen erhalten. So genannte sensible Nervenfasern sind für die Übermittlung von Berührungs-, Schmerz- und Temperaturempfindungen von der Haut an das Gehirn zuständig, die sensorischen Nervenfasern der Hirnnerven für die Übermittlung von Sehen, Hören, Riechen, Schmecken und Gleichgewicht. Die so genannten motorischen Nervenfasern übertragen die Bewegungsbefehle des zentralen Nervensystems an die Muskulatur. Darüber hinaus kontrolliert das Gehirn verschiedene Körpervorgänge auch über die Steuerung der Bildung

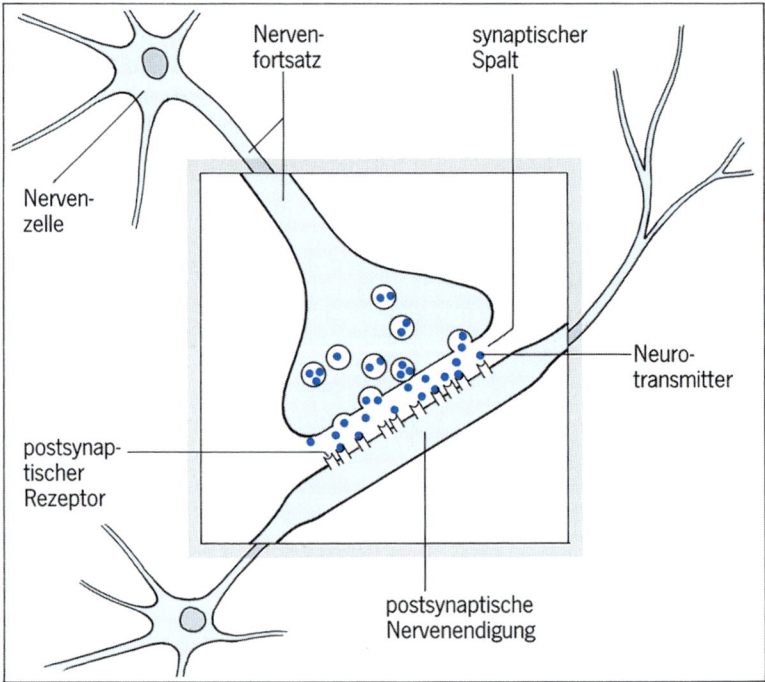

Abb. 14: Schematische Darstellung einer Synapse als Verbindung von zwei Nervenzellen. Eine in der Synapse ankommende elektrische Erregung führt zum Ausschütten des Überträgerstoffes (Transmitters), der sich nach Durchqueren des synaptischen Spaltes an speziellen Bindungsstellen (Rezeptoren) der nachgeschalteten (postsynaptischen) Nervenzelle anlagert

und Freisetzung von Hormonen, unter anderem aus der Hypophyse (Hirnanhangsdrüse).

Die Erregung kann von einer Nervenzelle an andere entweder direkt, d.h. durch »Überspringen« der elektrischen Impulse (= elektrische Synapse oder Ephapse) oder durch Überträgerstoffe (chemische Synapse; Abb. 14) weitergegeben werden. In der Regel erfolgt die Weitergabe aber nicht direkt, sondern über biochemische Überträgerstoffe (so genannte Transmitter; Tab. 6). Der an der Zellwand der Fortsätze aktiver Nervenzellen entlang laufende Strom bewirkt an den Synapsen ein Freisetzen der Transmitter. Diese übertragen die elektrische Aktivität dann auf benachbarte Zellen, indem sie sich nach Durchquerung des synaptischen Spaltes an besonderen Bindungsstellen (Rezeptoren) der Nachbarzellen anlagern und dort wieder elektrische Vorgänge in Gang setzen, die sowohl zu einer Erregung als auch Hemmung führen können. Es gibt also sowohl erregende als auch hemmende Überträgerstoffe, wobei die erregenden in der Fachsprache als exzitatorisch und die hemmenden als inhibitorisch bezeichnet werden. Ein Beispiel für erregende Transmitter ist die Glutaminsäure oder Glutamat, ein Beispiel für hemmende Stoffe ist Gamma(γ)-Aminobuttersäure (abgekürzt GABA). Manche Transmitter können sowohl erregend als auch hemmend wirken.

● **Tab. 6: Die wichtigsten Überträgerstoffe**

(vorwiegend) hemmend	(vorwiegend) erregend	sowohl als auch
Beta(β)-Alanin	Acetylcholin	Adrenalin
Dopamin	Aspartat	Noradrenalin
Gamma(γ)-Aminobuttersäure (GABA)	Glutamat	Serotonin
Glycin		
Homocarnosin		
Taurin		

Was ist die Blut-Hirn-Schranke?

Die Blut-Hirn-Schranke (BHS) ist eine nur im zentralen Nervensystem vorhandene dünne Membran, die eine Schutz- und Grenzfläche zwischen den das Gehirn, Rückenmark und die Sehnerven umgebenden beziehungsweise durchdringenden Blutgefäßen und den Zellen des Zentralnervensystems bildet. Diese Schranke verhindert normalerweise, dass

Fremdkörper oder Veränderungen im Blutkreislauf wie beispielsweise Bakterien oder für die Entzündungsabwehr im Blut verantwortliche Zellen in das Zentralnervensystem eindringen und dort Schaden anrichten.

Die Blut-Hirn-Schranke wird jeweils auf Seiten der Blutgefäße und auf Seiten des Nervensystems von einer besonderen Zellschicht gebildet. Bei den Blutgefäßen sind dies die so genannten Endothelzellen, die untereinander durch in der Fachsprache als »tight junctions« (englisch: dichte Verbindungen) bezeichnete »Brücken« eng miteinander in Verbindung stehen und dadurch sicherstellen, dass normalerweise nur wenige und kleine Teilchen wie zum Beispiel Sauerstoff und Zucker durch die Blut-Hirn-Schranke zu den Nervenzellen gelangen können. Auf Seiten des Zentralnervensystems tragen dichtgedrängte Fortsätze von so genannten Astrozyten zu der Schrankenfunktion bei.

Die Schutzfunktion der Blut-Hirn-Schranke kann insbesondere durch entzündliche Krankheiten (wie z. B. Hirnhautentzündungen), daneben auch im Rahmen sonstiger fieberhafter Infekte oder bei ungenügender Sauerstoffkonzentration im Blut gestört werden, wodurch es zu einer vermehrten Durchlässigkeit kommt. Auch bei einer MS liegt zumindest vorübergehend eine Schädigung der Blut-Hirn-Schranke vor, was sich unter anderem daran zeigt, dass sich bei der Magnetresonanztomographie (MRT; siehe S. 110) verabreichtes Kontrastmittel in den frischen Schüben entsprechenden Herden oder Läsionen des Zentralnervensystems anreichert.

Welche Teile des Nervensystems können betroffen sein?

Im Prinzip können von einer MS praktisch alle Teile des Zentralnervensystems betroffen werden, die der weißen Substanz zuzurechnen sind. Am häufigsten sind dies neben den Sehnerven insbesondere das so genannte Marklager (siehe Abb. 9, S. 47) in den verschiedenen Teilen des Gehirns zwischen Hirnrinde (Kortex) und Hirnkammern (Ventrikel) und das Rückenmark. Durch diese Teile verlaufen wichtige Nervenverbindungen vom Gehirn und Rückenmark zum Gesicht, Körperstamm sowie Armen und Beinen.

Die so genannten Prädilektionsstellen am Nervensystem, die von einer MS besonders oft betroffen werden, sind:

• die um die Seitenventrikel (die beiden größten der insgesamt vier Hirnkammern) gelegenen Abschnitte des Großhirns,

- die um den vierten Ventrikel und den Verbindungskanal zum dritten Ventrikel gelegenen Abschnitte des Hirnstamms,
- die Sehnerven,
- das Rückenmark im Halsbereich und
- das Rückenmark am Übergang zwischen Brust und Lendenbereich.

Eine möglicherweise auch für die Entstehung der MS-Herde bedeutsame Gemeinsamkeit einiger dieser Abschnitte des Nervensystems besteht darin, dass sie überdurchschnittlichen mechanischen Zug- und Druckbelastungen ausgesetzt sind. Dazu tragen um die Seitenventrikel herum wahrscheinlich auch die so genannten Liquorpulsationen bei, womit die Druckwellen bezeichnet werden, die in Zusammenhang mit der Bildung und dem Abfluss des Nervenwassers im Gehirn entstehen.

Bei etwa jedem zehnten Patienten beginnt die MS mit Hinweisen auf eine Entzündung im Bereich des Rückenmarks (im Hals-, Brust- oder Lendenbereich), die in der Fachsprache als Myelitis bezeichnet wird. Wenn diese Entzündung an einer umschriebenen Stelle des Rückenmarks besonders stark ausgeprägt ist, wird auch von einer Querschnittsmyelitis gesprochen.

Neben dem Zentralnervensystem kann auch das autonome oder vegetative Nervensystem (siehe Abb. 7, S. 45) betroffen sein. Die wichtigsten Störungen des autonomen oder vegetativen Nervensystems bestehen in Blasenentleerungsstörungen (siehe S. 81). Daneben können auch Beeinträchtigungen der Temperaturempfindung, Schmerzen oder eine vorzeitige Ermüdbarkeit und sexuelle Störungen damit zusammenhängen.

Was geschieht im Nervensystem und an den Nervenzellen?

Im Nervensystem kommt es sowohl bezogen auf die Orte der Veränderungen als auch über die Zeit betrachtet zu verstreuten (in der Fachsprache: disseminierten) zunächst entzündlichen und dann narbig abheilenden krankhaften Vorgängen. Dabei kommt es anfangs im Gehirn und Rückenmark hauptsächlich zu einer umschriebenen Störung der so genannten Blut-Hirn-Schranke (BHS; siehe S. 55) und einem Eindringen von bestimmten »aktivierten« Immun- oder Abwehrzellen, eventuell auch so genannten autoaggressiven T-Lymphozyten (siehe S. 40), aus dem Blut in das Nervengewebe:

- Wenn es in der Nähe kleiner Blutgefäße zum Beispiel im Rahmen eines grippalen Infektes zu einer Schädigung der Blut-Hirn-Schranke kommt, können die aktivierten T-Lymphozyten und weitere Stoffe in das Gehirn, das Rückenmark oder den Sehnerven übertreten und dort Entzündungsvorgänge anfachen und verstärken (Abb. 15).
- Die in das Zentralnervensystem eingedrungenen T-Lymphozyten erkennen ihre Ziele, die ihnen von bestimmten Zellen (den so genannten Antigen-präsentierenden Zellen) dargeboten werden. Dies bewirkt eine Zusammenlagerung zu einem so genannten trimolekularen Komplex (siehe Abb. 6, S. 42).
- In der Folge kommt es zu zahlreichen entzündlichen Vorgängen, insbesondere einem Angreifen der Markscheiden von Nervenfasern mit derselben Zerstörungskraft, die Lymphozyten sonst im Blut zur Abwehr körperfremder Krankheitserreger haben. Die T-Lymphozyten vermehren sich weiter und schütten eine Vielzahl von Stoffen aus (in erster Linie so genannte Chemokine und Zytokine), die ihrerseits wieder zu einer Aktivierung des Immunsystems beitragen.
- B-Zellen (siehe S. 37) werden spezifisch aktiviert und tragen zur Schädigung der Markscheiden bei. Dabei heften sich in der Folge Fresszellen an, die wesentlich zur Zerstörung der Markscheiden beitragen.
- Bei den angegriffenen und teilweise zerstörten Markscheiden sorgen so genannte Fresszellen für einen Abbau von Restmaterial. Soweit wie möglich reparieren verbliebene Myelin bildende Zellen die Markscheiden (siehe unten). Umgebendes Gewebe wird dabei narbig verändert.

Den Beschwerden bei einer MS können auf der Ebene der Nervenzellen drei verschiedene Störungen und Schädigungen entsprechen: ein rein »funktioneller« und vorübergehender Leitungsblock, eine zumindest teilweise rückbildungsfähige Demyelinisierung (Entmarkung) der Nervenfasern und eine Schädigung der Nervenfortsätze (Axone) selbst. Die Schnelligkeit, mit der sich manche Beschwerden sowohl einstellen als auch zurückbilden können, spricht dafür, dass diese nicht immer durch eine Zerstörung und Neubildung der Myelinscheide (Demyelinisierung bzw. Remyelinisierung) hervorgerufen werden. Andere mögliche Vorgänge, die dafür verantwortlich sein könnten, sind zum Beispiel ein vorübergehend auf Nervenzellen ausgeübter Druck durch in die Krankheitsherde eingewanderte Blutzellen und diese begleitendes Gewebswasser (Ödem) oder von den weißen Blutkörperchen gebildete schädliche Stoffe.

Zunächst einmal führt eine umschriebene Entzündung im Zentralnervensystem auch nur zu einer Unterbrechung der Weiterleitung elektri-

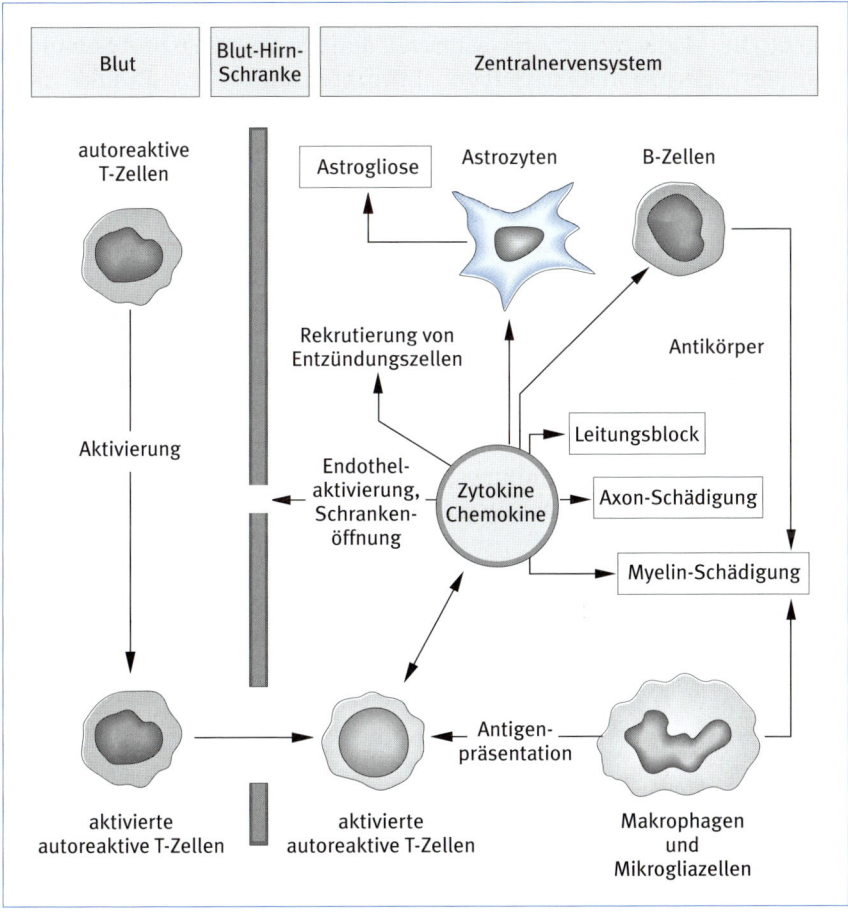

Abb. 15: Schematische Darstellung eines Defekts der Blut-Hirn-Schranke mit Übertritt von T-Lymphozyten in das Zentralnervensystem

scher Impulse in den beteiligten Nervenfasern, was auch als Leitungsblock bezeichnet wird. Einem solchen Leitungsblock können sehr rasch aufgetretene und unter Umständen auch ausgeprägte Beschwerden entsprechen. Diese können sich aber parallel zum Abklingen der Entzündung völlig zurückbilden, was zu einer kompletten Rückbildung der Beschwerden führt.

Der Entzündungsprozess, der zunächst nur zur Entmarkung kurzer Abschnitte einzelner Nervenfasern führt, kann die Myelin bildenden Zellen

(Oligodendrozyten; siehe S. 50) in wechselndem Ausmaß angreifen. Dabei besteht die Möglichkeit, dass während des Entmarkungsprozesses keinerlei Veränderungen an den Oligodendrozyten auftreten, während in anderen Fällen die Zerstörung dieser Zellen ganz im Vordergrund steht oder auch beide Prozesse parallel zueinander ablaufen. Hieraus ergeben sich bestimmte Schädigungsmuster, die offensichtlich von Patient zu Patient verschieden sind und Unterschiede in den Krankheitsverläufen erklären können. Das Verhältnis von Entmarkung zu Oligodendrozytenzerstörung bestimmt offensichtlich auch den Erfolg von Behandlungsmaßnahmen. Je mehr die Entmarkung im Vordergrund steht, umso erfolgreicher sind die so genannten Immuntherapien (siehe S. 151) und umgekehrt. Die unterschiedlichen Krankheitsvorgänge erklären somit, warum diese Medikamente bei einigen Betroffenen sehr viel nutzen, während sie bei anderen versagen. Leider gibt es bislang keine Untersuchungsmethoden, um die Unterschiede der Entzündungsprozesse zu bestimmen, sodass im Einzelfall keine Vorhersage des Behandlungserfolgs möglich ist.

Der an den Markscheiden entstandene Schaden wird entweder durch Bindegewebe ersetzt oder es kommt zur Neubildung von Myelin. Während man noch bis vor wenigen Jahren glaubte, im ZNS könnten geschädigte Nervenzellen nicht nachwachsen (regenerieren), weiß man inzwischen, dass dies doch möglich ist und es darüber hinaus in den Plaques zu einer Reparatur der beschädigten Markscheiden kommt, was in der Fachsprache als Remyelinisierung bezeichnet wird. An diesem Vorgang sind außerordentlich komplexe Mechanismen beteiligt, die bisher nur unzureichend verstanden sind. Die wichtigste Voraussetzung ist die Intaktheit der Myelin bildenden Oligodendrozyten, die selbst in ganz unterschiedlicher Form auf den Entzündungsprozess reagieren. Darüber hinaus bilden diese Zellen Eiweißstoffe, die eine »Remyelinisierung« fördern oder hemmen können. Das Verhältnis dieser vielen Faktoren bestimmt somit, ob ein Entzündungsherd bei einer MS abheilt oder ein dauerhafter Schaden entsteht, das heißt ob die Krankheitszeichen sich wieder zurückbilden oder bleibend sind. Auch wenn es zu einer Reparatur der Nerven kommt, sind diese meist nicht hundertprozentig funktionstüchtig und leiten elektrische Erregungen etwas langsamer als zuvor. Außerdem konnte nachgewiesen werden, dass sich die Leitfähigkeit auch ohne Remyelinisierung wieder normalisieren kann, offenbar zum Beispiel über eine vermehrte Ausbildung von Natriumkanälen (siehe S. 51).

Die Remyelinisierung ist sowohl Ursache von Besserungen der Beschwerden von MS-Kranken als auch Grundlage für Untersuchungstechniken mit den so genannten evozierten Potenzialen (siehe S. 119), mit denen auch noch im Nachhinein überprüft werden kann, ob zum Beispiel früher einmal eine Sehnervenentzündung (siehe S. 72) abgelaufen ist. Bevor es zu bleibenden Ausfällen kommt, die auch von den Betroffenen selbst bemerkt werden, muss relativ viel Myelin zerstört und durch Narbengewebe ersetzt worden sein. Bei ausgeprägter Demyelinisierung ist auch ein dauerhafter, kompletter Leitungsblock möglich.

Lange Zeit glaubte man, dass die MS zu Beginn ausschließlich eine demyelinisierende Erkrankung ist und die Axone beziehungsweise Nervenfasern unangetastet lässt. Auf eine Beteiligung der Axone wurde zwar von manchen Forschern schon vor vielen Jahren hingewiesen, der eindeutige Nachweis einer frühen Beteiligung gelang aber erst in den 90er-Jahren des letzten Jahrhunderts. Dabei zeigte sich, dass bei der MS sehr früh auch schon Nervenfasern geschädigt und unter Umständen abgebaut werden. Dies beruht neben direkten entzündlichen Veränderungen wahrscheinlich auch auf gestörten elektrischen Impulsen sowie fehlenden Einflüssen des Myelons einschließlich einer gestörten Nährstoffversorgung. Untergegangene Nervenfasern sind unwiederbringlich verloren und das Ausmaß dieser Veränderungen lässt sich zum Beispiel in der Magnetresonanztomographie (MRT, siehe S. 110) als kontinuierliche Abnahme der Gehirnmasse oder Atrophie (»Schrumpfung«) erfassen. Wenngleich axonale Schädigungen bei MS nicht zwangsläufig mit einem Untergang der Nervenfasern verbunden sein müssen, sondern sich auch zurückbilden können, ist die im Krankheitsverlauf frühzeitige Schädigungsmöglichkeit ein wichtiges Argument für einen frühen Behandlungsbeginn, um es erst gar nicht zu einem solchen Vorgang kommen zu lassen.

Tabelle 7 fasst die derzeitigen Vorstellungen zu den krankhaften Vorgängen am Nervensystem bei der MS zusammen.

● **Tab. 7: Krankhafte entzündliche und immunologische Vorgänge am Nervensystem bei MS**

- T-Lymphozyten (siehe S. 38) werden außerhalb des Nervensystems im Blutkreislauf durch bisher im Einzelnen noch unbekannte Antigene »aktiviert«
- Diese Aktivierung führt zur Freisetzung spezieller Stoffe (so genannter Zytokine), die ein Festsetzen der aktivierten T-Lymphozyten an der Innenauskleidung von Blutgefäßen bewirken
- Die »angehefteten« T-Lymphozyten rollen innerhalb des Nervensystems an der Wand der Blutgefäße entlang, bis sie eine Eintrittsstelle durch die Blut-Hirn-Schranke (siehe S. 55) in das Zentralnervensystem finden

Fortsetzung Tabelle 7

- Neben den T-Lymphozyten wandern auch B-Lymphozyten und Makrophagen in das Zentralnervensystem ein
- Im Zentralnervensystem treffen die T-Lymphozyten auf »ihr« Antigen, das sie auf Antigen-präsentierenden Zellen erkennen. Die spezifischen Antigene sind bislang unbekannt
- B-Zellen werden spezifisch aktiviert und setzen Antikörper frei, die Myelin angreifen
- Dies führt zu einem Ingangsetzen von entzündlichen Vorgängen, u.a. mit Freisetzen weiterer Zytokine, Bilden von Interferon-gamma (siehe S. 39 sowie Abb. 6, S. 42) und Auflösen von Myelinscheiden durch Fresszellen
- Die entzündlichen Vorgänge führen zu einer Schädigung der Blut-Hirn-Schranke, was ein Vordringen weiterer Entzündungszellen zu bisher geschützten Strukturen ermöglicht
- Im weiteren Verlauf kommt es zur Freisetzung von Stoffen, die das Myelin angreifen
- Schließlich folgen begleitende Vorgänge wie eine Ödembildung (Wassereinlagerung in das entzündlich veränderte Gewebe) sowie Schädigung von Myelin und Axonen

Was sind Herde, Läsionen und Plaques?

Als Herde werden in der Medizin umschriebene Krankheitsvorgänge wie zum Beispiel eine vereiterte Zahnwurzel oder entzündete Herzklappen bezeichnet. Läsionen sind zunächst nicht näher einzuordnende umschriebene Schädigungen einer Gewebsstelle durch eine Erkrankung oder Verletzung. Dabei kann es sich um verschiedenartige Veränderungen oder Störungen der Gewebestruktur eines Organs handeln, die jedoch über eine rein funktionelle Störung hinausgehen und am Gehirn beispielsweise im Magnetresonanztomogramm (MRT; siehe S. 110) sichtbar sind. Läsionen sind also krankhafte und tendenziell eher bleibende Veränderungen. Besonders solange unklar ist, welche Ursache herdförmigen Krankheitsprozessen zugrunde liegt, wird in der Medizin häufig von Läsionen gesprochen.

Plaques sind zunächst entzündliche und später narbig veränderte MS-Herde. In Plaques sind die Markscheide und teilweise auch Axone der Nervenzellen teilweise oder völlig zerstört und die Oligodendrozyten sind zugrunde gegangen (Abb. 16). Die Entmarkung und Plaquebildung

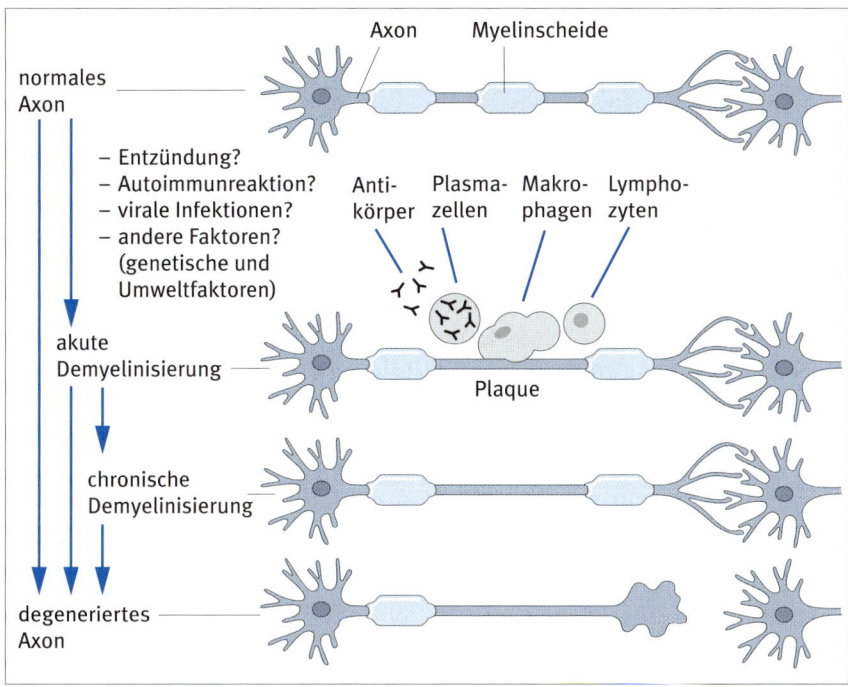

Abb. 16: Schematische Darstellung der von einer Entmarkung begleiteten Plaque-Bildung bei MS

sind dabei Folge von entzündlichen Veränderungen mit einem Einwandern von Antikörpern und verschiedenen weißen Blutkörperchen, hauptsächlich so genannten T-Lymphozyten, daneben auch Makrophagen und Plasmazellen (siehe S. 58). Diese Zellen werden von Flüssigkeit begleitet, was zu einer vermehrten Wassereinlagerung (Ödem) im Herdbereich führt. Während früher die feingeweblichen Veränderungen bei der MS überwiegend an fortgeschrittenen Krankheitsfällen in einem Endstadium der Plaquebildung ausschließlich mikroskopisch untersucht wurden, haben sich in jüngster Zeit durch verfeinerte Untersuchungstechniken an frischen MS-Herden wesentliche neue Erkenntnisse ergeben. Es hat sich gezeigt, dass gerade zu Beginn einer MS unterschiedliche Schädigungsmuster vorliegen und dass an der Entzündungsreaktion ganz unterschiedliche Eiweiße beteiligt sind. Daraus ist der Schluss zu ziehen, dass es sich bei der MS nicht um einen einheitlichen Krankheitsprozess handelt, sondern dass individuell unterschiedliche Muster vorhanden sind. Dies erklärt auch, warum Betroffene in der gleichen Krankheitsphase und mit ähnlichen Beschwerden auf eine Behandlung unterschiedlich gut ansprechen. Hervorragende Therapieerfolge bei einem Patienten und Versagen derselben Medikamente bei einem anderen werden so verständlich.

Plaques können zunächst mikroskopisch klein und auch bei einer Magnetresonanztomographie (MRT; siehe S. 110) nicht nachweisbar sein. Mit zunehmender Krankheitsdauer nimmt ihre Zahl und Größe jedoch zu beziehungsweise mehrere kleine Plaques fließen zu einem größeren Entzündungsherd zusammen. Seit Einführung der Magnetresonanztomographie mit häufigeren Verlaufskontrollen bei vielen Betroffenen weiß man, dass jeder Plaque verschiedene Entwicklungsphasen oder -stadien durchläuft. Die Entzündungsschübe neigen zu einem Auftreten an den Stellen, die schon früher betroffen waren. Dies kann dazu führen, dass sich mehrere Plaques miteinander vereinigen und größere Herde bilden, in denen auch eine über längere Zeit »schwelende« Entzündung zurückbleiben kann. Narbig abgeheilte, »ausgebrannte« oder – in der Fachsprache – »sklerosierte« Plaques sind fester als die gesunde Umgebung. In ihnen findet keine nennenswerte Myelinneubildung oder Remyelinisierung mehr statt.

Die Plaques im ZNS sind typische Merkmale einer MS und beweisen die Erkrankung. Sie können zweifelsfrei nur durch eine feingewebliche (histologische) Untersuchung nachgewiesen werden, was zu Lebzeiten der Betroffenen allenfalls durch eine so genannte Biopsie oder Probentnahme von Gewebe aus dem Gehirn möglich wäre. Dies wird allerdings praktisch nie durchgeführt. Außerdem führen Plaques zu charakteristischen Befunden in der Magnetresonanztomographie, sodass mit dieser Untersuchungsmethode zumindest die Zahl größerer Herde abgeschätzt werden kann.

Wie bereits erwähnt, macht sich nur ein kleinerer Teil der Plaques auch durch Beschwerden bemerkbar. In vielen als »stumm« bezeichneten Teilen des Gehirns rufen MS-Herde im frischen Stadium keine Störungen hervor und können nur durch technische Untersuchungen nachgewiesen werden. Es ist also nicht ungewöhnlich, wenn bei einer Magnetresonanztomographie zahlreiche Plaques im Gehirn von Betroffenen nachgewiesen werden, obwohl diese bislang nur eine oder allenfalls zwei Beschwerdeattacken beziehungsweise Schübe hatten (Abb. 17). Obwohl viele Pla-

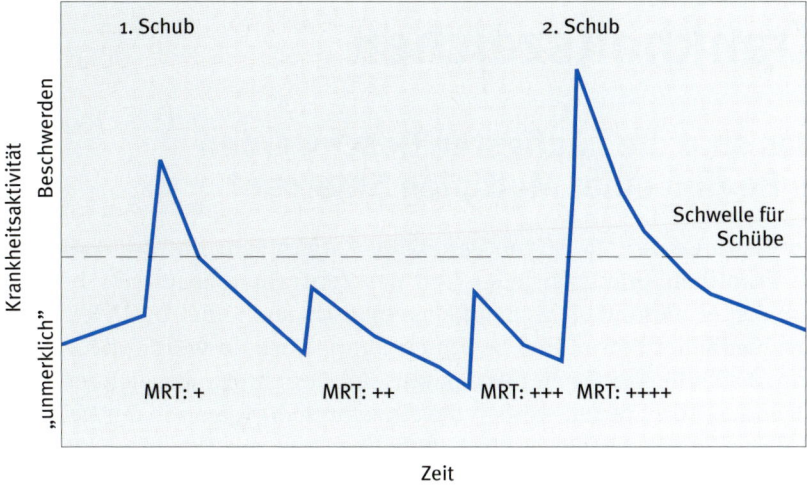

Abb. 17: Beziehung zwischen Krankheitsaktivität, erkennbaren Schüben und MRT-Veränderungen

ques bislang keine eindeutig zuzuordnenden Beschwerden hervorgerufen haben, muss man mit großer Wahrscheinlichkeit davon ausgehen, dass sie auf lange Sicht zu den Störungen und möglichen Behinderungen beitragen.

08187_Trias_Multiple_Sklerose Wider 5 18.06.2002 21:33:06 Black

Krankheitszeichen

Was sind die häufigsten Beschwerden zu Beginn einer Multiplen Sklerose?

Der Beginn einer MS ist von Patient zu Patient sehr unterschiedlich. Da die Krankheit praktisch jeden Teil des Zentralnervensystems betreffen kann, ist es nicht überraschend, dass eine MS auch mit einer Vielzahl unterschiedlicher Symptome beginnen kann. Deshalb wurde die MS auch einmal als »die Krankheit mit den tausend Gesichtern« bezeichnet. In den folgenden Abschnitten werden die einzelnen Störungen in der Reihenfolge ihrer Häufigkeit besprochen, zunächst bezogen auf den Beginn und dann auf den ganzen Verlauf einer MS.

Unabhängig von ihrer Art treten die Erstbeschwerden meistens aus völligem Wohlbefinden heraus und relativ rasch auf. Seltener kommt es zu einem langsamen, fast unmerklichen Beginn mit zu- und abnehmender

● Tab. 8: Art und Häufigkeit von Erstsymptomen bei MS, von denen auch mehrere gleichzeitig auftreten können (nach Paty und Mitarbeitern)

Erstsymptome	Häufigkeit
Gefühlsstörungen in den Beinen	30 %
abnorme Müdigkeit und Ermüdung	20 %
Darmentleerungsstörungen	20 %
Unsicherheiten beim Gehen und Stehen	18 %
Sehstörung an einem Auge	16 %
Gefühlsstörungen in den Armen	10 %
Gangstörungen durch Spastik	10 %
Kraftlosigkeit in den Beinen	10 %
Blasenentleerungsstörungen	6 %
Kraftlosigkeit in den Armen	5 %
Trigeminusneuralgie	5 %
Gefühlsstörungen im Gesicht	3 %
Lhermitte-Zeichen	3 %
Sprechstörungen	2 %
Schmerzen	2 %
Lähmung einer Körperseite (Arm und Bein)	2 %

08187_Trias_Multiple_Sklerose Schoen 5 18.06.2002 21:33:06 Black nta

Stärke der Beschwerden. Bei mehr als jedem dritten Betroffenen sind Gefühlsstörungen wie Taubheits- oder Kribbelgefühle (in den Beinen 30 % und in den Armen 10 %) und bei jeweils jedem fünften Betroffenen eine abnorme Müdigkeit und Ermüdung, Darmentleerungsstörungen oder Unsicherheiten beim Gehen und Stehen erstes Krankheitszeichen (Initialsymptom), gefolgt von einer einseitigen Sehminderung, Gangstörungen aufgrund einer Spastik, Kraftlosigkeit (häufiger in den Beinen als in den Armen), Blasenentleerungsstörungen und Schmerzen (Tab. 8); andere Beschwerden sind seltener.

Was sind die häufigsten Beschwerden im Verlauf einer Multiplen Sklerose?

Im Verlauf einer MS verschieben sich das Spektrum und die relative Häufigkeit der Beschwerden. Gangstörungen aufgrund einer Spastik sind mit 90 Prozent insgesamt am häufigsten, gefolgt von einer Kraftlosigkeit und Gefühlsstörungen in den Beinen, Unsicherheiten beim Gehen und Stehen, Blasenentleerungsstörungen, abnormer Müdigkeit und Ermüdung, einer einseitigen Sehminderung, sexuellen Störungen, kognitiven Störungen, Darmentleerungsstörungen, Sprechstörungen, Unsicherheiten bei Ziel- und Zeigebewegungen sowie psychischen Störungen jeweils bei mindestens jedem zweiten Betroffenen; andere Störungen sind seltener (Tab. 9).

Was sind die häufigsten Gefühlsstörungen?

Gefühlsstörungen werden meistens als Taubheitsgefühl, kribbelnde Missempfindungen (Parästhesien) in Form von »Ameisenlaufen« oder auch nur als »komisches« Gefühl geschildert. Beispiele dafür sind Empfindungen, als ob Handschuhe getragen würden oder Watte unter den Fußsohlen sei, als ob ein Band, Gürtel oder auch »Panzer« um den Brustkorb, den Bauch oder einen Arm beziehungsweise ein Bein getragen werde. Die betroffenen Körperabschnitte können »wie unter Strom«, »wie eingeschlafen« oder »abgestorben« sein; manchmal werden auch ungewöhnliche Wärme- oder Kältewahrnehmungen angegeben. Berührungsreize können als unangenehm (Dysästhesie) oder schwache Reize als schmerzhaft (Hyperpathie) empfunden werden.

● **Tab. 9: Art und Häufigkeit von Beschwerden im Verlauf einer MS, von denen meist mehrere gleichzeitig auftreten (nach Paty und Mitarbeitern)**

Beschwerden	Häufigkeit
Gangstörungen durch Spastik	90 %
Kraftlosigkeit in den Beinen	90 %
Gefühlsstörungen in den Beinen	85 %
Unsicherheiten beim Gehen und Stehen	80 %
Blasenentleerungsstörungen	80 %
abnorme Müdigkeit und Ermüdung	80 %
Sehstörung an einem Auge	75 %
sexuelle Störungen (Männer)	75 %
kognitive Störungen	70 %
Darmentleerungsstörungen	70 %
Unsicherheiten bei Ziel- und Zeigebewegungen	50 %
Sprechstörungen	50 %
psychische Störungen (besonders Depression)	50 %
sexuelle Störungen (Frauen)	50 %
Schmerzen am Körper	40 %
Trigeminusneuralgie	30 %
Kopfschmerzen	30 %
Lhermitte-Zeichen	30 %
Gefühlsstörungen in den Armen	30 %
Kraftlosigkeit in den Armen	22 %
Lähmungen von Hirnnerven	10 %

Die Gefühlsstörungen treten meistens in Armen oder Beinen auf, während sie am Rumpf und im Gesicht seltener sind. Bei der ärztlichen Untersuchung lassen sie sich nicht immer durch genau abgrenzbare Hautbezirke mit herabgesetzter Berührungs- oder Schmerzempfindung »fassen«. Gleichzeitig werden häufiger Befunde erhoben, für die die Betroffenen keine entsprechenden Klagen geäußert hatten. Dies betrifft insbesondere das so genannte Vibrationsempfinden und den so genannten Lagesinn; daneben kann auch die so genannte Graphästhesie gestört sein.

● Als *Vibrationsempfinden* wird die Fähigkeit bezeichnet, mit geschlossenen Augen die Schwingungen zum Beispiel einer Stimmgabel wahrzunehmen, die auf Knochen (z. B. Fußknöchel) aufgesetzt wird. Die Angabe des Messwertes erfolgt als Bruchteil einer auf der Stimmgabel ablesbaren achtstufigen Skala mit Werten zwischen 0/8 (= erloschener Vibrationssinn) bis 8/8. Werte zwischen 6/8 und 8/8 gelten als normal, 1/8 bis 5/8 als vermindert.

- Als *Lagesinn* wird die Fähigkeit bezeichnet, mit geschlossenen Augen feine Bewegungen zum Beispiel der Finger und Zehen oder der Gelenkstellung wahrzunehmen. Dazu nimmt der Arzt einen Finger oder eine Zehe zwischen zwei seiner Finger und bewegt sie leicht nach oben oder unten. Gleichzeitig werden die Betroffenen gefragt, wohin der Finger oder die Zehe bewegt wurden; dies wird an beiden Händen und Füßen mehrfach wiederholt.
- Als *Graphästhesie* wird die Fähigkeit bezeichnet, auf die Haut geschriebene Zahlen oder Buchstaben mit geschlossenen Augen zu erkennen. Dazu nimmt der Arzt zum Beispiel ein Holzstäbchen und fährt damit über den Unterarm oder den Unterschenkel der Betroffenen, als ob er Zahlen zwischen »0« und »9« schreiben würde. Dabei fragt er jedesmal nach der Zahl und überprüft, wie viele richtig erkannt werden.

Durch eine vorübergehende deutliche Beeinträchtigung des Vibrations- und Lagesinns kann es bei einer MS gelegentlich trotz vergleichsweise nur sehr geringer Lähmungserscheinungen (Paresen; siehe S. 78) zu einer weit gehenden Gebrauchsunfähigkeit einer Hand kommen. Meist ist nur eine Hand betroffen, und die Störungen bilden sich im Verlauf von einigen Wochen oder Monaten zumindest teilweise wieder zurück.

Was sind die häufigsten Zeichen abnormer Müdigkeit und Ermüdung?

Eine auch als Fatigue (englisch = Ermattung, Ermüdung, Müdigkeit) bezeichnete verminderte körperliche Leistungsfähigkeit mit abnorm rascher Ermüdung und Erschöpfung sowie Müdigkeit wurde lange Zeit auch von vielen Ärzten bei einer MS nicht ausreichend ernst genommen. Inzwischen weiß man, dass dies eines der häufigsten Probleme von MS-Betroffenen ist. Was genau die körperliche Grundlage dafür ist, ist noch unbekannt. Unter anderem können Entzündungen, die gestörte Leitfähigkeit der Nervenfasern, Nebenwirkungen mancher Medikamente, Schlafstörungen oder auch eine vermehrte Anstrengung bei bestehender Behinderung dazu beitragen; manchmal sind diese Störungen auch Ausdruck einer Depression. Kennzeichen der MS-spezifischen Müdigkeit und Ermüdung sind:

- grundlegend andere Qualität gegenüber normaler Müdigkeit,
- Verstärkung durch Hitze,
- Abnahme durch kühle Temperaturen,
- Förderung des Auftretens anderer Symptome.

Muskelschmerzen können zu einem erhöhten Kalorienbedarf bei der Nahrungszufuhr führen, um den vermehrten Anforderungen gerecht werden zu können. Schmerzen können zu nächtlichen Schlafstörungen führen, was auch bei Gesunden Ursache einer abnorm starken Ermüdung sein kann. Obwohl dies nicht genau zu fassen und zu beschreiben ist, scheinen Menschen mit einer MS eine ganz bestimmte Form an vermehrter Müdigkeit und Erschöpfung zu haben, die sich von vielen anderen Formen unterscheidet.

Manchmal reicht es, beim Auftreten entsprechender Zeichen eine Ruhepause einzulegen. Zusätzlich können physiotherapeutische Maßnahmen günstig sein, auch um Komplikationen wie Kontrakturen zu vermeiden. Dabei müssen Betroffene nicht befürchten, durch die bei einer Physiotherapie auftretende Belastung ihrem Körper eher zusätzlich zu schaden als zu nutzen, sofern beachtet wird, dass es zu keiner regelrechten Erschöpfung kommt.

Bei einem größeren Teil der Betroffenen tritt das Gefühl einer Erschöpfung und starken Müdigkeit auch unabhängig von Belastungen auf, bevorzugt am späten Nachmittag oder frühen Abend. Hier hilft oft auch eine Ruhepause nicht und medikamentöse Behandlungsversuche können erforderlich sein (siehe S. 172).

Was sind die häufigsten Unsicherheiten beim Gehen und Stehen?

Während Gang- und Gleichgewichtsstörungen zu Beginn einer MS nach Gefühlsstörungen nur an zweiter Stelle stehen, sind sie im Verlauf der Krankheit insgesamt am häufigsten. Gangstörungen können auf einer Schwäche oder »Steifigkeit« der Beine (siehe auch S. 78), auf Gleichgewichtsstörungen oder einer Kombination dieser Störungen beruhen. Den Betroffenen fällt oft als Erstes eine Ungeschicklichkeit auf, die sich auf die Arme oder Beine bezieht, im letzteren Fall meist als unsicherer, schwankender Gang. Im späteren Verlauf einer MS treten Gang- und Gleichgewichtsstörungen selten als einziges Krankheitszeichen auf, sondern sind meist mit anderen Beschwerden wie Gefühlsstörungen oder Lähmungen vergesellschaftet. Gleichgewichtsstörungen werden oft als Unsicherheit oder Schwindelgefühl geschildert.

MS-Kranke klagen öfters über eine allgemeine Gangunsicherheit als über eine Fallneigung in eine bestimmte Richtung, die typischerweise bei um-

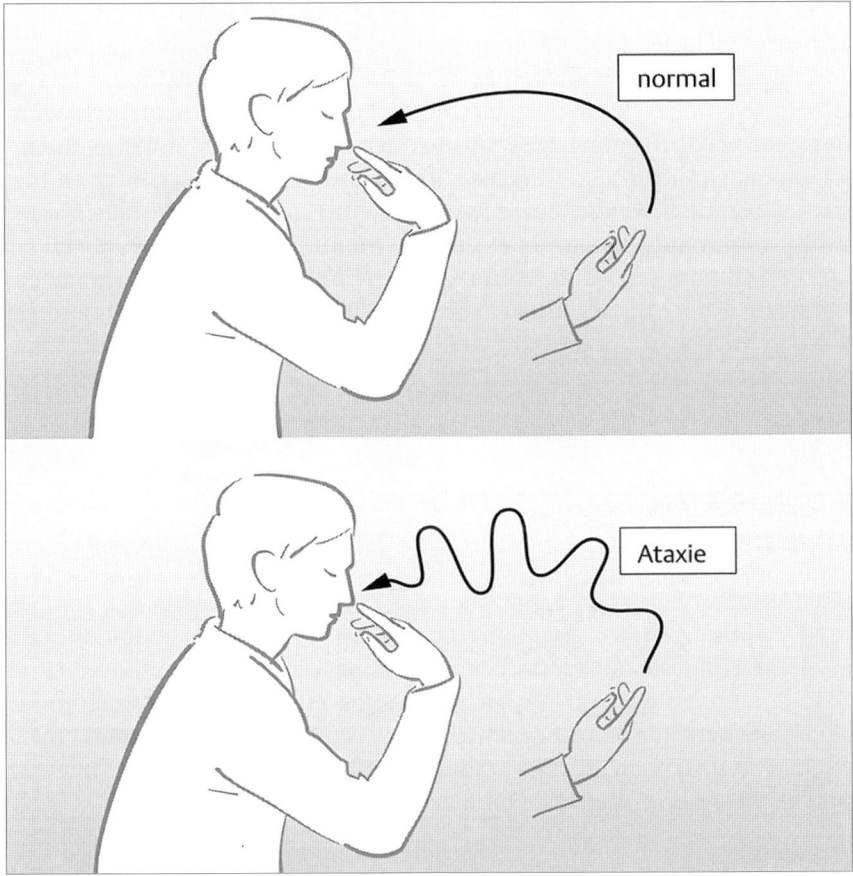

Abb. 18: Finger-Nase-Versuch

schriebenen Schädigungen des Kleinhirns zu beobachten ist. In der medizinischen Fachsprache wird eine Unsicherheit bei der Körperhaltung und bei Bewegungen als Ataxie bezeichnet. Eine Ataxie kann schon im Sitzen zu beobachten sein (= Rumpfataxie), sich im Stehen bemerkbar machen (= Standataxie) oder bei praktisch allen Bewegungen deutlich werden (= Zeigeataxie oder Gangataxie). Bei einer Gangataxie werden die Füße in Art eines »Seemannsgangs« beim Gehen weit auseinander gesetzt, um eine Fallneigung zur Seite möglichst gering zu halten. Im Gegensatz zu Lähmungen geht die Bewegungsunsicherheit bei einer Ataxie nicht auf eine Schwäche der Muskulatur zurück, sondern auf ein gestörtes Zusammenspiel.

Unwillkürliche »Zitter«-Bewegungen der Hände, Arme, Beine oder auch des Kopfes werden in der Fachsprache als Tremor bezeichnet. Bei der MS kann es zu unterschiedlichen Formen kommen, meist zu einem relativ langsamen, bei Zielbewegungen und Aufregung zunehmendem Tremor. Unsichere Zielbewegungen der Arme oder Beine werden in der medizinischen Fachsprache als Dysmetrie bezeichnet. Im Alltag gelingt es beispielsweise nicht mehr, einen Faden in ein Nadelöhr einzufädeln oder beim Greifen nach einem Gegenstand wird dieser nicht richtig angefasst und rutscht aus der Hand. Wenn es beispielsweise in einem Arm gleichzeitig zu einer Ataxie, einem stärkeren Tremor und einer Dysmetrie kommt, ist die Gebrauchsfähigkeit im Alltag stark eingeschränkt. Eine einfache Untersuchungsmöglichkeit besteht in Zeigeversuchen wie dem Finger-Nase-Versuch (Abb. 18).

Was sind die häufigsten Sehstörungen an einem Auge?

Sehstörungen bei MS beruhen meist auf einer Entzündung des Sehnerven (= Optikusneuritis oder kurz ON). Wenn die Sehnervenentzündung in erster Linie die Austrittsstelle des Sehnerven am Augenhintergrund (Sehnervenpapille) betrifft, spricht man von einer Papillitis. Sind hinter dem Auge liegende Sehnervenabschnitte betroffen, handelt es sich um eine Retrobulbärneuritis (RBN). Eine Papillitis und Retrobulbärneuritis sind also Sonderformen der Optikusneuritis.

Die durch eine typische Sehnervenentzündung hervorgerufenen Beschwerden und Untersuchungsbefunde sind in Tabelle 10 zusammengefasst. Im Vordergrund steht meist ein innerhalb von Minuten bis Tagen stärker werdendes »Milchglas-«, »Schleier-« oder Verschwommensehen bis hin zum völligen Verlust des Sehvermögens (lateinisch: Visus) auf einem Auge, der sich innerhalb von wenigen Wochen ganz oder teilweise zurückbildet. Oft treten schon Stunden bis wenige Tage vor den Sehstörungen oder auch gleichzeitig Schmerzen in der Augengegend auf, die sich bei Augenbewegungen verstärken.

Häufig ist das Farbensehen und dabei die Farbe Rot besonders stark gestört. Dies beruht darauf, dass für eine Farbwahrnehmung einerseits mehr Sinneseindrücke nötig sind als für bloßes Hell-Dunkel-Empfinden und andererseits die Farbwahrnehmung besonders auf die zentralen Netzhautabschnitte konzentriert ist, deren Nervenfasern von einer Optikusneuritis meist bevorzugt betroffen werden. Im Gegensatz zu der

● **Tab. 10: Beschwerden und Befunde bei einer typischen Sehnervenentzündung oder Optikusneuritis**

- Schmerzen
  - besonders bei Bewegungen des betroffenen Auges
  - oft schon vor Auftreten der eigentlichen Sehstörungen
- Abnahme der Sehschärfe in Verbindung mit
  - gestörtem Farbensehen
  - Gesichtsfeldausfällen (»Skotomen«)
  - einer »afferenten Pupillenstörung«
- Manchmal Anschwellen der Sehnervenpapille (»Papillitis«)
- (Noch) keine Abblassung der Sehnervenpapille (frühestens drei Wochen nach Beginn)

meist innerhalb von Wochen bis Monaten eintretenden Normalisierung der Sehschärfe und des Gesichtsfeldes bleiben Störungen des Farbsehens häufiger bestehen.

Bei der Augenspiegelung kann der Arzt in aller Regel keine Besonderheiten feststellen (»Der Patient sieht nichts und der Arzt sieht auch nichts«). Ein Visusverlust ist üblicherweise in der Mitte des Gesichtsfeldes am stärksten und führt dort zu einem vollständigen oder teilweisen Ausfall, was in der Fachsprache als Zentralskotom bezeichnet wird (Abb. 19). Wegen der Überlappung der Gesichtsfelder beider Augen ist dabei eine Prüfung des Sehvermögens getrennt für jedes Auge erforderlich.

Die so genannte afferente (zuführende) Pupillenstörung zeigt sich bei der Untersuchung dadurch, dass es bei einer seitengetrennten Beleuchtung (z. B. mit einer kleinen Taschenlampe) des kranken Auges zu einer langsameren und schwächeren Verengung der Pupille kommt als bei einer Beleuchtung des gesunden Auges (siehe auch S. 107).

Bei etwa jedem sechsten MS-Betroffenen ist eine Sehnervenentzündung erstes Krankheitszeichen, im Verlauf der Erkrankung tritt sie allerdings bei mehr als jedem Zweiten auf. Gleichzeitig muss aber unbedingt betont werden, dass eine Optikusneuritis nicht notwendigerweise die Diagnose MS bedeutet. Immerhin etwa 30 Prozent der Betroffenen entwickeln auch über Jahrzehnte hinweg keine weiteren Krankheitserscheinungen, die einer MS zuzuordnen sind. Für die Abschätzung des weiteren Verlaufs haben sich die Befunde der Magnetresonanztomographie (siehe S. 110) und der Lumbalpunktion (siehe S. 131) mit Untersuchung des Liquors (= Nervenwassers) als hilfreich erwiesen. Der Nachweis von »stummen Plaques« (siehe S. 64) im Gehirn durch das Magnetresonanztomogramm

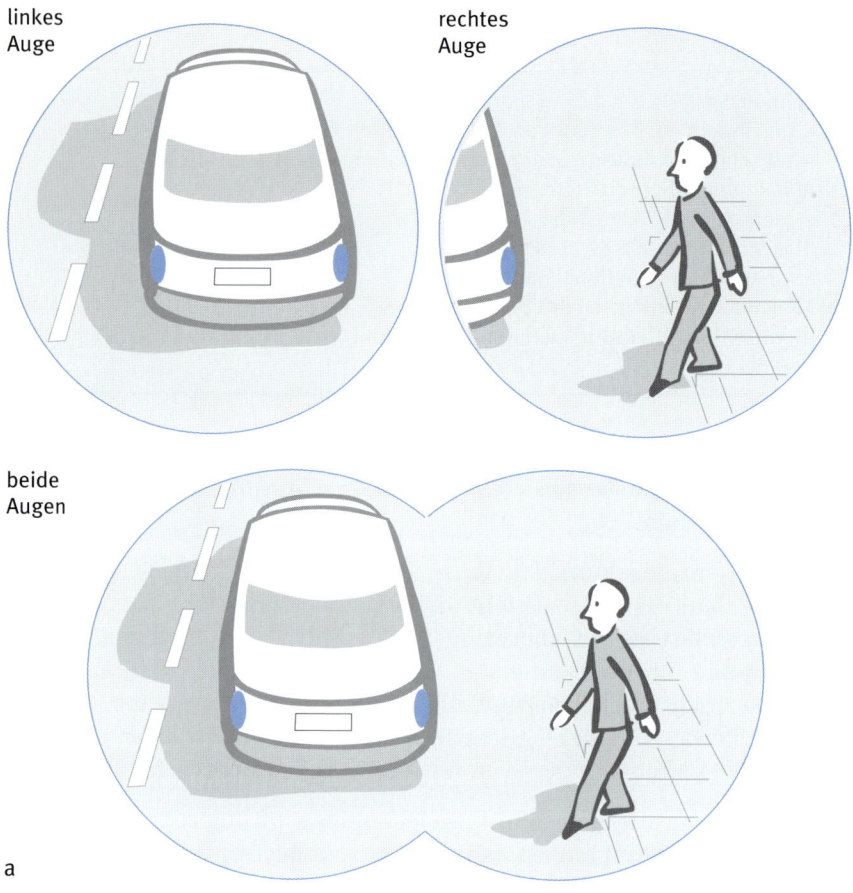

linkes
Auge

rechtes
Auge

beide
Augen

a

Abb. 19: Normales Gesichtsfeld (a) und gestörtes Gesichtsfeld bei MS mit Zentralskotom bei Sehnervenentzündung am rechten Auge (b)

erhöht bei einer Optikusneuritis das Erkrankungsrisiko für eine MS auf
bis zu 90 Prozent. Im Liquor ist der Nachweis von so genannten oligoklonalen Banden ein auf eine beginnende MS hinweisender Befund.

Doppelbilder sind in der Regel Folge einer Störung im Hirnstamm zwischen den für die Augenbewegungen zuständigen Hirnnervenkernen,
was in der medizinischen Fachsprache als internukleäre Ophthalmoplegie oder abgekürzt INO bezeichnet wird. Dabei bleibt das innere Auge
beim Seitwärtsblick in der Mitte stehen und am äußeren Auge tritt ein
Zittern (Nystagmus) auf (siehe auch nächster Abschnitt sowie S. 128).

linkes
Auge

rechtes
Auge

beide
Augen

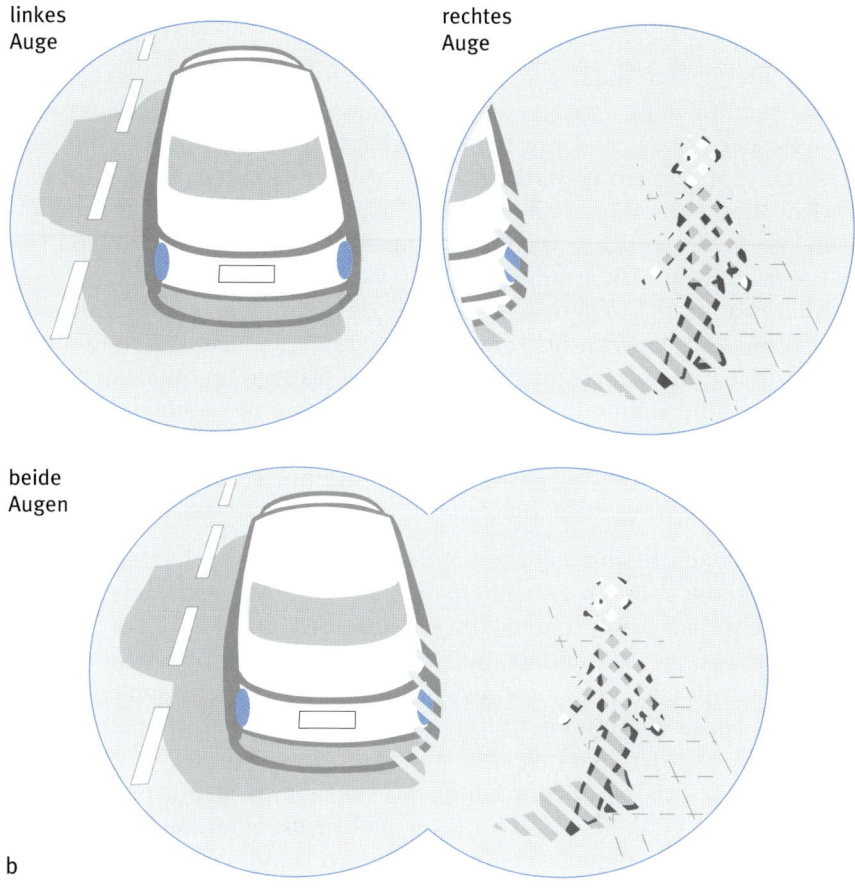

b

Was sind die häufigsten Augenbewegungsstörungen?

Normalerweise sieht jedes Auge bei intaktem Sehvermögen ein eigenes Bild in seiner Blickrichtung, sodass zwei verschiedene Bilder an das Sehzentrum des Gehirns weitergeleitet werden. Dies kann man leicht nachvollziehen, wenn man einen Gegenstand anschaut und abwechselnd ein Auge schließt. Es erscheinen dann zwei Bilder, die geringfügig gegeneinander versetzt sind. Schaut man dagegen wie üblich mit beiden Augen, so sieht man auch nur ein Bild, welches uns zudem den Eindruck von Abstandswahrnehmung der Gegenstände vermittelt. Dies entsteht durch die Fähigkeit des Sehzentrums im Hinterhauptslappen, die beiden gering unterschiedlichen Bilder von beiden Augen zu einem Bild zu vereinigen. Voraussetzung dafür ist, dass die Augenmuskeln beide Augäpfel so parallel ansteuern, dass die Unterschiede beider Bilder, egal in welche Richtung man blickt, ein gewisses Maß nicht überschreiten. In diesem Fall spricht man von einer »konjugierten Augenbewegung«. Die hierfür notwendige Steuerung der Augenmuskeln wird von einem komplizierten Bahnensystem im Hirnstamm gewährleistet. Betrifft ein MS-Herd dieses Bahnensystem, so werden die beiden Augen nicht mehr parallel zueinander (konjugiert) bewegt. Als Folge davon kann das Sehzentrum die unterschiedlichen Bilder nicht mehr zur Deckung bringen und man sieht doppelt, wobei die Doppelbilder je nach Schädigung nebeneinander, übereinander oder schräg versetzt sein können. Bei leichten Fällen wird nur über Doppelbilder geklagt, während bei ausgeprägteren der Arzt bei der Augenuntersuchung zusätzlich eine Fehlstellung der Augen findet.

Besonders typisch sind nebeneinander stehende Doppelbilder bei Seitwärtsblick, die dadurch entstehen, dass das zur Nase gerichtete Auge in der Mitte stehen bleibt. Dabei tritt meistens besonders auf dem anderen Auge ein Zittern (Nystagmus) auf (siehe auch S. 128). In der medizinischen Fachsprache wird dies als internukleäre Ophthalmoplegie oder kurz INO bezeichnet. Der Grund für das Auftreten dieser Doppelbilder ist die Lage der zuständigen Nervenbahnen in der Nähe der vierten Hirnkammer, wo sich besonders häufig MS-Herde entwickeln (siehe S. 57). Grundsätzlich können jedoch für Doppelbilder bei einer MS auch andere, sehr komplizierte Augenbewegungsstörungen verantwortlich sein, die es selbst dem Fachmann schwierig machen, exakt die Lage der Schädigung festzulegen.

Eine Störung der Augenbewegungen kann jedoch bei einzelnen Patienten ganz verschiedene Beschwerden hervorrufen. Verbunden mit einem Nystagmus klagen einige über ein unscharfes Sehen. Andere wiederum sind in der Weise gestört, dass die Doppelbilder eine Unsicherheit beim Stehen und Gehen hervorrufen und über Schwindel geklagt wird.

Was sind die häufigsten anfallsweise auftretenden Störungen?

Viele der bisher beschriebenen Störungen können auch anfallsweise auftreten, dürfen aber deswegen noch nicht mit epileptischen Anfällen gleichgesetzt werden. In diesen Fällen besteht keine andauernde Beeinträchtigung von Körperfunktionen mit entsprechenden Beschwerden, sondern zwischen völliger Beschwerdefreiheit »schießt« plötzlich eine Störung ein. Dabei ist es unabhängig von ihrer Art typisch für die MS, dass diese anfallsweisen Störungen nur Sekunden bis wenige Minuten anhalten und sehr oft am Tage auftreten. In der Fachsprache spricht man auch von »paroxysmalen« Störungen oder »paroxysmalen Phänomenen«. Am häufigsten sind die Trigeminusneuralgie und die tonischen Hirnstammanfälle (siehe S. 79). Daneben können auch Doppelbilder, meist mit einer Gangunsicherheit verbundene Sprechstörungen (paroxysmale Dysarthrie und Ataxie), unwillkürliche Bewegungen und sonstige Gefühlsstörungen anfallsweise auftreten. So typisch wie diese Beschwerden bei einer MS sind, so häufig werden sie aber auch von Arzt und Patient fehlgedeutet und zum Beispiel mit einer Epilepsie verwechselt.

Man vermutet, dass bei diesen Störungen ein MS-Herd die Myelinscheide von Nervenzellen nur unvollständig schädigt und zu einer Instabilität des Impulsleitung führt (siehe S. 54). An diesen Stellen können sich dann immer wieder kurzfristig abnorme Erregungszustände ausbilden. Von großer Bedeutung sind bei diesen Störungen die Behandlungsmöglichkeiten. Obwohl keine Beziehung zur Epilepsie besteht, können die Beschwerden durch Einsatz von Medikamenten aus der Epilepsietherapie (Antiepileptika wie Gabapentin oder Carbamazepin; siehe auch S. 170) bei nahezu allen Patienten erfolgreich beeinflusst werden.

Epileptische Anfälle, denen immer eine Funktionsstörung der Nervenzellen zu Grunde liegt, können aber auch bei der MS auftreten. Epilepsien sind schon in der Normalbevölkerung relativ häufig (bei fast einem Prozent), und bei der MS scheint dieses Risiko mit rund vier Prozent um das Drei- bis Fünffache erhöht zu sein. Lange Zeit wurde bezweifelt, ob eine MS überhaupt epileptische Anfälle auslösen kann, zumal es sich in erster Linie um eine Erkrankung der weißen Substanz und nicht der Nervenzellen handelt. Inzwischen ist aber gesichert, dass epileptische Anfälle gelegentlich auch einmal durch eine MS ausgelöst werden können. Ursache hierfür ist das Auftreten von MS-Herden an der Grenze zwischen weißer und grauer Substanz.

Was sind die häufigsten Störungen bei einer Kraftlosigkeit?

MS-Betroffene stellen oft eine nur schwer genauer zu beschreibende Kraftlosigkeit oder vermehrte Ermüdbarkeit (siehe auch S. 69) fest, teilweise nur in Form eines Gefühls, schwierigere Bewegungsabläufe wie Tanzen oder Hüpfen nicht mehr in der gewohnten Weise ausführen zu können. Besonders zu Beginn kann dies auch nur nach stärkerer Belastung, eher nachmittags und abends oder bei starker Hitze (siehe auch S. 102 und S. 200) der Fall sein. Es können aber auch schon zu Beginn so starke Störungen auftreten, dass ursächlich an einen Schlaganfall oder Hirntumor gedacht wird.

Leichte Lähmungen der Beine machen sich zum Beispiel durch ein Stolpern auf unebenem Untergrund, ein Hängenbleiben an Türschwellen, Teppichkanten und Treppenstufen oder auch ein ungleichmäßiges Ablaufen von Schuhsohlen bemerkbar. Häufig haben Betroffene das Gefühl, eines ihrer Beine sei steif. Der gleichseitige Arm ist meistens weniger stark betroffen, oft nur mit einer leichten Ungeschicklichkeit. Die Störungen in den Beinen sind deswegen häufig stärker als in den Armen, weil es sich um längere Nervenbahnen handelt, die auf ihrem Weg vom Gehirn durch das Rückenmark leichter geschädigt werden können.

Lähmungserscheinungen in einem Arm ohne begleitende Störungen im Bein derselben Seite kommen nur selten vor. Bei einer Störung der so genannten Feinmotorik in einer Hand bestehen zum Beispiel Probleme beim Zuknöpfen von Kleidungsstücken, oder die Handschrift wird ungelenk und »krakelig«. Oft treten bei einer Kraftlosigkeit auch gleichzeitig die bereits besprochenen Gefühlsstörungen (siehe S. 67) auf und häufiger ist auch eine Blasenstörung (siehe übernächster Abschnitt) vorhanden.

Dem Steifheitsgefühl der Betroffenen entspricht bei der ärztlichen Untersuchung neben einer Parese oder Lähmung oft auch eine so genannte Spastik (siehe auch S. 109). Bei starker Spastik kann es auch zu unwillkürlichen Bewegungen der Beine kommen, die als so genannte spinale Automatismen bezeichnet werden. Sie treten besonders häufig nachts im Bett auf und sind sehr unangenehm.

Etwa ein Viertel bis ein Drittel aller MS-Betroffenen entwickelt im Verlauf der Krankheit Sprechstörungen (siehe auch S. 88). Das Sprechen ist eine sehr komplizierte motorische Leistung mit fein aufeinander abgestimmtem Gebrauch verschiedener Muskeln im Mund-, Hals- und Brustbereich.

Was sind die häufigsten schmerzhaften Störungen?

Auch bei Schmerzen glaubte man lange Zeit, sie seien bei MS vergleichsweise selten beziehungsweise in den meisten Fällen zumindest kein führendes Krankheitszeichen. Inzwischen weiß man, dass es bei mehr als der Hälfte der Betroffenen zu schmerzhaften Beschwerden kommt (Tab. 11). Dabei handelt es sich überwiegend um chronische, lang anhaltende Schmerzen; bei etwa jedem zehnten Betroffenen kommt es aber auch zu urplötzlich auftretenden und sehr kurz dauernden (paroxysmalen) Schmerzattacken.

So tritt bei zirka fünf Prozent der MS-Patienten im Verlauf der Krankheit eine Trigeminusneuralgie auf. Dabei handelt es sich um einen scharfen (»als ob ein Messer eingestochen würde«), schlagartig auftretenden Schmerz meist einer Gesichtshälfte, der in der Regel die Kinn- und Wangenregion betrifft, aber auch in der Stirn vorhanden sein kann. Die einzelnen Schmerzattacken halten zwar nur Sekunden an, oft folgen aber Salven von Schmerzattacken so rasch aufeinander, dass sie von manchen Betroffenen kaum noch auseinander gehalten werden können und eher als Dauerschmerz empfunden werden. Ursache der Trigeminusneuralgie bei MS ist ein Plaque (siehe S. 62) im Verlauf des fünften Hirnnerven (= Nervus trigeminus) im Hirnstamm.

Beim Lhermitte-Zeichen handelt es sich um ein nach dem gleichnamigen französischen Arzt benanntes Nackenbeugezeichen, das bei MS infolge entzündlicher Veränderungen des Rückenmarks im Halsbereich vorkommt. Bei aktiver oder passiver Nackenbeugung tritt entlang der Wirbelsäule und manchmal auch über die Schultern in die Arme ein »einschießendes«, elektrisierendes Kribbelgefühl auf, das zwar meist unangenehm, aber nicht immer direkt schmerzhaft ist. Es kann außer bei MS auch bei vielen anderen Erkrankungen wie zum Beispiel Tumoren oder auch nach Verletzungen des Rückenmarks beobachtet werden.

Zu den so genannten neurogenen Schmerzen zählen bei einer MS in erster Linie unangenehme und mitunter schmerzhafte Wahrnehmungen von Berührungs- oder Temperaturreizen (in der Fachsprache: Dysästhesien) in den Beinen. Chronische Schmerzen bei MS beruhen meist auf einer Schädigung des Rückenmarks und werden oft als Brennen oder auch Ziehen in den Beinen und besonders Füßen mit besonderer Betonung während der Nacht geschildert. So genannte neuritische Schmerzen haben meist brennenden, kribbelnden Charakter und können mit einem Tic-artigen, plötzlichen Zusammenziehen von Muskeln einhergehen.

Tonische Hirnstammanfälle bestehen in schmerzhaften Verkrampfungen einer Körperseite, bei denen es isoliert oder in Verbindung mit anderen Schmerzen zunächst zu einer schmerzhaften Verkrampfung der Handmuskeln kommt, die dann von einer ebenfalls schmerzhaften Beugung im Ellenbogen und Hochziehen der Schulter sowie unter Umständen gleichartigen Beschwerden im Bein derselben Körperhälfte begleitet werden. Die Ursache besteht wie bei anderen zentralen Schmerzen bei MS in durch Entmarkungsherde fehlgeleiteten Nervenimpulsen im Hirnstamm.

Auf die bewegungsabhängigen Augenschmerzen beziehungsweise Schmerzen hinter den Augäpfeln bei Sehnervenentzündungen wurde bereits hingewiesen (siehe S. 72). Manchmal sind diese für die Betroffenen sogar belastender als die Minderung der Sehkraft. Häufig ist der Schmerz aber mehr hintergründig, wenngleich lästig und unangenehm und geht schon wieder zurück, bevor sich das Sehvermögen wieder bessert. Schmerzhafte Spasmen der Blasen- oder sonstigen Muskulatur sind ebenfalls recht häufig.

Viele MS-Patienten haben nicht zuletzt auch mit Schmerzen zu tun, die nur mittelbar (z. B. durch Fehlhaltungen und -belastungen bei Spastik

● **Tab. 11: Schmerzen bei MS**

Schmerztyp	Formen bei MS
paroxysmal (plötzlich auftretend, sehr kurz dauernd)	Trigeminusneuralgie Lhermitte-Zeichen Tic-artige Schmerzen in Armen oder Beinen dysästhetische Schmerzen tonische Hirnstammanfälle
akut/subakut (vorübergehend)	Augenbewegungsschmerz bei Optikusneuritis schmerzhafte Spasmen der Blasen- oder sonstigen Muskulatur
chronisch (mehr oder weniger lang dauernd)	dysästhetische Schmerzen in den Beinen Rückenschmerzen schmerzhafte Spasmen in den Beinen Schmerzen der inneren Organe

und Paresen oder durch Blasen-, Lungen- oder Rippenfellentzündungen) oder nicht mit ihrer Grundkrankheit zusammenhängen. Auch MS-Kranke können Migräne oder andere chronische Kopfschmerzen haben, müssen mit einem alters- und abnutzungsbedingten Gelenk- und Wirbelsäulenverschleiß rechnen, und Magen-Darm-Beschwerden oder Gallen- und Nierenkoliken sind bei ihnen nicht seltener als bei Menschen ohne MS.

Was sind die häufigsten Blasenentleerungsstörungen?

Blasenentleerungsstörungen sind zu Beginn einer MS zwar selten, treten im Verlauf aber etwa bei 80 Prozent der Betroffenen auf und bleiben bei jedem Zweiten bestehen. Obwohl es nicht immer ohne weiteres möglich ist, genau festzulegen, ob eine Störung im Gehirn oder im Rückenmark zugrunde liegt, ist meist eine Störung im Rückenmark verantwortlich. Leider werden die Blasenentleerungsstörungen oft nur unzureichend untersucht und abgeklärt, was häufig zu einer falschen und wirkungslosen Behandlung führt.

Die Gesamtheit der Blasenwandmuskulatur wird in der Fachsprache als Detrusor (vesicae) und der Schließmuskel als Sphinkter (vesicae) bezeichnet. Beim Schließmuskel ist zusätzlich zwischen einem inneren und äußeren Anteil zu unterscheiden. Während der innere Anteil ebenso wie die Blasenwand aus unwillkürlicher, »glatter« Muskulatur besteht, ist der äußere Schließmuskel aus »quergestreiften«, der willkürlichen Kontrolle unterliegenden Fasern zusammengesetzt. Die normale Funktion der Blase mit Füllung und Entleerung setzt ein ungestörtes Zusammenspiel zwischen dem autonomen sowie somatischen (peripheren sowie zentralen) Nervensystem voraus (siehe auch S. 44). Die Blasenwandmuskulatur wird vom autonomen Nervensystem mit sympathischen Fasern und parasympathischen Fasern versorgt, die eine jeweils gegenteilige Wirkung entfalten. Im Gehirn gibt es so genannte Zentren für die Blasenentleerung, von denen das wichtigste im Hirnstamm in der so genannten Brücke (Pons) liegt (siehe Abb. 8, S. 46). Zusätzlich erfolgt eine Kontrolle vom Stirnhirn und Zwischenhirn aus. Ursache von Blasenentleerungsstörungen können also sowohl MS-Läsionen im Gehirn als auch im Verlauf des gesamten Rückenmarks sein.

Die zunehmende Füllung der Harnblase mit Urin erfolgt bis zu einer Menge von ungefähr 200 Milliliter (einem fünftel Liter) langsam und unbemerkt, ehe es zu einem reflektorischen Zusammenziehen der Blasen-

81

muskulatur und einem damit verbundenen Harndrang oder Wunsch kommt, Wasser zu lassen. Dabei bewirkt eine (unbewusste) vermehrte Aktivität der parasympathischen autonomen Nervenfasern gleichzeitig eine Anspannung der Blasenwandmuskulatur und Entspannung des inneren Schließmuskels. Die für eine Entleerung der Blase zusätzlich erforderliche Entspannung des äußeren, willkürlich kontrollierten Schließmuskels erfolgt normalerweise dann, wenn man auf der Toilette ist beziehungsweise den Harn entleeren kann.

Die Störungen der Blasenentleerung bei einer MS werden unter dem Begriff »neurogene Blasenstörung« zusammengefasst und können in den folgenden drei Grundformen auftreten, von denen die erste Form zwei Unterformen hat:

1. **Störung, den Urin einzuhalten.** Diese bei einer MS häufigste Blasenentleerungsstörung beruht auf einer Störung des unwillkürlichen Detrusormuskels, sich bis zu der oben genannten »kritischen« Füllmenge von etwa 200 Milliliter zu entspannen. Entsprechend kommt es zu einer übermäßig angespannt-verkrampften, kleinen »spastischen« Harnblase, die vermehrt reizbar ist und schon bei sehr kleinen Urinmengen Harndrang hervorruft. Gleichzeitig kann der teilweise willkürlich kontrollierte Schließmuskel entweder ebenfalls vermehrt angespannt beziehungsweise hyperaktiv oder aber normal beziehungsweise sogar geschwächt sein. Die erste dieser beiden Möglichkeiten (und häufigste Form einer Blasenentleerungsstörung bei MS) heißt in der Fachsprache »Detrusorhyperreflexie mit Sphinkter-Dyssynergie«, die zweite »Detrusorhyperreflexie ohne Sphinkter-Dyssynergie«. Beschwerden der Betroffenen können neben einem häufigen, heftigen Harndrang (auch in der Nacht) unter Umständen auch in einem unwillkürlichen Urinabgang (Inkontinenz) bestehen. Auch nach Entfernung eines lange Zeit vorhandenen Dauerkatheters kann es aufgrund einer Schädigung des so genannten Blasenhalses beziehungsweise des Schließmuskels durch den Katheter zu dieser Form der Blasenentleerung kommen.

2. **Störung, den Urin zu entleeren.** Dies beruht auf einer spannungslosschlaffen, großen »atonen« Blase. Der unwillkürliche Detrusormuskel ist schwach und sein ungenügendes Zusammenziehen bewirkt, dass sich abnorm große Urinmengen anreichern, die bei Überdehnung als so genannte Überlaufblase ebenfalls zur Inkontinenz führen.

3. **Störung, den Urin sowohl einzuhalten als auch zu entleeren.** Die Kombination beider Formen beruht meist auf einer gestörten Zusam-

82

menarbeit der Muskeln, die für das Öffnen und Schließen der Blase zuständig sind. Auch hier sind die Urinmengen in der Blase meist überdurchschnittlich groß und es besteht ein erhöhtes Risiko, dass der Urin über die Harnleiter zurück bis zu den Nieren fließt und dort zu gefährlichen Entzündungen führen kann.

Bei Blasenentleerungsstörungen sollte zur sicheren Erkennung der vorliegenden Form und vor Einleitung einer medikamentösen Therapie (siehe S. 171) im Zweifelsfall immer eine urologische Untersuchung mit Blasendruckmessung erfolgen. Außerdem sollte auch immer zum Ausschluss einer bakteriellen Harnwegsentzündung eine entsprechende Untersuchung des Urins erfolgen. Viele neurogene Blasenentleerungsstörungen gehen mit der Bildung von Restharn einher, also nach willkürlicher Entleerung in der Blase verbleibendem Urin. Große Restharnmengen überdehnen die Blase und erhöhen das Risiko von Entzündungen der Harnwege, und oft sind wiederholte Blasenentzündungen Hinweis auf eine bisher nicht bemerkte Entleerungsstörung. Der Restharn nach einer willkürlichen Blasenentleerung kann entweder durch Ultraschall oder durch Einführen eines dünnen Schlauches in die Harnblase (Katheterisieren) bestimmt werden (siehe auch S. 171).

Was sind die häufigsten Darmentleerungsstörungen?

So wie die Harnblase kann auch der Magen-Darm-Kanal bei einer MS Funktionsstörungen zeigen, was in der Fachsprache entsprechend als »neurogene Darmstörungen« bezeichnet wird. Schon zu Beginn einer MS klagt etwa jeder fünfte Betroffene über Darmentleerungsstörungen und im Verlauf ist dies bei bis zu zwei Drittel der Fall, meist in Verbindung mit Blasenentleerungsstörungen. Am häufigsten wird über Verstopfung und Stuhlinkontinenz mit unwillkürlichem Stuhlabgang geklagt; Verstopfung und Inkontinenz können auch gemeinsam auftreten. Bei einer Untersuchung von 280 unausgewählten MS-Betroffenen zeigte sich, dass bei 43 Prozent eine Obstipation (Verstopfung) und bei sogar 51 Prozent eine Stuhlinkontinenz (Störung des willkürlichen Stuhlgangs) vorlag und insgesamt zwei von drei Betroffenen darüber klagten. Selbst bei nur geringer sonstiger Behinderung klagten 20 bis 25 Prozent darüber.

Die neurologischen Ursachen von Darmentleerungsstörungen sind noch weitgehend unbekannt. Man geht davon aus, dass es in der so genannten Brücke im Hirnstamm (siehe Abb. 8, S. 46) ebenso wie für die Blasenentleerung ein zentrales Kontrollzentrum gibt, das seinerseits sowohl von der Hirnrinde als auch vom Rückenmark beeinflusst wird.

Als mögliche Ursachen einer Verstopfung werden eine verlangsamte Passage im Dickdarm, eine Funktionsstörung des Rektums (Enddarms) und Einstülpungen der Gedärme diskutiert, als Grundlage einer Inkontinenz neben einer fehlenden oder gestörten Wahrnehmung des Füllungszustands des Darms unter anderem auch eine gestörte willkürliche Muskelkontrolle der Beckenbodenmuskulatur. Zu einer Verstopfung können auch eine allgemeine Muskelschwäche, Bewegungsmangel und die Nebenwirkungen mancher Medikamente beitragen.

Was sind die häufigsten sexuellen Störungen?

Weil das Zentralnervensystem für die Sexualität eine wesentliche Rolle spielt, kann eine MS auch zu sexuellen Funktionsstörungen führen. Leider wird darüber in der Regel kaum gesprochen und von ärztlicher Seite auch zu wenig nachgefragt. Von Männern mit MS haben immerhin etwa 75 Prozent und von betroffenen Frauen etwa 50 Prozent sexuelle Störungen. Die Ursachen können entweder unmittelbare (primäre) oder mittel-

● **Tab. 12: Einteilung und Formen sexueller Störungen bei MS (nach Foley und Iversen)**

- **Körperliche Störungen mit direkter Auswirkung auf die Sexualität**
  Männer:
  – Erektionsstörungen (60–65 %)
  – verminderte Sensibilität in der Genitalregion (50 %)
  – Ejakulationsstörungen (10 %)
  Frauen:
  – verminderte Libido (60 %)
  – verminderte Sensibilität in der Genitalregion (60 %)
  – Orgasmusschwierigkeiten (40 %)
  – verminderte vaginale Sekretion oder Lubrifikation (35 %)

- **Körperliche Störungen mit indirekter Auswirkung auf die Sexualität**
  Spastik und Spasmen in den Beinen
  ausgeprägte Ataxie oder Koordinationsstörungen
  rasche Ermüdung

- **Psychische Störungen mit Auswirkung auf die Sexualität**
  Wahrnehmung des eigenen Körpers als wenig attraktiv oder abstoßend
  Angst vor unwillkürlichem Stuhl- oder Urinabgang
  kognitive Störungen

bare (sekundäre) körperliche Störungen oder aber psychische Störungen sein (Tab. 12).

Körperlich sind sexuelle Störungen bei MS vor allem auf Funktionsstörungen des Rückenmarks zurückzuführen. Wenn MS-Betroffene unter Störungen der Bewegung oder der Gefühlsempfindung im Bereich von Unterleib oder Beinen beziehungsweise Blasenstörungen leiden, sind häufiger auch die Sexualfunktionen beeinträchtigt.

Nach manchen Untersuchungen geben sogar bis zu 90 Prozent der männlichen und 80 Prozent der weiblichen MS-Betroffenen krankheitsbedingte Veränderungen der Sexualität an. Allerdings ist bekannt, dass sexuelle Störungen auch bei Gesunden recht häufig sind und keine körperlichen Ursachen haben müssen. Auch bei der MS scheint es so zu sein, dass viele Störungen in diesem Bereich eher psychisch bedingt sind. So schätzen manche MS-Betroffene sich selbst häufig nicht mehr als sexuell attraktiv ein oder gesunde Partner befürchten, der Geschlechtsverkehr sei für Kranke schmerzhaft oder zumindest unangenehm.

Störungen der Erektion und Ejakulation beim Mann, Beeinträchtigungen der Orgasmusfähigkeit bei der Frau oder schmerzhafte Muskelverspannungen aufgrund einer Spastik (siehe S. 78) können sehr unangenehm sein und erfordern immer das Verständnis des gesunden Partners. Ansonsten können Minderwertigkeitsgefühle leicht zu einer Gefährdung der Partnerschaft führen. Da stabile Partnerschaften jedoch nicht ausschließlich auf Sexualität aufgebaut sind und Sexualstörungen bei MS-Betroffenen nicht immer bleibend sind, können meist Lösungswege gefunden werden. Dazu ist es erforderlich, dass die Probleme zwischen den Partnern angesprochen werden, beide darauf eingehen und bei Bedarf auch den Mut haben, über Sexualstörungen mit ihrem Arzt zu reden. Wie bei anderen Partnerschaftsproblemen wird auch hier ein Schweigen beziehungsweise Verschweigen Probleme auf Dauer nicht lösen, sondern vergrößern.

Was sind die häufigsten kognitiven Störungen?

Störungen der geistigen Leistungsfähigkeit in Form von herabgesetzter Aufmerksamkeit, Konzentrationsstörungen, vermehrter Vergesslichkeit oder anderer Denkstörungen werden in der Fachsprache zusammenfassend als kognitive oder neuropsychologische Störungen bezeichnet. Wie bei der verminderten körperlichen Leistungsfähigkeit glaubten selbst viele MS-Spezialisten lange Zeit, dass derartige Störungen bei der MS eher selten seien. Inzwischen weiß man aber, dass mindestens jeder zweite MS-Betroffene im Verlauf seiner Krankheit über kognitive Störungen klagt. Diese sind für Betroffene nicht zuletzt deswegen häufig sehr belastend, weil man sie ihnen nicht ansieht und Angehörige oder Dritte oft fälschlicherweise meinen, eine Vergesslichkeit oder Unaufmerksamkeit sei bewusst oder habe nichts mit der MS zu tun. Manchmal schätzen Betroffene derartige Beschwerden auch anders ein und befürchten, nun »verrückt« zu werden:

- **Aufmerksamkeits- und Konzentrationsstörungen** machen sich meist nur bei schwierigeren Aufgaben oder unter Stress bemerkbar. Häufig haben Betroffene Probleme, sich gleichzeitig auf mehr als eine Sache zu konzentrieren beziehungsweise mehrere Dinge nebeneinander zu erledigen. Dies ist aber eine häufige Anforderung sowohl im Berufsleben als auch im Haushalt und bei der Betreuung von Kindern. Manche Betroffene stellen dabei auch eine allgemeine Verlangsamung der Geschwindigkeit fest, mit der sie neue Informationen verarbeiten können.
- Bei **Gedächtnisstörungen** ist zwischen den verschiedenen Bereichen des Gedächtnisses zu unterscheiden. Das so genannte »prozedurale Gedächtnis« ist dafür zuständig, sich daran zu erinnern, wie etwas gemacht wird und wird bei einer MS fast nie beeinträchtigt. Das so genannte »semantische Gedächtnis« ist für das Erinnern von Ereignissen, Worten oder Dingen zuständig und kann bei einer MS gestört sein. Das semantische Gedächtnis besteht aus drei Abschnitten oder Vorgängen. Im ersten Teil muss eine Information wahrgenommen und richtig eingeordnet werden, im zweiten erfolgt die entsprechende Speicherung und im dritten der Abruf bei Bedarf. Dieser letzte Vorgang ist bei einer MS am ehesten beeinträchtigt, das heißt die benötigte Information ist zwar irgendwo vorhanden, wird aber nicht gefunden. Am häufigsten ist dabei das so genannte Kurzzeitgedächtnis beziehungsweise Ereignisse der letzten Zeit betroffen. Daneben ist oft auch das so genannte »prospektive Gedächtnis« betroffen, worunter die Fähigkeit verstanden wird, ein geplantes Ereignis oder eine eingegangene Verabredung beziehungsweise Verpflichtung zu erinnern.
- **Sprachstörungen** bei MS hängen meistens mit Gedächtnisstörungen zusammen und äußern sich als Wortfindungsstörungen oder Probleme mit der Sprachflüssigkeit.
- **Problemlösungsstörungen** mancher Betroffener machen sich dadurch bemerkbar, dass besonders Schwierigkeiten in neuen, unvorhergesehenen Situationen nicht oder nur schwer gemeistert werden kön-

nen. Manchmal werden dann immer wieder dieselben erfolglosen Lösungsversuche unternommen und keine neuen Ansätze probiert.

- **Andere Probleme** können beispielsweise in Schwierigkeiten in der Verarbeitung visueller Informationen oder Orientierungsstörungen (mit Problemen, sich z. B. in einer Stadt oder in einem größeren Gebäude zurechtzufinden) bestehen.

Wenn nennenswerte kognitive Störungen vorhanden sind, sollten diese ebenso wie die körperlichen Beschwerden offen mit dem Neurologen besprochen werden. Bei einer Beeinträchtigung der Leistungsfähigkeit im Alltag sollte im Zweifelsfall eine neuropsychologische Untersuchung (siehe S. 137) erfolgen, um Art und Ausmaß der Störungen genauer feststellen zu können. Allerdings können Neurologen diese Untersuchung in der Regel nicht selbst durchführen, und es gibt bislang sowohl an Kliniken als auch in Praxen noch relativ wenige geeignete Untersuchungsstellen.

So wie eine MS zu den unterschiedlichsten körperlichen Störungen führen kann, schwanken auch Art und Ausmaß eventueller kognitiver Störungen zwischen den Betroffenen. Es gibt keine sichere Beziehung zwischen der Schwere körperlicher und kognitiver Störungen. So können ausgeprägte Gang- oder Gleichgewichtsstörungen vorhanden sein, ohne dass Hinweise auf neuropsychologische Ausfälle bestehen oder es treten schon früh Denk- und Gedächtnisstörungen auf, ohne dass nennenswerte körperliche Beschwerden oder gar Behinderungen vorliegen. Manche Betroffenen leiden früh und vergleichsweise stark darunter, während sie bei anderen auch nach vielen Jahren überhaupt nicht auftreten. Es liegt auf der Hand, dass solche Störungen im Alltag nicht nur bei einer Berufstätigkeit von großer Bedeutung sein können.

Als grobe Faustregel lässt sich sagen, dass das bei der Magnetresonanztomographie (MRT, siehe S. 110) festgestellte Ausmaß von Veränderungen (die so genannte Gesamtläsionslast) eine gewisse Vorhersage bezüglich des Vorhandenseins und der Stärke kognitiver Störungen erlaubt. Allerdings schließen geringfügige MRT-Veränderungen kognitive Störungen nicht aus und umgekehrt gibt es auch Betroffene mit massiven MRT-Veränderungen ohne kognitive Störungen. Eine genaue Überprüfung ist nur durch eine spezielle neuropsychologische Untersuchung möglich. Dabei ist darauf zu achten, dass zum Zeitpunkt einer Testung keine Medikamente wie Benzodiazepine oder Kortikosteroide eingenommen werden, die einen nachteiligen Einfluss auf die geistige Leistungsfähigkeit haben können.

Besonders ängstliche oder depressive MS-Betroffene neigen dazu, ihre geistige Leistungsfähigkeit eher zu unterschätzen. Andere wehren sich bewusst oder unbewusst, das Vorhandensein selbst starker Störungen zu akzeptieren und führen diese auf äußere Umstände wie Veränderungen am Arbeitsplatz oder einen Infekt zurück. Auch die entsprechenden Einschätzungen von Familienangehörigen oder Freunden können durchaus falsch sein.

Was sind die häufigsten Sprechstörungen?

Sprechstörungen bei MS sind in der Regel Folge von Koordinations- oder Abstimmungsstörungen der Sprechmuskeln. Wie auch bei der sonstigen Körpermuskulatur ist das Kleinhirn dafür zuständig; Wortwahl und Wortverständnis bleiben erhalten.

Sprechstörungen bestehen am häufigsten in einem als Dysarthrie bezeichneten undeutlichen, »verwaschenen« Sprechen oder auch »Nuscheln«. Ursache einer Dysarthrie ist eine Lähmung oder ein gestörtes Zusammenwirken der Zunge und der sonstigen Sprechmuskulatur. Relativ selten kommt es zu einem »abgehackten«, an falschen Stellen durch unwillkürliche Pausen unterbrochenen Sprechen, bei dem Wortteile getrennt und im Extremfall die Silben einzeln und voneinander abgesetzt werden (skandierende Sprache).

Störungen der Stimmbildung wie raues oder heiseres Sprechen werden als Dysphonie bezeichnet. Sie zeigt sich durch Störungen im Bereich des Tonhöhen- und Lautstärkeumfangs beim Sprechen. Dabei kann es Betroffenen mit einer Ataxie zum Beispiel gänzlich unmöglich sein, leise zu sprechen oder zu flüstern. Eine ungenügende Anspannung der Stimmlippen des Kehlkopfes zeigt sich häufig in einer heiseren, rauen Stimmqualität.

Viele MS-Betroffene haben eine als Dysarthrophonie bezeichnete Kombination aus Dysarthrie und Dysphonie mit gleichzeitiger Störung der »Sprachmelodie« und mehr oder weniger undeutlicher, »verwaschener« Sprache, die zusätzlich zu leise oder zu laut ist. Als Besonderheit kann es bei einer MS darüber hinaus auch zu plötzlichen, anfallsweise auftretenden Sprechstörungen (in der Fachsprache: paroxysmale Dysarthrie) kommen.

Was sind die häufigsten psychischen Störungen?

Eine früher vermutete charakteristische psychische Veränderung bei MS gibt es nicht. Es kann zwar bei fortgeschrittener und schwer verlaufender MS als Ausdruck einer ausgedehnten Schädigung des Gehirns zu einer im krassen Gegensatz zur Schwere der Behinderung stehenden Kritiklosigkeit und euphorischen Grundstimmung oder auch einer Einschränkung der geistigen Leistungsfähigkeit kommen, doch ist dies keineswegs zwangsläufig und insgesamt eher die Ausnahme als die Regel. Außerdem ist eine solche Kritiklosigkeit keine Besonderheit der MS, sondern kann in gleicher Weise auch bei anderen schweren Schädigungen des Gehirns beobachtet werden.

Bei einer MS treten meist schon beim erstmaligen Auseinandersetzen mit der Krankheit psychische Probleme auf. Unter Umständen breiten sich zunächst Angst und Panik aus, und viele Betroffene fühlen sich vom Arzt, manche zusätzlich von ihren Angehörigen allein gelassen. Zukunftsperspektiven können düster werden. Im weiteren Verlauf können harmlose Schwankungen im Krankheitsprozess überbewertet werden, sodass ein Teufelskreis zur Isolation führen und auch neue Beschwerden ohne körperliche Grundlage hervorrufen kann. Eine MS kann dann zum Wegbereiter psychosomatischer Beschwerden werden, die in ihrem Ausmaß die organische Erkrankung übertreffen und einer speziellen Behandlung bedürfen.

Eine MS kann wie viele andere chronische körperliche Krankheiten zumindest vorübergehend zu einer psychischen Verunsicherung der Betroffenen führen. Dies trifft bei der MS wie bei anderen Krankheiten des Nervensystems zu, die oft auch deswegen als besonders »unheimlich« empfunden werden, weil mit dem Gehirn gewissermaßen das Kontrollorgan für das Denken und Handeln beteiligt ist. MS-Betroffene durchlaufen oft mehrere Phasen einer psychischen Auseinandersetzung mit ihrer Krankheit. Nach anfänglicher Ablehnung der Diagnose mit Tendenz zu Verdrängung und Vergessen kommt es schließlich nach Monaten bis Jahren zum allmählichen Akzeptieren (siehe auch S. 191). Insgesamt kommt es bei bis zu 70 Prozent der Betroffenen im Verlauf zu einer oft auch behandlungsbedürftigen Depression, und die Selbsttötungsrate ist bei MS im Vergleich zur Durchschnittsbevölkerung um mehr als das Siebenfache erhöht (siehe auch S. 104).

Es gibt Selbsthilfegruppen für MS-Betroffene, in denen Erfahrungen und Probleme mit anderen besprochen sowie Rat und Hilfe eingeholt werden können (siehe auch S. 211). Entsprechende Adressen kann man bei den Multiple-Sklerose-Gesellschaften erfahren (siehe S. 213).

Was sind die häufigsten Lähmungen oder Störungen von Hirnnerven?

Als Hirnnerven werden zwölf Nervenpaare bezeichnet, die jeweils auf den beiden Seiten des Gehirns durch verschiedene Öffnungen des knöchernen Schädels austreten und vorwiegend Kopf und Hals versorgen (Tab. 13). Einige mögliche Störungen einzelner Hirnnerven wurden bereits in den früheren Abschnitten besprochen, so die den Nervus opticus (Sehnerv; zweiter Hirnnerv) betreffende Optikusneuritis (siehe S. 72), die Augenbewegungsstörungen (siehe S. 75) und die den Nervus trigeminus (Gefühls- und Kaunerv für das Gesicht; fünfter Hirnnerv) betreffende Trigeminusneuralgie (siehe S. 79).

Auch die Funktion anderer Hirnnerven kann bei einer MS gestört sein. Besonders rasch macht sich dies zum Beispiel an den vergleichsweise kleinen und feinen Augenmuskeln bemerkbar, bei denen schon leichtere Funktionsstörungen mit Verlust der normalerweise völlig seitengleichen und aufeinander abgestimmten Augenbewegungen zu Doppelbildern führen. Die Bewegungen jedes Auges werden durch die drei Hirnnerven (Nervus oculomotorius, Nervus trochlearis und Nervus abducens) gesteuert, die jeweils für verschiedene Augenmuskeln zuständig sind. Die häufigsten Augenbewegungsstörungen beruhen allerdings nicht auf einer Schädigung einzelner dieser drei Hirnnerven, sondern sind meist Folge einer Störung in der Verschaltung der Augenbewegungen im Hirnstamm mit einer so genannten internukleären Ophthalmoplegie (siehe S. 76).

Den für das Hören verantwortlichen Teil des achten Hirnnerven (Nervus stato-acusticus) betreffende Störungen können eine Ohrenerkrankung vortäuschen. Meist handelt es sich um vergleichsweise gering ausgeprägte Hörminderungen, darüber hinaus sind aber auch ein- oder beidseitige starke Beeinträchtigungen bis hin zur Ertaubung möglich. Daneben sind auch in der Fachsprache als »zentrale Hyperakusis« beziehungsweise als »zentrale Phonophobie« bezeichnete Hörstörungen möglich, bei der normale Geräusche, Stimmen oder sonstige Töne als unangenehm laut oder sogar schmerzhafte Missempfindungen hervorrufend empfunden werden. So können Betroffene über durch Klingeln eines Telefons ausgelöste einschießende Wangenschmerzen, über ein abnormes »Echohören« oder auch über eine Störung des Richtungshörens klagen. Bei der Untersuchung durch den Hals-, Nasen-, Ohrenarzt fällt meist nichts besonderes auf, auch die dort erhobenen Hörtests (Audiogramme) sind oft normal. Ursächlich liegt eine Schädigung im Hirnstamm vor, die sich durch akustisch evozierte Potenziale (AEP; siehe S. 126) oder die Magnetresonanztomographie (MRT, siehe S. 110) nachweisen lässt.

Andere mögliche Hirnnervenstörungen bei MS bestehen zum Beispiel in Schluckstörungen. Diese werden am häufigsten im Rahmen eines akuten Schubs mit Hirnstammbeteiligung oder bei chronisch-progredienten Verlaufsformen beobachtet. Die größte Gefahr besteht in Lungenentzündungen durch Verschlucken von Nahrung oder Fremdkörpern (so genannten Aspirationspneumonien).

● **Tab. 13: Die 12 Hirnnerven**

Nummer	Bezeichnung
I (1)	Nervus olfactorius, Riechnerv
II (2)	Nervus opticus, Sehnerv
III (3)	Nervus oculomotorius, Augenmuskelnerv
IV (4)	Nervus trochlearis, Augenmuskelnerv
V (5)	Nervus trigeminus, Gefühls- und Kaunerv
VI (6)	Nervus abducens, Augenmuskelnerv
VII (7)	Nervus facialis, Gesichtsmuskelnerv
VIII (8)	Nervus stato-acusticus, Hör- und Gleichgewichtsnerv
IX (9)	Nervus glossopharyngeus, Zungen- und Rachennerv
X (10)	Nervus vagus, Kehlkopf- und Herznerv
XI (11)	Nervus accessorius, Schulter- und Nackenmuskelnerv
XII (12)	Nervus hypoglossus, Zungennerv

Welche sonstigen Störungen können auftreten?

Es gibt eine Vielzahl sonstiger möglicher Störungen bei MS, die sich überwiegend aus den so genannten primären (zunächst auftretenden, im Vordergrund stehenden) und sekundären (sich aus den primären Symptomen entwickelnden) Symptomen ergeben. Deswegen werden sie auch als tertiäre Symptome oder Tertiärsymptome bezeichnet (Tab. 14).

So kommt es häufig zu den bereits erwähnten psychischen Störungen mit Stimmungsschwankungen und einer reaktiven Depression. Probleme am Arbeitsplatz führen unter Umständen zur Arbeitslosigkeit mit dadurch bedingten finanziellen Problemen. Dies bedingt einen Rollenwechsel, der in einer Familie z.B. wiederum Auswirkungen auf das Erziehungsverhalten gegenüber Kindern hat. Partnerschaftsprobleme mit Trennungen oder Ehescheidungen sind überdurchschnittlich häufig. Parallel zu einer zunehmenden Behinderung kann es zu einem zunehmenden Verlust der Unabhängigkeit und Selbstständigkeit kommen bis hin zur Möglichkeit einer sozialen Vereinsamung.

● **Tab. 14: Primäre, sekundäre und tertiäre Symptome bei MS (nach Ben-Zacharia und Lublin)**

Primär	Sekundär	Tertiär
Gefühlsstörung	Hautstörungen, Dekubitus	Psychische Störungen
Sehstörung	Blasenentzündungen	Stimmungsschwankungen
Lähmung	Muskelschrumpfung durch	Reaktive Depression
Fatigue	fehlende Aktivität	Probleme am Arbeitsplatz/
Sprachstörung	Kontrakturen	Arbeitslosigkeit
Schluckstörung	Lungenentzündung durch	Finanzielle Probleme
Spastik, Tremor	Verschlucken	Rollenwechsel
Kognitive Störung	Schlafstörungen	Erziehungsprobleme
Gleichgewichtsstörung	Stürze, Knochenbrüche,	Partnerschaftskonflikte/
Blasenstörung	Verletzungen	Trennung/ Scheidung
Darmstörung	Verminderte Alltags-	Verlust der Unabhängig-
Sexuelle Störung	aktivitäten	keit/Selbstständigkeit
Schmerzen		Soziale Vereinsamung

Krankheitsverlauf

Gibt es einen einheitlichen Verlauf der Multiplen Sklerose?

Nein, es ist geradezu ein charakteristisches Merkmal der MS, dass es keine »Standardform« der Krankheit mit einheitlichem Verlauf gibt, sondern eine Vielzahl von unterschiedlichen Erscheinungsbildern und Verlaufsformen (Abb. 20). Überspitzt ausgedrückt hat jeder MS-Betroffene seine eigenen Krankheitsmerkmale und seinen eigenen Verlauf, ohne dass es bisher eine Erklärung dafür gibt, warum es bei manchen Betroffenen bei einzelnen Episoden mit kaum beeinträchtigenden und innerhalb kurzer Zeit folgenlos abklingenden Beschwerden bleibt und es auf der anderen Seite ungünstige Krankheitsverläufe mit starker Behinderung und Pflegeabhängigkeit innerhalb weniger Jahre gibt.

Wenn es nur zu einem oder einigen kurz dauernden Krankheitsschüben mit vollständiger oder zumindest weitgehender Remission (Rückbildung) der Beschwerden kommt, spricht man von einem benignen (gutartigen) Verlauf. Betroffene Patienten weisen auch zehn Jahre nach Diagnosestellung noch keinerlei nennenswerte Behinderung auf (Wert in der so genannten EDSS- oder Kurtzke-Skala von maximal 3; siehe auch Tab. 25, S. 161). Allerdings ist es leider möglich, dass es auch nach mehr als zehn Jahren doch noch zu erneuten Störungen mit dann unter Umständen zunehmender Behinderung kommt. Umgekehrt spricht man bei rasch zunehmenden Krankheitszeichen mit schwer wiegender Behinderung oder sogar Tod innerhalb relativ kurzer Zeit von einem malignen (bösartigen) Verlauf.

Die häufigste Verlaufsform bei etwas mehr als jedem zweiten Betroffenen ist anfangs (primär) schubförmig und später (sekundär) chronisch-progredient. Dabei kommt es schließlich auch zwischen den Schüben zu einer Verschlechterung, oder es lassen sich überhaupt keine Schübe mehr abgrenzen (Abb. 20a, b). Bei mehreren Schüben, die sich jeweils vollständig oder teilweise zurückbilden, spricht man von einem schubförmigen oder rezidivierend-remittierenden Verlauf. Dieser ist bei etwa 20 Prozent der Betroffenen zu beobachten, wobei bei drei Viertel innerhalb von fünf Jahren ein neuer Schub zu erwarten ist und es zwischen den Schüben nicht zu einer Verschlechterung kommt (Abb. 20c, d). Etwa

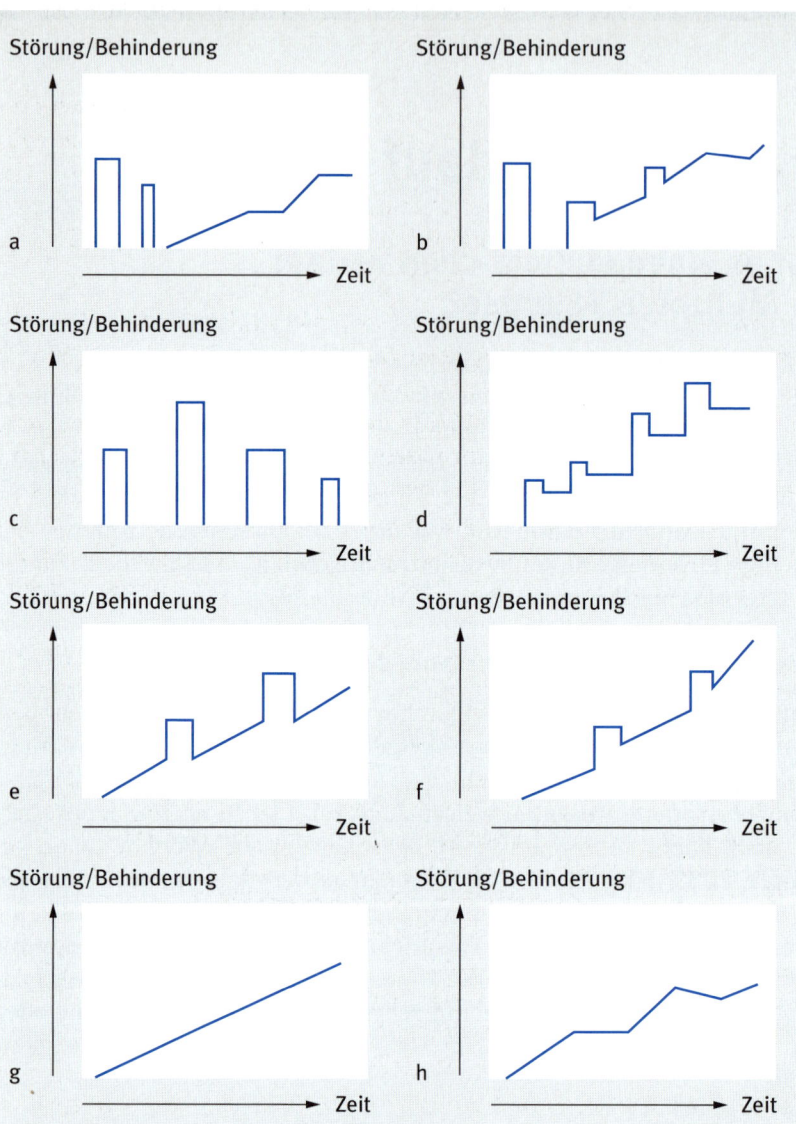

Abb. 20: Einteilung der Verlaufsformen bei MS:
– sekundär chronisch-progredienter Verlauf mit schubförmigem Beginn, gefolgt von chronisch-progredientem Verlauf ohne (a) oder mit (b) zusätzlichen Schüben
– schubförmiger Verlauf mit plötzlichen Verschlechterungen und vollständiger (c) oder unvollständiger Rückbildung (d)
– chronisch-progredienter Verlauf mit zusätzlichen Schüben, die eine vollständige (e) oder unvollständige (f) Rückbildung zeigen
– primär chronisch-progredienter Verlauf mit stetiger Zunahme der Beschwerden und Behinderungen (g) oder mit gelegentlichen Stillständen und geringfügigen Besserungen (h)

jeder fünfte Betroffene hat von Anfang an zunehmende (chronisch-progrediente) Beschwerden, die jedoch von »aufgesetzten« Schüben mit vollständiger oder teilweiser Rückbildung überlagert werden (Abb. 20e, f). Bei etwa zehn Prozent kommt es von Anfang an zu einem als chronisch-progredient bezeichneten Verlauf mit mehr oder weniger stetiger Zunahme der Beschwerden ohne Schübe (Abb. 20g, h).

Für einen günstigen Verlauf sprechen ein Beginn mit Gefühls- oder Sehstörungen als Erstsymptome, eine vollständige Rückbildung (Remission) der Beschwerden und eine fehlende Behinderung nach fünf Jahren. Umgekehrt sind Lähmungserscheinungen, insbesondere im Zusammenhang mit Gang- und Gleichgewichtsstörungen, als Erstsymptom mit bereits anfänglich bleibenden Ausfällen Hinweis auf einen weniger günstigen Verlauf. Die Schubfrequenz ist im Durchschnitt umso höher, je niedriger das Alter bei Krankheitsbeginn ist. Es ist unmöglich, den Verlauf einer MS auch nur annähernd zuverlässig vorherzusagen. Gerade in der »Unvor-

● Tab. 15: MS-Verlaufsformen mit Merkmalen und durchschnittlicher Häufigkeit

Verlaufsform	Merkmale	Häufigkeit
anfangs (primär) schubförmig, dann (sekundär) chronisch-progredient	plötzlicher Beginn, anfangs schubförmiger Verlauf mit vollständiger oder teilweiser Rückbildung, später zunehmende Verschlechterung und Behinderung, bei der zumindest anfangs auch noch zeitweise Besserungen möglich sind	ca. 60 %
schubförmig (rezidivierend-remittierend)	plötzlicher Beginn, klar voneinander abgesetzte Schübe mit vollständiger oder teilweiser Rückbildung, inaktiv über Monate oder Jahre	ca. 20 %
von Anfang an (primär) chronisch-progredient mit aufgesetzten Schüben	langsamer Beginn, ineinander übergehende Beschwerden ohne wesentliche Rückbildung, zusätzliche Schübe, zunehmende Verschlechterung und Behinderung	ca. 10 %
von Anfang an (primär) chronisch-progredient ohne Schübe	langsamer Beginn, ineinander übergehende Beschwerden mit allenfalls vorübergehendem Stillstand und ohne wesentliche Rückbildung, zunehmende Verschlechterung und Behinderung	ca. 10 %

hersagbarkeit« dessen, was auf einen zukommt, besteht ein besonders belastendes und verunsicherndes Merkmal der Krankheit.

Im Allgemeinen kann aber davon ausgegangen werden, dass der durchschnittliche Krankheitsverlauf günstiger ist als häufig angenommen wird oder in vielen »Arztbüchern« zu lesen ist. Die verschiedenen Verlaufsformen mit ihren Merkmalen und ihrer Häufigkeit sind in Tabelle 15 schematisch zusammengefasst.

Was sind seltene Verlaufsformen der Multiplen Sklerose?

Als so genannte Devic-Variante oder Neuromyelitis optica wird ein gleichzeitiges Auftreten von beidseitiger Optikusneuritis (siehe S. 72) und Myelitis (siehe S. 57) bezeichnet, die meist das Rückenmark im Halsbereich betrifft und gehäuft bei asiatischen Patienten beobachtet wird. Allerdings können auch andere Krankheiten zu einer derartigen Kombination von Beschwerden führen.

Die so genannte Marburg-Variante ist eine akut und sehr rasch verlaufende MS-Form, die innerhalb weniger Wochen oder Monate zu einer hochgradigen Behinderung und nicht selten sogar zum Tod der Betroffenen führt. Oft ist eine Abgrenzung gegenüber der im Anschluss an Virusinfektionen auftretenden akuten demyelinisierenden Enzephalomyelitis (ADEM; siehe auch S. 24 und Tab. 3, S. 25) schwierig.

Die so genannte Schildersche Erkrankung (diffuse disseminierte Sklerose) ist eine sehr seltene, mit großflächiger Entmarkung beider Großhirnhälften einhergehende MS-Form, die überwiegend bei Kindern auftritt. Sowohl der klinische Verlauf als auch die Befunde bei der Magnetresonanztomographie sind oft nur schwer von einer ebenfalls seltenen Stoffwechselstörung (der so genannten Adrenoleukodystrophie) zu unterscheiden, weshalb immer auch an diese Möglichkeit gedacht werden muss.

Bei der so genannten konzentrischen Sklerose Balo (oder Balo-Syndrom) handelt es sich wahrscheinlich ebenfalls um eine vorwiegend bei Kindern und Jugendlichen auftretende Sonderform der MS mit im Vordergrund stehender allmählich zunehmender spastischer Tetraparese. Eine andere Bezeichnung für diese Krankheitsform lautet Encephalomyelitis periaxialis concentrica.

Was ist ein Schub und was ist ein Pseudoschub?

Ein Schub ist ein typisches Verlaufsmerkmal einer MS und tritt bei 80 bis 85 Prozent der Betroffenen mindestens einmal auf. Von einem MS-Schub wird vereinbarungsgemäß dann gesprochen, wenn sich – ohne Fieber oder Hinweise auf eine Entzündung – neue oder erneut aufgetretene Krankheitszeichen innerhalb von Stunden oder Tagen entwickeln, länger als 24 Stunden anhalten und mit einem Abstand von mindestens einem Monat vom letzten Schub auftreten. Bei einem Schub kommt es zu einem oder mehreren neuen Herden beziehungsweise zu einer erneuten Aktivierung schon früher aufgetretener Plaques (siehe S. 62), die zwischenzeitlich keine Beschwerden mehr hervorgerufen haben.

Die durch einen Schub hervorgerufenen Störungen können so schwach sein, dass sie nur die Betroffenen selbst empfinden (z. B. Kribbeln in einem Bein, ohne dass der Arzt bei der körperlichen Untersuchung etwas finden kann); oder sie können früher einmal bestanden haben und jetzt nicht mehr nachweisbar sein (z. B. vor Jahren für wenige Tage bestehende Doppelbilder, die für harmlos gehalten wurden und nicht zu einem Arztbesuch führten). Die Abgrenzung gegenüber Pseudoschüben oder kurz dauernden Verschlimmerungen (siehe unten und S. 102), zum Beispiel nach starken Belastungen, kann wegen der zum Teil fließenden Übergänge schwierig sein. Ein Schub tritt aber praktisch nie plötzlich beziehungsweise von einer Sekunde auf die andere auf.

Bei einem Schub entwickeln sich während Tagen oder Wochen meist neue entzündliche Herde im ZNS, und die Leitung der elektrischen Erregung in den betroffenen Nervenfasern ist gestört (siehe S. 60). Im Nervenwasser finden sich in dieser Zeit meist Entzündungszeichen (siehe S. 133) und bei der Magnetresonanztomographie Herde oder eine Größenzunahme bekannter Herde (siehe S. 116). Die mit einem Schub einhergehenden Beschwerden halten in der Regel einige Wochen bis Monate an, bevor sie sich meist – auch von alleine! – wieder verlieren. Vor allem nach den ersten Schüben bilden sich die Beschwerden fast immer wieder vollständig zurück. Je länger eine MS besteht, desto wahrscheinlicher bleibt ein Teil der Beschwerden bestehen.

Was zwischen den Schüben im Nervensystem abläuft, ist bis heute noch nicht genau bekannt. Inzwischen weiß man aber, dass die Schübe bei einer MS nur einen Bruchteil der eigentlichen Krankheitsaktivität widerspiegeln. Häufig ist auch in der Zeit zwischen den Schüben eine nennenswerte Krankheitsaktivität vorhanden beziehungsweise die entzünd-

08187_Trias_Multiple_Sklerose Wider 7 18.06.2002 21:33:07 Black nta

lichen Vorgänge »köcheln auf kleiner Flamme« weiter. So zeigen sich auch schon bei vielen Betroffenen bei ihrem ersten, auf eine bestimmte Stelle des Nervensystems zu beziehenden Schub im Magnetresonanzto-mogramm an mehreren Stellen MS-typische Veränderungen.

Von einem Pseudoschub wird dann gesprochen, wenn kein Anhalt für eine neu aufgetretene Krankheitsaktivität der MS besteht, sondern es beispielsweise durch einen fieberhaften Infekt oder eine mit Schmerzen einhergehende Erkrankung zu einer Zunahme der Auswirkungen vorbestehender Plaques kommt. So fühlen sich viele Betroffene während einer mit Fieber einhergehenden Krankheit nicht nur deutlich schlechter, sondern auch die körperlichen Untersuchungsbefunde sind schlechter als zuvor. Parallel zum Abklingen des Fiebers kommt es dann aber wieder zu einer Rückbildung. In ähnlicher Weise spüren viele Betroffene mit einer Spastik in den Beinen bei einer Blasenentzündung eine Zunahme schmerzhafter Spasmen und der »Steifigkeit«.

Während es viele bekannte Ursachen und Auslöser von Pseudoschüben gibt, ist die Ursache von »echten« neuen Schüben ebenso wie die Ursache der MS überhaupt nach wie vor nicht genau bekannt (siehe auch S. 27). Einige Untersuchungen sprechen dafür, dass Virusentzündungen ein Auslöser sein können. Weil nicht jeder neue Entzündungsherd im Zentralnervensystem mit Beschwerden einhergeht und sich als Schub bemerkbar macht, können außerdem auch Veränderungen im Nervenwasser und bei der Magnetresonanztomographie nachgewiesen werden, ohne dass Betroffene über irgendwelche Störungen berichten.

Bei etwa 80 Prozent der Betroffenen beginnt die Erkrankung schubförmig; mit einem auch langfristig schubförmigen Verlauf ist aber nur bei etwa 20 Prozent zu rechnen. Die Häufigkeit von Schüben ist zu Beginn einer MS am größten und geht im Verlauf der Jahre meist zurück. Eine systematische Verlaufsuntersuchung bei über 100 Patienten fand zu Beginn der Erkrankung im Durchschnitt aller Betroffenen knapp zwei Schübe pro Jahr, während nach zehn Jahren nur noch weniger als ein Schub pro Jahr auftrat.

Was ist ein chronisch-progredienter Verlauf?

Bei etwa 20 Prozent der MS-Betroffenen geht die Erkrankung von Anfang an mit langsam zunehmenden Beschwerden einher, langfristig ist bei 80 Prozent damit zu rechnen. Dies bedeutet, dass es bei 60 Prozent nach schubförmigem Beginn innerhalb von höchstens zehn Jahren zu einem

08187_Trias_Multiple_Sklerose Schoen 7 18.06.2002 21:33:07 Black nta

Übergang in eine (sekundär) chronisch-progrediente Verlaufsform kommt. Es kann dabei entweder zumindest anfänglich zusätzlich zu Schüben mit aufgesetzten Verschlimmerungen und nachfolgenden unvollständigen Erholungen oder im Laufe der Zeit zu einer allmählich (chronisch) zunehmenden und insgesamt stetigen (progredienten) Verschlechterung ohne zusätzliche Schübe und allenfalls leichten vorübergehenden Besserungen kommen. Eine primär chronisch-progrediente Verlaufsform findet sich am häufigsten bei einem Erkrankungsbeginn jenseits des 40. Lebensjahres und die Störungen betreffen besonders das Gehen und die Kraft. Die langsame Verschlechterung bedeutet meist auch einen ungünstigeren Verlauf und die medikamentösen Behandlungsmöglichkeiten sind zumindest derzeit noch deutlich schlechter als bei schubförmigen Verläufen.

Auch die Diagnosestellung ist zumindest bei primär chronisch-progredienten Verläufen schwieriger als bei schubförmigen. Besonders im mittleren und höheren Lebensalter kommen bei langsam zunehmenden Störungen zahlreiche andere Ursachen infrage. Dies bedeutet oft auch aufwändigere Untersuchungen, und die Diagnose MS kann zu Beginn noch unsicherer sein als bei jungen Betroffenen. Auf keinen Fall sollte voreilig eine MS diagnostiziert werden, da sonst Erkrankungen übersehen werden können, die ganz anders behandelt werden müssen.

Ein Beispiel für solche Erkrankungen sind zum Beispiel Tumoren im Bereich des Rückenmarkkanals, die parallel zu ihrem Wachstum über Jahre hinweg langsam zunehmende Beschwerden wie Lähmungen oder Gefühlsstörungen in den Beinen oder auch Armen und zum Beispiel auch Blasenentleerungsstörungen verursachen können. Wie bei jedem Tumor hängen die Erfolgsaussichten einer operativen Behandlung ganz wesentlich von einer möglichst frühzeitigen Diagnosestellung ab, weshalb erfahrene Ärzte stets an diese Möglichkeit denken (siehe auch S. 24).

Was ist eine subklinische Krankheitsdissemination?

Subklinisch heißt ohne klinisch eindeutig erkennbare beziehungsweise fassbare Zeichen, und unter Krankheitsdissemination wird die zunehmende Ausbreitung von Krankheitszeichen verstanden. Entsprechend steht der Ausdruck »subklinische Krankheitsdissemination« für eine für die Betroffenen unmerkliche, ohne Beschwerden oder Symptome einhergehende Verbreitung einer Krankheit. Dies ist bei einer MS gleichbedeutend mit einer zunehmenden Verteilung oder »Aussaat« von MS-Herden im Zentralnervensystem oder einem unmerklichen »Weiterköcheln« (siehe auch S. 97 und Abb. 25, S. 118).

Eine subklinische Krankheitsdissemination lässt sich nicht an den Beschwerden der Betroffenen erkennen, sondern lässt sich nur durch apparative Zusatzuntersuchungen und dabei insbesondere durch die Magnetresonanztomographie des Gehirns (MRT; siehe S. 110) erfassen. Dies erfahren manche MS-Betroffene dadurch, dass es bei MRT-Verlaufskontrollen trotz völliger oder zumindest weitgehender zwischenzeitlicher Beschwerdefreiheit dennoch zu einer mehr oder weniger deutlichen Zunahme der Veränderungen im Gehirn kommt.

Die Bedeutung einer subklinischen Krankheitsdissemination besteht in erster Linie darin, dass sie nach Auffassung der meisten Fachleute zum Beispiel nach einem ersten Schub insofern Konsequenzen für die weitere Behandlung hat, als dann unter gewissen Bedingungen schon eine Behandlung mit Interferon-beta (siehe S. 152) eingeleitet werden sollte.

Muss jeder Betroffene befürchten, irgendwann auf einen Rollstuhl angewiesen zu sein?

Auch erfahrene Ärzte können zurzeit nicht mit Sicherheit vorhersagen, wie der weitere Verlauf bei einem MS-Betroffenen sein wird. Es ist jedoch eindeutig falsch, wenn die Diagnose einer MS nach wie vor häufig mit einem baldigen Leben im Rollstuhl gleichgesetzt wird. Tatsächlich ist damit nur bei einem kleineren Teil der Betroffenen zu rechnen. Nahezu die Hälfte kann auf lange Sicht mit einem günstigen Verlauf ohne schwer wiegende Beeinträchtigungen rechnen, und nur ein Teil der anderen Hälfte benötigt im Verlauf ihrer Krankheit einen Rollstuhl. Viele Menschen sehen einen Rollstuhl auch allzu einseitig nur als Ausdruck von Schwäche oder Abhängigkeit. Für Betroffene mit ausgeprägten Gehbehinderungen kann ein Rollstuhl auch ein Mittel zu größerer Bewegungsfreiheit und Unabhängigkeit sein!

Im Einzelfall und vor allem zu Beginn der Krankheit ist unklar, wie es weitergehen wird. Bislang gibt es weder für die Betroffenen noch für die behandelnden Ärzte eine Möglichkeit vorherzusagen, ob es überhaupt und wann es in der Zukunft zu neuen Beschwerden kommen wird. Manche Menschen neigen dazu, stets das Schlimmste zu befürchten. Andere ziehen es vor, nicht allzu viel über mögliche Probleme nachzudenken und optimistisch zu bleiben. Welche Betrachtungsweise zwischen diesen

Extremen Betroffene wählen, hängt auch davon ab, wie sie mit ihrer Krankheit umzugehen lernen und welche Hilfe ihnen angeboten wird.

Häufig heißt es, dass die ersten zwei bis drei Jahre nach Feststellung einer MS »über das Schicksal des Patienten entscheiden«. Im Großen und Ganzen geht es Betroffenen mit vielen Schüben zu Beginn ihrer MS auf lange Sicht meist schlechter als Betroffenen mit jahrelangen Abständen zwischen ihren Schüben, besonders dann, wenn die Schübe lang dauern und mit Lähmungserscheinungen beziehungsweise einer Kraftlosigkeit (siehe S. 78) oder Gang- und Gleichgewichtsstörungen (siehe S. 70) einhergehen. Dies trifft aber nicht auf alle MS-Erkrankungen zu und auch nach einem über viele Jahre »gutartigen« Verlauf ohne bleibende Störungen ist nicht auszuschließen, dass es später zu einer Verschlechterung mit dauernder Behinderung kommt. Umgekehrt sind außer bei fortgeschrittenen chronisch-progredienten Verlaufsformen zumindest teilweise Besserungen (Remissionen) möglich, die über Monate oder Jahre anhalten können. Insgesamt sind Remissionen allerdings in den ersten Jahren einer MS-Erkrankung und bei schubförmigem Verlauf deutlich häufiger als später und bei chronisch-progredientem Verlauf.

In Tabelle 16 sind einige Anhaltspunkte für einen günstigen beziehungsweise ungünstigen Verlauf zusammengestellt.

● **Tab. 16: Anhaltspunkte für einen günstigen oder ungünstigen MS-Verlauf**

Günstiger Verlauf	Ungünstiger Verlauf
weibliches Geschlecht	männliches Geschlecht
Erkrankungsalter unter 40 Jahre	Erkrankungsalter über 40 Jahre
Beginn mit nur einem Symptom	Beginn mit mehreren Symptomen
Beginn mit einer Optikusneuritis oder sensiblen Symptomen	Beginn mit Gleichgewichtsstörungen oder anderen Symptomen einer Beteiligung von Kleinhirn oder Hirnstamm, einer frühen und dauerhaften Kraftminderung oder Blasenentleerungsstörungen
vollständige Erholung nach dem ersten Schub	keine vollständige Erholung nach dem ersten Schub
rein schubförmiger Verlauf	von Anfang an chronisch-progredienter Verlauf
anfänglich normales MRT*	schon zu Beginn viele und typische Veränderungen im MRT*

* MRT = Magnetresonanztomogramm

Fortsetzung Tabelle 16

Günstiger Verlauf	Ungünstiger Verlauf
großer Abstand zwischen erstem und zweitem Schub	kleiner Abstand zwischen erstem und zweitem Schub
niedrige Schubrate im Verlauf	hohe Schubrate im Verlauf
geringe Behinderung wenige Jahre nach MS-Beginn	nennenswerte Behinderung schon wenige Jahre nach MS-Beginn

Was kann Schübe oder Pseudoschübe auslösen beziehungsweise eine Multiple Sklerose verschlechtern?

Wie schon an anderer Stelle erwähnt (siehe S. 27), sind die genauen Vorgänge, die zur Auslösung von MS-Schüben führen, noch weitgehend unbekannt. Allerdings weiß man aus Erfahrung, dass eine Reihe von Einflüssen und Faktoren Schübe auslösen oder zu einer Zunahme von Behinderungen führen können (Tab. 17).

An erster Stelle sind hier Infektionen (Entzündungen) und dabei wiederum besonders Virusinfekte zu nennen. Diese führen im Körper zu einer Aktivierung vieler Immunzellen, die ihren Ruhezustand aufgeben und vermehrt in den Blutkreislauf übertreten. Dabei können manche von ihnen durch die bei derartigen Infekten etwas durchlässiger werdende Blut-Hirn-Schranke (siehe S. 55) in das Gehirn und Rückenmark übertreten und entzündliche Vorgänge anfachen oder verstärken.

● **Tab. 17: Mögliche Auslöser von Schüben, Pseudoschüben und Verschlechterungen bei MS**

- Infektionen, speziell Virusinfekte (wie z. B. grippale Infekte)
- größere Operationen
- hormonelle Umstellungen (z. B. Wochenbett; siehe auch S. 204)
- manche aktiven Impfungen (siehe auch S. 200)
- ausgeprägte körperliche und psychische (Extrem-) Belastungen
- Desensibilisierungsbehandlungen
- immunstimulierende Medikamente (auch bei pflanzlichen Präparaten möglich!)

Eine meist vorübergehende Verschlechterung bestehender Störungen im Sinn von Pseudoschüben ist unter anderem durch körperliche und psychische Extrembelastungen möglich. Bei den körperlichen Einflüssen sind in dieser Hinsicht unter anderem außergewöhnlich hohe Temperaturen durch Aufenthalt in entsprechendem Klima (siehe S. 199) oder Fieber, manche Impfungen (siehe S. 200), Verletzungen des Nervensystems und fast alle sonstigen Organerkrankungen (z. B. Anämie, Nieren- oder Leberkrankheiten) beschrieben worden. Auch schwere Unfallverletzungen oder lang dauernde körperliche Anstrengungen und Beeinträchtigungen können Schübe auslösen. Schließlich ist bekannt, dass es bei Frauen in den ersten Monaten nach einer Schwangerschaft zu einer erhöhten Schubrate kommen kann (siehe auch S. 205).

Bei der MS gibt es wie bei fast allen anderen Krankheiten auch Hinweise auf eine gewisse Wechselwirkung zwischen der körperlichen und psychischen Verfassung von Betroffenen. Gelingt es beispielsweise, die psychische Situation bei entsprechenden Störungen günstig zu beeinflussen, bessert sich oft auch der körperliche Zustand. Umgekehrt kann eine psychisch belastende Situation eine Verschlechterung des körperlichen Befundes auslösen (siehe auch S. 32).

Von einigen Einflüssen ist außerdem bekannt, dass sie nicht unbedingt einen MS-Schub auslösen, aber zu einer kurz dauernden Zunahme beziehungsweise einem Auftreten von Krankheitszeichen im Sinn eines Pseudoschubs führen können. Typisches Beispiel ist ein heißes Bad, das häufig zu einer dramatischen, sich aber rasch und vollständig zurückbildenden Verschlechterung führt. Dieser Umstand begründet auch, warum sich manche Betroffene im Winter wohler fühlen als im Sommer. Ein weiteres Beispiel ist schnelles und vertieftes Atmen (Hyperventilation).

Der fehlenden Kenntnis der genauen Ursache von MS-Schüben wurde in Deutschland im sozialen Entschädigungsrecht insofern Rechnung getragen, als Extrembelastungen bei enger zeitlicher Beziehung als mögliche Mitursache einer MS anerkannt werden können. Das heißt aber nicht, dass derartige Einflüsse bei Menschen mit MS regelmäßig mit Schüben oder Pseudoschüben einhergehen. Der wissenschaftliche Nachweis für einen Zusammenhang steht bei einigen der genannten Faktoren ohnehin noch aus.

Grundsätzlich ist es wahrscheinlich auch berechtigt, Menschen mit einer MS von Extrembelastungen abzuraten. Bislang sind aber keine Verhaltensweisen oder Maßnahmen bekannt, mit denen neue Schübe mit Sicherheit verhindert werden können und dies gilt auch für das Meiden von Belastungen. Sinnvoll ist eine möglichst normale Lebensführung nach dem Motto »Soviel Belastung wie nötig, aber sowenig Belastung wie möglich«. Weil es Hinweise darauf gibt, dass sowohl bakterielle als auch virale Entzündungen schubauslösend sein können, macht es Sinn, das entsprechende Risiko durch eine gute körperliche Hygiene so gering wie möglich zu halten. Beispielsweise ist von ganz einfachen Maßnahmen wie einem regelmäßigen Händewaschen bekannt, dass dadurch das Risiko einer Ansteckung bei Grippewellen deutlich vermindert werden kann.

Woran sterben MS-Betroffene?

Etwa die Hälfte der MS-Betroffenen sterben wie alle anderen Menschen an »natürlichen«, weit verbreiteten anderen Todesursachen wie Herzinfarkt, Krebs oder Schlaganfall. Während ein direkt durch MS-Plaques im Gehirn hervorgerufener Tod extrem selten ist, stellen bei der anderen Hälfte dennoch direkte oder indirekte Folgen der MS die Todesursache dar. Gelegentlich treten Plaques in den für das Atmen oder die Kontrolle des Herzschlags wichtigen Abschnitten des Gehirns auf, was bei fehlender medikamentöser Behandlung zu lebensbedrohlichen Situationen führen kann. Noch seltener kann es durch zahlreiche große Plaques einmal zu einem Anschwellen des Gehirns kommen, was dann innerhalb des knöchernen Schädels zu einem erhöhten Druck mit schädlichen Auswirkungen auf die Atmung und den Blutkreislauf führen kann.

Wie bereits erwähnt, stirbt etwa jeder zweite MS-Betroffene an Komplikationen der meist weit fortgeschrittenen Krankheit. Derartige Komplikationen bestehen in erster Linie in schweren Nieren- oder Lungenentzündungen und einem nicht entzündlich bedingten Versagen der Funktion von Nieren oder Lungen (z. B. durch Wassereinlagerung). Seltener kommt es zu einer Sepsis (Blutvergiftung), beispielsweise bei entzündetem Dekubitus (Druckgeschwüren). Nicht zu vernachlässigende Todesursachen bei MS bestehen auch in einer Selbsttötung (meist Folge schwerer Depressionen; siehe auch S. 89) und einer erhöhten Unfallrate (aufgrund bestehender Behinderungen).

Die Verkürzung der durchschnittlichen Lebenserwartung hängt in erster Linie von der jeweiligen Verlaufsform und dem Lebensalter der Betroffenen ab. Generell ist sie bei jüngeren MS-Betroffenen im Vergleich zu gleich alten Kontrollpersonen um etwa sechs bis sieben Jahre verkürzt, wobei dieser Unterschied mit zunehmend erreichtem Lebensalter immer geringer wird.

Untersuchungsmöglichkeiten

Wie wird eine Multiple Sklerose festgestellt?

Die Diagnose einer MS beruht auf einer zusammenfassenden Bewertung der Schilderungen der Betroffenen über Beginn und Verlauf ihrer Beschwerden (= Anamnese; siehe nächster Abschnitt) sowie der Ergebnisse der körperlichen Untersuchung (= klinischer Befund oder neurologischer Status; siehe übernächster Abschnitt) und von technischen Zusatzuntersuchungen (= »paraklinische« Befunde) wie der Magnetresonanztomographie (siehe S. 110), den evozierten Potenzialen (siehe S. 119) oder der Untersuchung des Liquors (Nervenwassers, siehe S. 131). Dies hört sich leichter an, als es tatsächlich ist, und oft ist eine MS gerade zu Beginn nicht ohne weiteres festzustellen.

Die meisten Störungen einer MS können auch bei vielen anderen Krankheiten auftreten, zum Beispiel bei Durchblutungsstörungen des Gehirns oder einem Bandscheibenvorfall (siehe auch S. 24). Außerdem entspricht manchen Beschwerden bei einer MS wie etwa einem Kribbeln in einem Bein oft kein fassbarer Untersuchungsbefund. Es gibt nach wie vor keinen »spezifischen Test« und keine Verknüpfung von Befunden, wonach eine MS als absolut sicher nachgewiesen oder ausgeschlossen gelten kann. Dies gilt auch für die Untersuchungsergebnisse der Magnetresonanztomographie, der evozierten Potenziale und des Liquors. Zum Beispiel beträgt nach einer Sehnervenentzündung (Retrobulbärneuritis) die Wahrscheinlichkeit, in der Zukunft eine MS zu entwickeln, zwar 60 bis 80 Prozent, ohne dass aber im Einzelfall vorhergesagt werden kann, bei wem dies der Fall sein wird und bei wem nicht.

Was ist eine Anamnese und was kann damit festgestellt werden?

Als Anamnese wird die Erfassung der Entwicklung einer Krankheit mit ihrem Beginn und dem Auftreten und Verlauf der verschiedenen Beschwerden bezeichnet. Eine Anamnese wird durch Befragung der Betroffenen selbst erhoben (= Eigenanamnese), manchmal ergänzt durch Angaben von Angehörigen oder anderen Drittpersonen (= Fremdanamnese). In der immer technischer werdenden Medizin kommt es leider immer wieder vor, dass die Anamnese vernachlässigt wird und aufgrund ungenauer oder unvollständiger Angaben vorschnell überflüssige, unsinnige und unter Umständen sogar gefährliche technische Untersuchungsmethoden angewandt werden. Dies ist nicht nur deswegen bedauerlich, weil die Untersuchungsergebnisse dann nicht weiterhelfen, sondern insbesondere auch deswegen, weil die Aussagekraft der meisten Zusatzuntersuchungen in der Regel von einem gezielten Einsatz mit einer möglichst genauen Fragestellung abhängt.

So können viele Betroffene sich zum Beispiel zumindest anfänglich nicht daran erinnern, vor Monaten oder gar Jahren schon einmal für wenige Tage bis Wochen ein »komisches« Gefühl in einem Arm oder Bein gehabt zu haben. Sie hatten es entweder selbst nicht besonders ernst genommen oder ihr Arzt hatte nichts finden können. Zudem waren die Beschwerden nur geringfügig gewesen und rasch und folgenlos zurückgegangen, sodass kein Grund zur Beunruhigung oder für weitere Untersuchungen gegeben war. Auch viele Sehnervenentzündungen (siehe S. 72) verlaufen mit vergleichsweise wenig Beschwerden (»milchiges«, verschwommenes oder unscharfes Sehen auf einem Auge, das sich nach einiger Zeit von alleine wieder verliert), weshalb Betroffene entweder überhaupt nicht zum Arzt gehen oder einmal bei einem Augenarzt waren, der aber nichts feststellen konnte.

Was ist ein neurologischer Status und was kann damit festgestellt werden?

Als neurologischer Status oder kurz Neurostatus wird der Befund der körperlichen neurologischen Untersuchung bezeichnet. Er entspricht auf neurologischem Fachgebiet dem körperlichen Untersuchungsbefund des Allgemeinarztes oder Internisten, der auch als Allgemeinstatus oder internistischer Status bezeichnet wird. Von vielen Ärzten wird der neurologische Status anhand eines Untersuchungsbogens erhoben, der Normalbefunde vorgibt und Platz lässt für die Eintragung krankhafter Abweichungen.

Ein großer Nachteil des Neurostatus bei einem Verdacht auf MS besteht darin, dass er Veränderungen wie beispielsweise ein durch abnorm rasche Ermüdung (siehe Fatigue, S. 69) eintretendes Nachlassen der Kraft oder auch Konzentrations- und Gedächtnisstörungen (siehe S. 85) normalerweise nicht erfasst. Dies deswegen, weil zum Beispiel nur kurz geprüft wird, ob die Arme und Beine im Liegen auf beiden Seiten gleich hochgehoben und gehalten werden können, nicht aber, ob zum Beispiel in einem Treppenhaus rasch drei oder noch mehr Etagen heraufgegangen werden kann. Auch bei Beginn einer MS häufige Gefühlsstörungen müssen nicht zu »Ausfällen« führen, die der Arzt mit einem Wattebausch oder einer Nadel in dem entsprechenden Hautgebiet nachweisen kann. Ebensowenig werden bei einer normalen neurologischen Untersuchung neuropsychologische Tests durchgeführt. All dies kann dazu führen, dass Beschwerden voreilig als »funktionell« oder psychisch bedingt eingeordnet werden.

Es ist nach wie vor beeindruckend, dass mit der einfachen – und abgesehen vom Zeitaufwand und der Denkleistung des Untersuchers keinerlei Kosten verursachenden – körperlichen Untersuchung oft sehr genaue Hinweise auf den Ort einer Schädigung des Nervensystems zu erheben sind. Dennoch muss man sich gerade bei einer beginnenden MS über die Grenzen der Aussagekraft einer körperlichen Untersuchung im Klaren sein. Subjektiv empfundene Krankheitszeichen lassen sich nicht immer durch Untersuchungen objektivieren; dies ändert aber nichts daran, dass sie vorhanden sind. Viele Betroffene merken und wissen schon lange ganz genau, dass etwas in ihrem Nervensystem zumindest zeitweise nicht richtig funktioniert, ohne dass dies aber bei einer – durchaus sorgfältigen – klinisch-neurologischen Untersuchung auffallen muss. Manchmal fühlen sich Neuerkrankte dann lange Zeit ziemlich verunsichert oder auch nicht ausreichend ernst genommen.

Einige Beispiele für bei der neurologischen Untersuchung meist fassbare Untersuchungsbefunde bei MS sollen nachfolgend in alphabetischer Reihenfolge kurz erläutert werden:

- **Afferente Pupillenstörung**: auf einem Auge aufgrund einer Sehnervenentzündung verminderte Lichtwahrnehmung und entsprechend abgeschwächte Reaktion der Pupille im Vergleich zur Gegenseite bei Beleuchtung (siehe auch S. 73). Dies kann man dadurch feststellen, dass man eine helle Taschenlampe abwechselnd kurz vor beide Augen hält, wonach es auf der betroffenen Seite zu einer verlangsamten und abgeschwächten Verengung der Pupille kommt.
- **Ataxie**: Störung des Bewegungsablaufs bzw. der Abstimmung von Körperbewegungen zu einem geordneten Zusammenwirken der Muskulatur (siehe auch S. 70). Es kommt zu einem Unvermögen zu sitzen (Rumpfataxie) oder zielgerichtete Körperbewegungen wie Gehen (Gangataxie), Stehen (Standataxie), Greifen oder Zeigen (Zeigeataxie) fein abzustimmen.

- **Babinski-Zeichen** (nach dem gleichnamigen französischen Arzt benannt): besteht in einem Strecken der Großzehe nach oben bzw. zum Kopf hin – anstelle normalerweise nach unten – bei Bestreichen der seitlichen Fußsohle, häufig mit gleichzeitigem Spreizen der übrigen Zehen (Abb. 21); gehört zu den Zeichen einer so genannten Pyramidenbahnschädigung.
- **Doppelbilder**: Sehstörung mit zwei ineinander übergehenden, nebeneinander, übereinander oder schräg versetzt stehenden Seheindrücken. Dies wird bei einer MS meist durch eine Störung im Hirnstamm hervorgerufen, gelegentlich auch durch eine Schädigung der für die Augenbewegungen zuständigen Hirnnerven.
- **Dysarthrie**: Sprechstörung durch Lähmung oder gestörtes Zusammenwirken der Zunge und sonstigen Sprechmuskulatur mit undeutlichem, »verwaschenen« oder auch so genanntem skandierenden (abgehackten) Sprechen (siehe auch S. 88).
- **Dysästhesien**: »verfälschte« oder unangenehme und mitunter schmerzhafte Wahrnehmung von Berührungs- oder Temperaturreizen (siehe auch S. 67).
- **Hypästhesie und/oder Hypalgesie**: verminderte Berührungsempfindlichkeit und/oder verminderte Schmerzempfindlichkeit umschriebener Körperabschnitte.
- **Hyperpathie**: vermehrte Berührungs- und Schmerzempfindung; schon leichteste Berührungen können als sehr unangenehm empfunden werden und brennende Schmerzen auslösen; diese setzen meist erst einige Sekunden nach dem Reiz ein, können sich auch nach Beendigung des Reizes noch verstärken und ausbreiten und klingen erst allmählich wieder ab.
- **Lhermitte-Zeichen**: elektrisierende oder kribbelnde (wie »Ameisenlaufen«), vom Nacken in Arme und/oder über die Wirbelsäule in die Beine ausstrahlende Missempfindungen bei kräftiger Vorwärtsneigung des Kopfes auf die Brust (siehe auch S. 79).
- **Pallhypästhesie**: mit einer Stimmgabel überprüftes, vermindertes Vibrationsempfinden an den Knochen des Fuß- oder Handgelenks.
- **Paraspastik**: unwillkürlich hervorgerufene, »federnd« erhöhte Muskelspannung, ein- oder beidseits, insbesondere bei rascher Bewegung; in den Beinen meist deutlicher als in den Armen (siehe auch S. 78).
- **Paresen**: Lähmungserscheinungen, die verschiedene Muskeln ein- oder beidseits betreffen können (siehe auch S. 78).
- **Reflexabschwächung**: abnorm schwach auslösbare Reflexe; für die so genannten Muskeleigenreflexe bei MS ungewöhnlich, für die so ge-

nannten Fremdreflexe wie z.B. die Bauchhautreflexe (Fehlen der normalen reflektorischen Anspannung der Bauchmuskulatur beim Bestreichen der Bauchhaut) hingegen häufig.

- **Reflexsteigerung**: abnorm lebhafte, gesteigert auslösbare Muskeleigenreflexe (z.B. Patellarsehnen- oder Achillessehnen-Reflex), was sich auch durch ein als Klonus bezeichnetes rhythmisches Zittern des Fußes beim Auftreten äußern kann.
- **Spastik** ist eine Verknüpfung mehrerer Zeichen (siehe auch S. 78):
  - Lähmung aufgrund einer Schädigung im Zentralnervensystem,
  - federnd erhöhte Muskelspannung (»Tonus«),
  - abnorm gesteigerte Muskel-Eigen-Reflexe (MER),
  - sonstige so genannte Pyramidenbahnzeichen wie »positiver Babinski« oder »erloschene« Bauchhautreflexe.
- **Tetraspastik**: unwillkürlich hervorgerufene, »federnd« erhöhte Muskelspannung in den Armen und (meist deutlicher) Beinen beidseits, insbesondere bei rascher Bewegung.

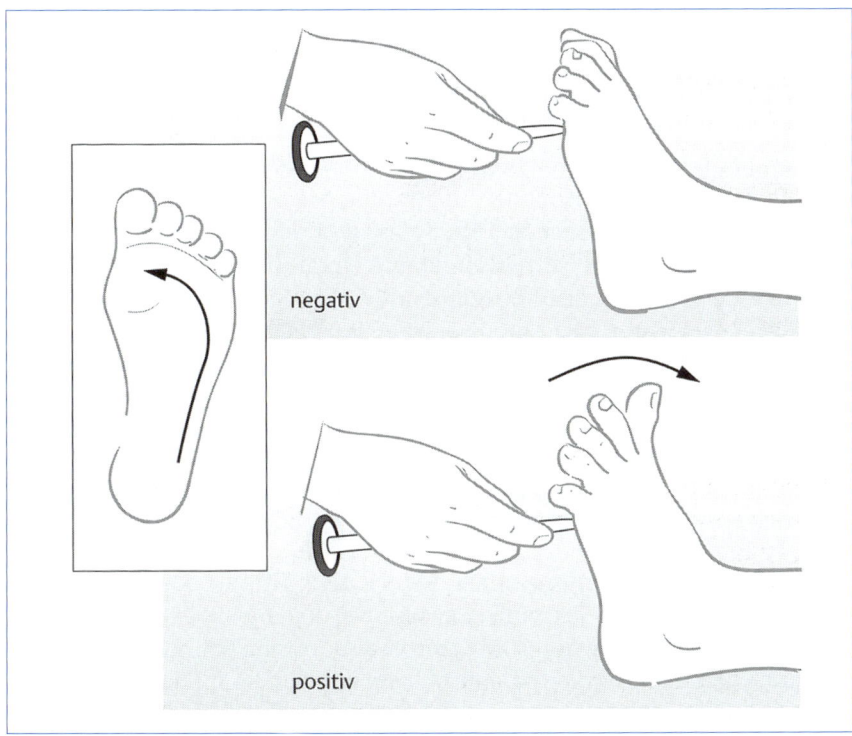

Abb. 21: Babinski-Zeichen

- **Visusreduktion**: Verminderung der Sehkraft oder Sehleistung; wird in Beziehung zur Sehleistung eines gesunden Auges ausgedrückt (2/20 bedeutet, dass etwas aus 2 Meter Entfernung erkannt wird, was normalerweise aus 20 Meter Entfernung erkannt wird (zum so genannten Zentralskotom als häufiger Sehstörung bei MS siehe S. 72)

Was ist eine Magnetresonanztomographie und was kann damit festgestellt werden?

In den 70er-Jahren des letzten Jahrhunderts konnten mit der Computertomographie (CT), einer Weiterentwicklung der Röntgentechnik, erstmals Weichteilstrukturen des Körpers und damit auch das Gehirn abgebildet werden, was durch einen dadurch möglichen Nachweis MS-bedingter Veränderungen in der weißen Gehirnsubstanz zu einer wesentlichen Verbesserung der MS-Diagnostik führte. Inzwischen ist die Computertomographie im Rahmen der Diagnostik und Verlaufskontrolle einer MS praktisch völlig von der Magnetresonanztomographie (MRT; manchmal auch als Kernspintomographie = KST oder Nukleare Magnetische Resonanztomographie = NMR bezeichnet) abgelöst worden. Diese ist noch genauer und kommt ohne Belastung des Körpers mit Röntgenstrahlen aus.

Während mit der Computertomographie nur größere Herde zu sehen waren, bildet die Magnetresonanztomographie das Gehirn mit viel besserer Detailauflösung ab. Äußerlich ähnelt das Gerät einschließlich der Untersuchungsöffnung in der Mitte weitgehend einem Computertomographen (Abb. 22a und b). Statt mit Röntgenstrahlen erfolgt jedoch eine Messung des Geweberverhaltens in einem starken Magnetfeld, das die schwach elektrisch geladenen Teilchen in den Körperzellen für kurze Momente in bestimmte Richtungen zwingt und dann wieder zurückschwingen lässt. Die Magnetresonanztomographie ist die mit Abstand genaueste, zuverlässigste und damit wichtigste apparative oder technische Zusatzuntersuchung bei MS. Die Darstellung der Untersuchungsbefunde ist in drei verschiedenen Ebenen möglich (Abb. 23).

Während der Untersuchung muss man einige Minuten ruhig auf dem Rücken liegen bleiben. Erfreulicherweise werden die MRT-Geräte parallel zur Weiterentwicklung der Computertechnik immer schneller, wodurch sich die Untersuchungszeiten deutlich verkürzt haben. Man wird auf einer Liege in die Untersuchungsöffnung des Gerätes geschoben. Dabei liegt der Kopf in einer gepolsterten Schale und wird mit einem weichen

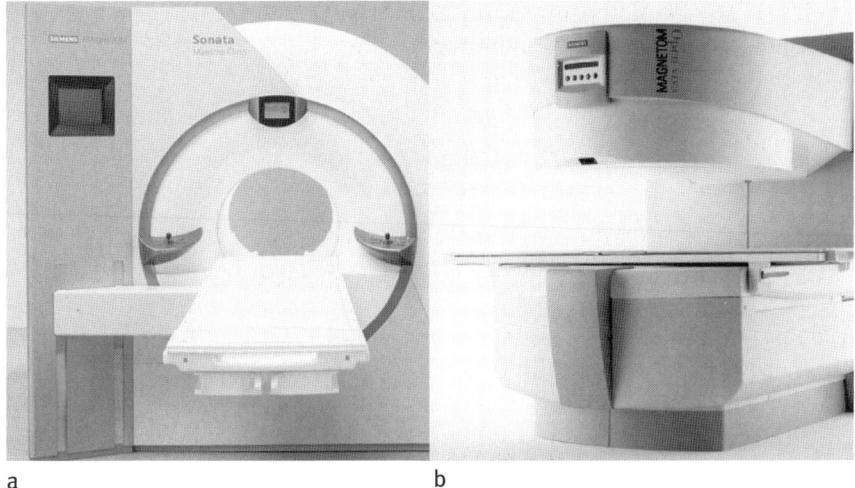

a   b

Abb. 22: Moderne Magnetresonanztomographie-Geräte (Firma Siemens); a = geschlossen, b = offen

Band festgehalten. Um die Aussagekraft der Untersuchung zu erhöhen,
wird zusätzlich Kontrastmittel in die Armvenen gegeben.

Besonders Menschen, die üblicherweise davor Angst haben, sich in geschlossenen Räumen aufzuhalten, fühlen sich in der mehr oder weniger
engen Untersuchungsröhre eines MRT-Gerätes unwohl und beengt. Sie
können mit zunehmender Untersuchungsdauer immer unruhiger werden, wodurch es zu Bewegungen und damit einer schlechten Bildqualität
kommen kann. Bei einer derartigen, in der medizinischen Fachsprache
als Klaustrophobie bezeichneten Störung erleichtert die vorherige Gabe
eines leichten Beruhigungsmittels den Untersuchungsablauf, oder die
Untersuchung wird in einem so genannten offenen Gerät durchgeführt
(Abb. 22b). Auch das für die Methode typische hämmernde Geräusch
während der Untersuchung kann beunruhigend sein, weshalb häufig
Ohrstöpsel oder Kopfhörer mit Musik eingesetzt werden.

Mit der MRT lassen sich schon bei einer beginnenden MS in etwa 30 bis
50 Prozent der Fälle Krankheitsherde oder Plaques erkennen, die für einen Nachweis allerdings mindestens zwei Millimeter groß sein müssen.
Ihr Hauptvorteil besteht darin, dass sie auch die Erkennung »klinisch
stummer«, also ohne entsprechende Beschwerden einhergehender Herde
ermöglicht, was auch erklärt, warum sich in aller Regel schon bei Verdacht auf eine MS mehrere Läsionen nachweisen lassen (Abb. 24a-c). Im

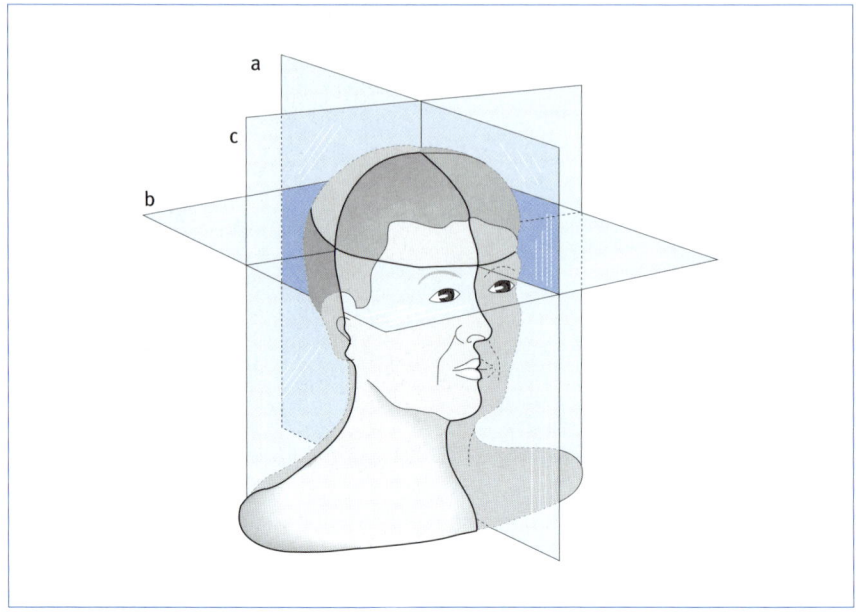

Abb. 23: Schematische Darstellung der Schnittebenen a, b und c bei der Magnetresonanztomographie

Großhirn sind insbesondere zu Beginn einer MS 90 Prozent der MRT-Befunde ohne klinisches Korrelat und im Hirnstamm ist dies immerhin bei 75 Prozent der Fall. Dies bedeutet umgekehrt aber auch, dass sich nur etwa zehn Prozent der MRT-Veränderungen in denjenigen Gehirnabschnitten finden, in denen man sie aufgrund der jeweiligen Beschwerden der Betroffenen vermutet. Meist besteht also keine oder zumindest keine sichere Beziehung zwischen sichtbaren MS-Herden und dem aufgrund der Beschwerden und der körperlichen Untersuchung anzunehmenden Ort einer Schädigung. Manchmal werden sogar »MS-typische Befunde« erhoben, obwohl die MRT-Untersuchung aus ganz anderen Gründen durchgeführt wurde. Derartige Zufallsbefunde sollten immer sehr zurückhaltend bewertet werden.

Weil nicht jeder im MRT sichtbare Herd auch mit Beschwerden einhergehen muss, ist es auch keine Seltenheit, dass trotz erstmaliger und umschriebener Beschwerden bereits mehrere und unter Umständen größere Herde nachweisbar sind. Typischerweise haben frische Herde eine ovale oder elliptische Form, sind in der weißen Substanz um die Hirnkammern herum (periventrikulär), in den Verbindungsbahnen zwischen den bei-

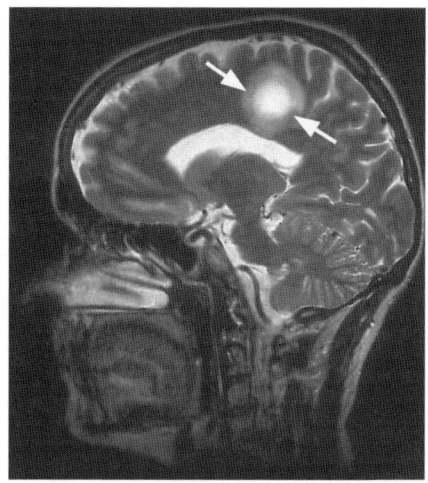

a

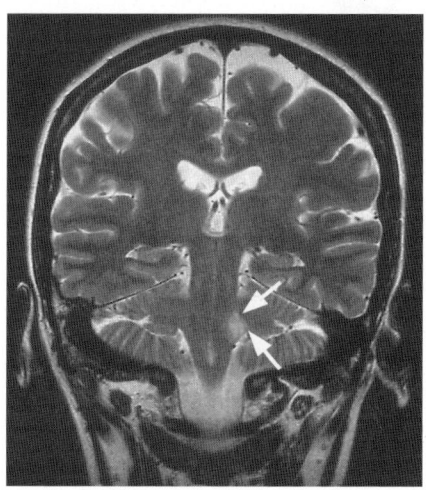

b

Abb. 24: Typische MRT-Befunde bei
MS;
a: größere periventrikuläre Läsion,
b: Läsion im Hirnstamm,
c: Läsion des Nervus opticus (Sehnerven)

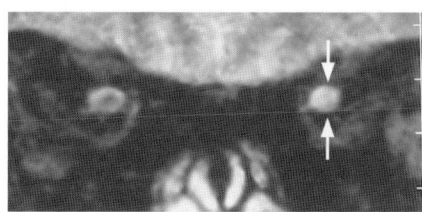

c

08187 Trias Multiple Sklerose Wider 8 18.06.2002 21:33:07 Blackinta

den Großhirnhälften (im so genannten Balken), im Hirnstamm und Kleinhirn sowie im Rückenmark angeordnet.

Mit der MRT lassen sich nicht nur MS-Herde als charakteristischer Befund nachweisen, sondern sie kann auch die bei dieser Erkrankung bisweilen auftretende Volumenabnahme (Schrumpfung oder Atrophie) bestimmter Teile des Zentralnervensystems nachweisen, ohne dass dabei unbedingt die Herde hervorstechendes Merkmal sind. Diese Volumenabnahme entsteht nicht durch den Entzündungsprozess, sondern durch den Untergang der Axone. Eine solche Veränderung ist häufig im Balken, im Hirnstamm und vor allem im Rückenmark zu finden. Gerade im Rückenmark ist jedoch die Aussagekraft der MRT bei der Suche nach MS-Herden noch eingeschränkt, obwohl sich auch hier parallel zu Verbesserungen der Technik immer mehr Herde nachweisen lassen. Allerdings kommt es oft vor, dass kleine Herde nicht nachweisbar sind, obwohl sie zu einer deutlichen Beeinträchtigung des Patienten führen. Umgekehrt führen einzelne große Entzündungsherde im Rückenmark oft zu Schwierigkeiten in der Einordnung, indem sie nur schwer von Tumoren abzugrenzen sind.

Zwischen dem in den verschiedenen Abbildungsebenen für das gesamte Gehirn nachweisbaren Ausmaß der MRT-Veränderungen und dem Krankheitsverlauf besteht ein Zusammenhang. Eine MS wird umso schwerer eingeschätzt, desto mehr Veränderungen nachgewiesen werden können. Dies hat dazu geführt, dass MRT-Befunde nicht nur bei der Diagnosestellung, sondern auch bei der Behandlung eine zunehmende Rolle spielen. Dies gilt sowohl für den Zeitpunkt des Beginns einer Behandlung als auch für die Bewertung von Behandlungseffekten.

Aus pathologisch-anatomischen Untersuchungen sind die unterschiedlichen feingeweblichen Veränderungen im Verlauf des Entzündungsprozesses bei einer MS gut bekannt (siehe auch S. 64). Diese können heute auch mit der MRT dargestellt werden. Hierzu ist es notwendig, verschiedene Untersuchungstechniken zu berücksichtigen. Man unterscheidet dabei so genannte T_1- und T_2-gewichtete Aufnahmen sowie das Verhalten der Veränderungen nach der Gabe eines Kontrastmittels (Gadolinium). Dieses Kontrastmittel hat nichts mit den bei Röntgenaufnahmen verwendeten jodhaltigen Substanzen zu tun, weshalb auch Patienten mit einer bekannten Jodallergie untersucht werden können. Frische Entzündungsherde stellen sich in T_2-gewichteten Bildern vermehrt dicht (hyperintens) dar und sind bei einer späteren Untersuchung unter Umständen nicht mehr zu sehen. Die intravenöse Gabe des Kontrastmittels Gadolinium kann die Unterscheidung frischer und alter Läsionen erleichtern, weil frische Herde dieses Kontrastmittel anreichern, was in den T_1-gewichteten Aufnahmen zu erkennen ist. Dabei bildet sich oft ein Kontrastmittelsaum um die in den T_2-Aufnahmen hyperintensen Stellen. Der Nachweis von frischen Entzündungsherden im Sehnerven bei einer Optikus- oder Retrobulbärneuritis (siehe Abb. 24c, S. 113) gelingt bisher nur ausnahmsweise. Auch bei der Suche nach MS-Herden im Rückenmark ist die Aussagekraft der MRT noch begrenzt.

In T_1-gewichteten Bildern stellen sich MS-Plaques vermindert dicht (hypointens) beziehungsweise als »schwarze Löcher« (englisch: black holes) dar. Diese schwarzen Löcher sind ebenfalls Folge des Untergangs von Axonen und zeigen die Orte schwerer Gewebeschäden an. Erfreulicherweise konnte für eine Behandlung mit Interferon-beta (siehe S. 152) gezeigt werden, dass dadurch sowohl die Weiterentwicklung einer Hirnatrophie als auch von »black holes« deutlich verringert werden kann. Generell sind T_2-gewichtete Bilder eher zur Darstellung akuter Veränderungen und T_1-gewichtete Bilder eher zur Erfassung eines Gewebsuntergangs oder sonstiger chronischer Veränderungen geeignet. Das Ausmaß der hyperintensen Veränderungen wird als so genannte T_2-Läsionslast (englisch: lesion load) bezeichnet und wurde besonders in Studien mit neueren Medikamenten wie Interferon-beta als Maß für die Krankheitsbelastung (englisch: burden of disease) angesehen. Dabei muss allerdings berücksichtigt werden, dass zum Beispiel kleinere, aber unter Umständen mit schweren Störungen oder Ausfällen einhergehende Herde im Hirnstamm oder Rückenmark ebenso wie eine kortikale oder spinale Atrophie nicht erfasst werden.

Generell muss betont werden, dass auch MRT-Befunde wie alle anderen Untersuchungsergebnisse bei der MS unspezifisch sind. MRT-Bilder zeigen keine MS, sondern allenfalls Veränderungen, die mehr oder weniger wahrscheinlich mit einer MS in Zusammenhang stehen. Obwohl die Untersuchung oft dazu dient, die durch die Schilderung der Beschwerden durch den Patienten gestellte Verdachtsdiagnose weiter zu untermauern oder auch zu verwerfen, ist die Diagnosestellung einer MS allein aufgrund eines MRT-Befundes nicht gerechtfertigt. Deshalb ist es sehr bedauerlich, dass zum Beispiel manche Röntgenärzte immer noch glauben, den Betroffenen etwas Gutes zu tun, wenn sie ihnen anhand eines vermeintlich eindeutigen MRT-Befundes sagen, nun sei »alles klar«, sie hätten ganz sicher eine MS.

Zurzeit wird die Aussagekraft zusätzlicher Untersuchungstechniken überprüft, die mit einem MRT-Gerät möglich sind. Bei einer Technik handelt es sich um die so genannte Magnetresonanzspektroskopie (MRS), bei einer anderen um eine auf den Ergebnissen dieser Methode beruhenden Bildgebung (englisch: magnetic resonance spectroscopy imaging [MRSI]; Magnetresonanzspektroskopie-Bildgebung). Bei der Magnetresonanzspektroskopie kann zum Beispiel die Konzentration des Stoffes N-Acetylaspartat (NAA) im Gehirn bestimmt werden, die von der Zahl intakter Neurone abhängt und dadurch einen frühen Nachweis einer axonalen Schädigung (siehe auch S. 61) ermöglicht. Eine weitere Methode ist die so genannte Magnetisierungs-Transfer-Technik (MTT) mit Unterdrückung von T_1-Signalen und verbesserter Abgrenzung von weißer Substanz und Kontrastmittel aufnehmenden Läsionen. Bei all diesen Verfahren muss noch abgewartet werden, ob und gegebenenfalls welchen Stellenwert sie außerhalb von wissenschaftlichen Fragestellungen in der Diagnostik der MS erlangen werden.

Bei klinisch wahrscheinlicher MS steigt der Prozentsatz pathologischer Befunde auf etwa 70 Prozent und bei klinisch eindeutiger beziehungsweise gesicherter MS auf über 95 Prozent.

Was sind MS-typische Veränderungen bei der Magnetresonanztomographie?

Manche Fachleute schlagen vor, man sollte am besten überhaupt nicht von MS-typischen Veränderungen sprechen. Es kommt immer wieder vor, dass bei Betroffenen mit vermeintlich typischen oder sogar »klassischen« Befunden im Magnetresonanztomogramm (MRT) im weiteren Verlauf doch eine andere Krankheit festgestellt wird (siehe auch S. 24). Noch problematischer ist der Ausdruck MS-beweisende Veränderungen; ebenso wie bei allen anderen Untersuchungsmethoden gibt es auch bei der MRT keinen Befund, der nur bei einer MS vorkommen kann. Eigentlich wäre es deswegen besser oder genauer, wenn man von Veränderungen sprechen würde, die u.a. mit einer MS vereinbar sind. Diese Probleme haben dazu geführt, dass sich Experten darüber Gedanken gemacht haben, welcher MRT-Befund mit größter Sicherheit für eine MS spricht und so am ehesten andere Ursachen ausschließt. Untersuchungen hierzu wurden vor allem durch den Holländer Barkhof durchgeführt, weshalb man in diesem Zusammenhang häufiger auch von den »Barkhof-Kriterien« spricht.

Mindestens drei der nachfolgend genannten vier Kriterien müssen erfüllt sein, um von einem MS-typischen Befund sprechen zu können:

- eine Gadolinium aufnehmende (Gd-positive) Läsion oder mindestens neun hyperintense Läsionen in T2-gewichteten Aufnahmen (sofern keine Gd-positive Läsion nachweisbar ist),
- mindestens eine Läsion in der hinteren Schädelgrube (infratentoriell im Bereich des Hirnstamms oder Kleinhirns),
- mindestens eine Läsion im Übergangsbereich zwischen Marklager und Hirnrinde (juxtakortikal),
- mindestens drei an die Hirnkammern angrenzende (periventrikuläre) Läsionen.

An dieser Stelle sei kritisch angemerkt, dass es sich um sehr strenge Kriterien handelt, die viele Betroffene vor allem am Anfang ihrer Erkrankung noch nicht, bisweilen sogar auch im späteren Verlauf nie erfüllen. Dies bedeutet aber nicht, dass sie deshalb nicht an einer MS erkrankt wären. In Verbindung mit anderen Untersuchungsmethoden und Befunden (siehe S. 139) kann in diesen Fällen dann durchaus mit großer Sicherheit die Diagnose gestellt werden.

Wann sollte eine Magnetresonanztomographie wiederholt werden?

Eine Magnetresonanztomographie sollte (wie übrigens jede andere Untersuchungsmethode auch) dann wiederholt werden, wenn die bisherigen Befunde nicht eindeutig waren oder sich wesentliche neue Aspekte ergeben haben. Letzteres kann zum Beispiel der Fall sein, wenn die Untersuchung nach einer Sehnervenentzündung unauffällig war und einige Zeit später erneute Beschwerden wie z. B. Taubheitsgefühle oder Kraftlosigkeiten an Armen oder Beinen auftreten.

Die Magnetresonanztomographie hat inzwischen eine große Bedeutung in der Beurteilung des Krankheitsverlaufs einer MS. Da eine eindeutige Beziehung zwischen der Krankheitsaktivität und der Zunahme von Entzündungsherden besteht (Abb. 25), kann es sinnvoll sein, diese Untersuchung für Entscheidungen über die richtige Langzeitbehandlung (siehe S. 151) zu wiederholen. Regel- oder routinemäßig durchgeführte Kontrollen mit der Magnetresonanztomographie ohne konkrete Fragestellung sind hingegen nicht sinnvoll.

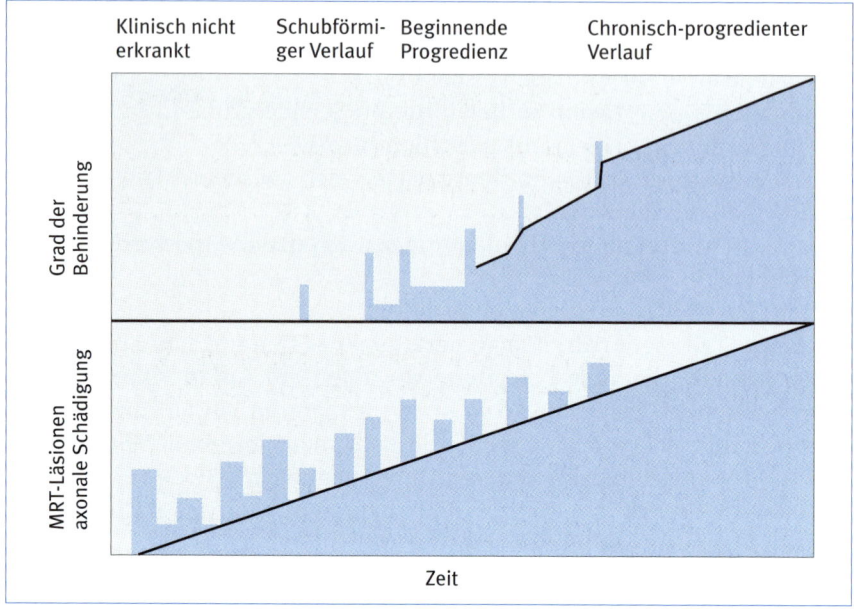

Abb. 25: Vergleich eines Beschwerdeverlaufs bei einer MS mit schubförmigem Beginn und später chronisch-progredientem Verlauf (oben) mit dem Ausmaß der im MRT sichtbaren Veränderungen (unten)

Die häufigsten Gründe für die Durchführung einer Magnetresonanztomographie sind in Tab. 18 zusammengestellt.

● **Tab. 18: Gründe für eine Magnetresonanztomographie bei Multipler Sklerose**

1. Bei Verdacht auf MS (zu Beginn der Erkrankung)
- praktisch immer (wichtigste apparative Einzeluntersuchung sowohl zum Nachweis von Plaques als auch zum sicheren Ausschluss von für die Beschwerden ursächlichen Veränderungen durch andere Krankheiten)
- bei früher unauffälligem Befund und erneutem MS-Verdacht

2. Bei erneuten Beschwerden und bekannter MS (im Verlauf)
- zur Verlaufskontrolle mit der Frage nach
  - Zunahme von Veränderungen
  - Rückbildung von Veränderungen
  - Veränderungen unter besonderen Behandlungsverfahren
- bei neuen Krankheitszeichen, die nicht ausreichend sicher auf die MS zurückzuführen sind, zum Beispiel Ausschluss/Verdacht auf Begleit- oder Zweiterkrankungen wie
  - Hirntumor
  - Schlaganfall
  - Bandscheibenvorfall

Fortsetzung Tabelle 18

3. Im Zusammenhang mit der Behandlung
- zur Erleichterung von Entscheidungen wie Einleitung oder Abbruch einer Schubprophylaxe
- zur Bewertung des Krankheitsverlaufs in klinischen Studien mit neuen, in der Erprobung befindlichen Medikamenten

Was sind evozierte Potenziale?

Als »Potenzial« werden elektrische Spannungsunterschiede bezeichnet, die in sehr schwacher Form auch in den Nerven- und Muskelzellen des menschlichen Körpers vorkommen (siehe auch S. 51). Sie können mit Elektroden abgeleitet und nach elektronischer Verstärkung aufgezeichnet werden. Beispiele für solche spontan auftretende Potenzialschwankungen sind das Elektrokardiogramm (EKG) und das Elektroenzephalogramm (EEG).

Als »evozierte« Potenziale werden solche bezeichnet, die nicht von alleine, sondern erst nach Anregung von außen oder Reizung auftreten. Da die einzelnen Reizantworten nur sehr schwach sind, müssen die zu untersuchenden Abschnitte des Nervensystems mehrfach hintereinander gereizt und die Antworten zusammengefasst werden. Damit erhält man eine durch technische Kunstgriffe von zufälligen Veränderungen und Störungen »bereinigte« und klar erkennbare Antwort. Die so »hervorgerufenen« Potenziale werden evozierte Potenziale genannt. Mit ihnen können gefahrlos und mit erträglicher Belästigung beliebig oft Teile des Nervensystems untersucht werden, und es lassen sich auch Störungen nachweisen, die entweder völlig unbemerkt oder früher abgelaufen sind, ohne dass ihnen eine Bedeutung beigemessen wurde.

Gemessen wird neben der Höhe oder Amplitude der Potenziale auch die als Latenz bezeichnete Zeit zwischen Reiz und Auftreten der Potenziale. Wegen der Schädigung der Markscheiden (siehe S. 52) ist bei der MS sowohl eine Verlangsamung der Erregungsleitung im Zentralnervensystem (Latenzverzögerung) als auch eine komplette Leitungsunterbrechung (Potenzialausfall) möglich.

Untersuchungen der visuell und akustisch evozierten Potenziale (VEP bzw. AEP) sind schmerzlos, die Untersuchung somatosensibel evozierter Potenziale (SEP) kann wegen der notwendigen Stromstöße ebenso wie

die Ableitung magnetisch evozierter Potenziale (MEP) etwas unangenehm sein. Für die Ableitung werden sowohl auf die Haut geklebte Oberflächenelektroden als auch Nadelelektroden benutzt. Bei sachgerechter
Durchführung ist der Einstich von Nadelelektroden in die Haut nicht
schmerzhaft. Routinemäßig werden in der MS-Diagnostik die visuell evozierten, motorisch evozierten, somatosensibel evozierten und die akustisch evozierten Potenziale angewendet.

Was kann mit visuell evozierten Potenzialen festgestellt werden?

Die visuell evozierten Potenziale (VEP) überprüfen die »Sehbahn« von der
Netzhaut bis zu den für das Sehen verantwortlichen Nervenzellen im
Hinterkopf. Als Reiz wird in der Regel ein Schachbrettmuster mit rasch
wechselnder Helligkeit der Felder benutzt, gelegentlich auch ein Licht-
blitz, der jedoch zu weniger empfindlichen und verlässlichen Untersu-
chungsergebnissen führt. Es werden sowohl beide Augen gemeinsam als
auch jedes Auge getrennt untersucht (Abb. 26). In erster Linie wird die
Zeit bis zum Auftreten des ersten Gipfels eines typischerweise »M«-förmi-
gen Potenzials sowie die Höhe des ersten Gipfels oder Ausschlags (Amplitude) des wegen des Auftretens nach normalerweise 100 Millisekunden
auch als »P 100« bezeichneten Antwortpotenzials ausgewertet.

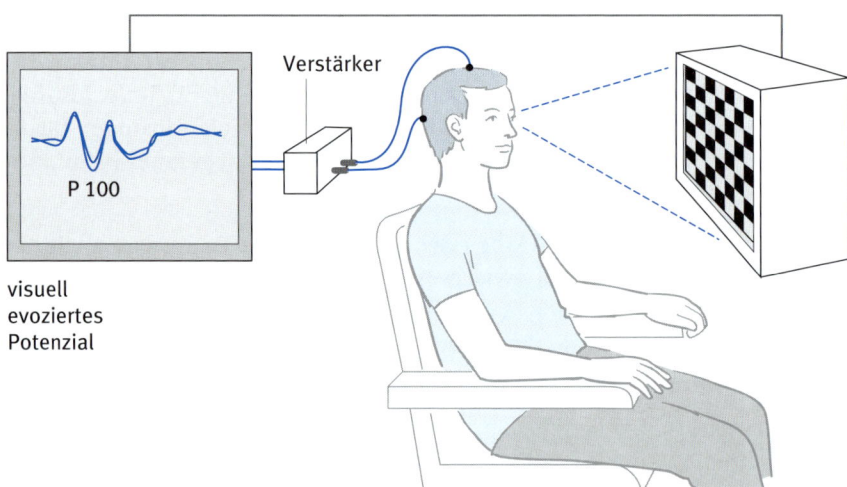

Verstärker

P 100

visuell
evoziertes
Potenzial

Abb. 26: Visuell evozierte Potenziale (VEPs): Darstellung der Untersuchungstechnik

Mit den VEPs lassen sich bei der MS sowohl frische als auch frühere und unter Umständen unbemerkt abgelaufene Sehnervenentzündungen nachweisen. Typische VEP-Veränderungen bestehen in einer verlangsamten Erregungsleitung mit verlängerter Latenz der häufig zusätzlich verkleinerten Potenzialschwankung auf der Seite des Sehnervenbefalls (Abb. 27). Bei einer akuten Retrobulbärneuritis (RBN, siehe S. 72) kommt es als Ausdruck des »Leitungsblocks« parallel zur Abnahme der Sehkraft am betroffenen Auge in der Regel zu einer Abnahme der P 100 bis hin zum völligen Potenzialverlust. Im Verlauf des Abklingens der RBN zeigt sich dann meist eine Erholung der Amplitude, jedoch eine auf die unzureichende Remyelinisierung (siehe S. 60) des Sehnerven zurückzuführende starke Latenzverzögerung.

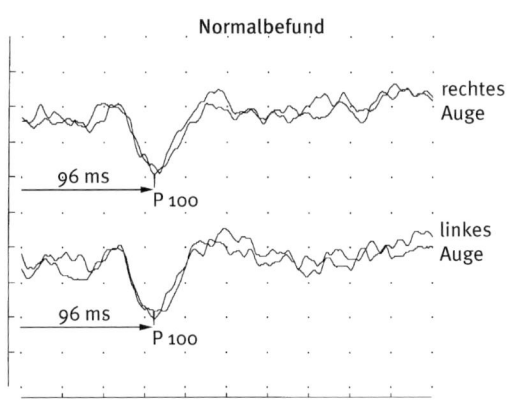

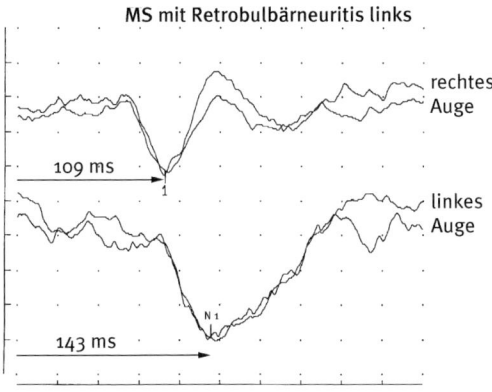

Abb. 27: Visuell evozierte Potenziale (EVPs): Normalkurven und typische Veränderungen bei MS (unten)

Damit man als Betroffener selbst einen Sehverlust feststellen kann, müssen mindestens die Hälfte der Nervenbahnen im Bereich der Sehnervenpapille von der Entzündung betroffen sein. Ein Vorteil der VEP besteht darin, dass auch schon bei leichteren, unbemerkt verlaufenden Entzündungen ein Nachweis möglich ist. Bei sehr leichtgradiger Sehnervenentzündung können die VEP allerdings normal bleiben.

Die Häufigkeit krankhafter Befunde der VEPs bei MS liegt zu Beginn einer Erkrankung bei unter 50 Prozent, über den ganzen Verlauf betrachtet aber bei durchschnittlich 80 Prozent. Im späteren Verlauf einer MS finden sich häufig sowohl Latenzverlängerungen als auch Verplumpungen der P 100.

Was kann mit magnetisch evozierten Potenzialen festgestellt werden?

Die magnetisch evozierten Potenziale (MEP) überprüfen die für die Muskelbewegung verantwortlichen Nervenbahnen vom Gehirn zu den Armen und Beinen. Dazu wird mit einer speziellen Spule über dem Schädelknochen beziehungsweise über der Hals- oder Lendenwirbelsäule für kurze Zeit ein starkes Magnetfeld erzeugt, das die darunter liegenden Ab-

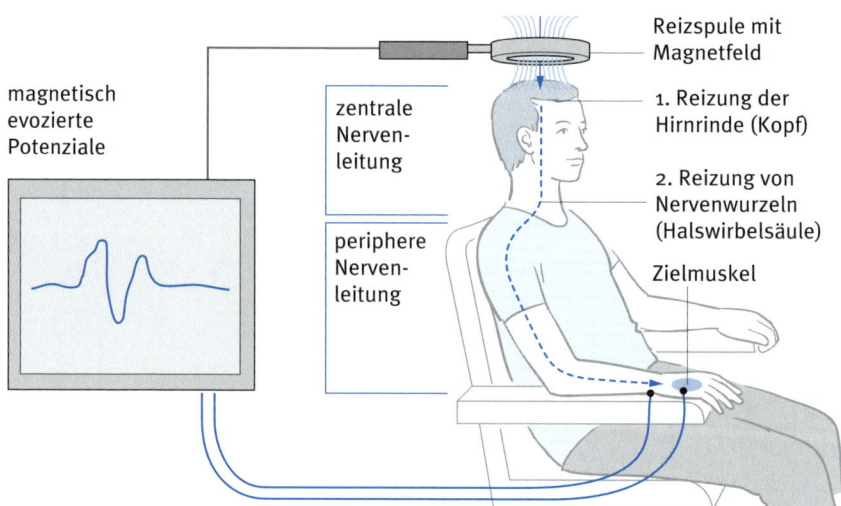

Abb. 28: Magnetisch evozierte Potenziale (MEPs): Darstellung der Untersuchungstechnik

schnitte der Großhirnrinde beziehungsweise des Rückenmarks erregt. Diese Erregung führt je nach Ort der Reizung am Gehirn oder Rückenmark zu einer kurzen Muskelzuckung an Arm oder Bein, die mit Oberflächenelektroden abgeleitet werden kann (Abb. 28).

Für eine MS typische Veränderungen der MEPs bestehen in Latenzverlängerungen (mit Zunahme der »zentralen motorischen Latenz« bzw. »zentralmotorischen Leitungszeit« [ZML]) oder einer »Aufsplitterung« des Muskelpotenzials (Abb. 29). Ein völliger Potenzialverlust ist selten. Durch einen Vergleich der Amplituden nach Reizung über der Hirnrinde und dem Rückenmark können zusätzliche Hinweise auf eine Schädigung der motorischen Nervenbahnen im Zentralnervensystem gewonnen werden. Außerdem haben viele MS-Betroffene eine erhöhte Reizschwelle.

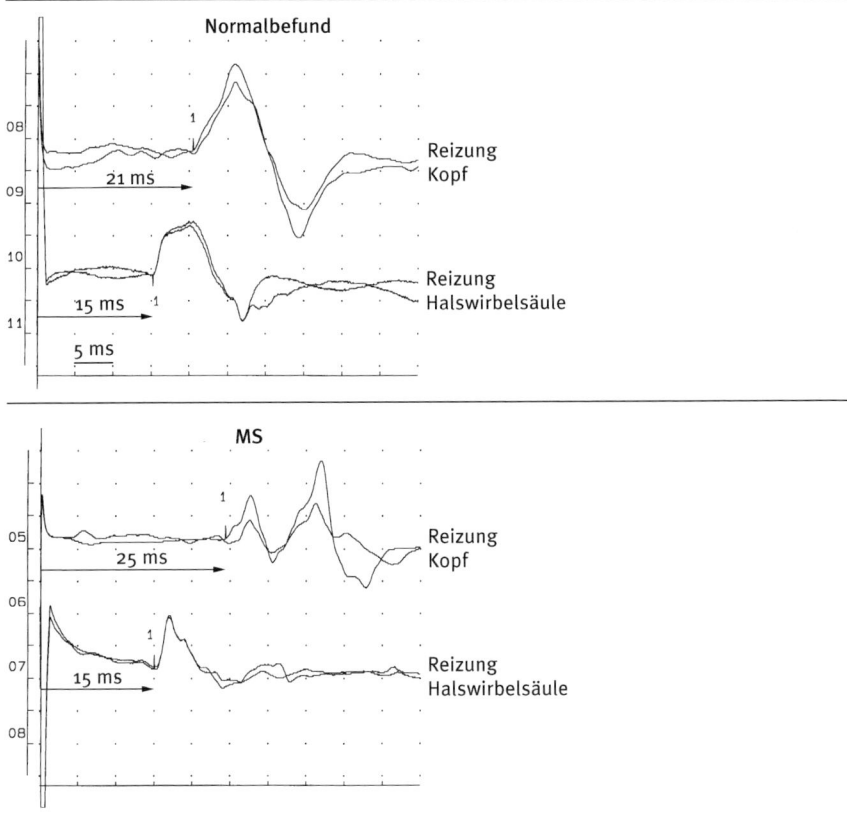

Abb. 29: Magnetisch evozierte Potenziale (MEPs): Normalkurven und typische Veränderungen bei MS (unten)

Die Häufigkeit krankhafter Befunde der MEPs bei MS liegt wie bei den VEPs zu Beginn einer Erkrankung bei etwa 50 Prozent und über den ganzen Verlauf bei durchschnittlich 80 Prozent. Auch ohne subjektive oder klinisch nachweisbare Zeichen einer Schädigung motorischer Nervenbahnen können die MEPs schon in der Frühphase einer MS krankhafte Veränderungen zeigen und damit die Diagnosestellung erleichtern.

Was kann mit somatosensibel evozierten Potenzialen festgestellt werden?

Die somatosensibel evozierten Potenziale (SEP oder SSEP) überprüfen die Übermittlung von Gefühlswahrnehmungen an das Gehirn über die Nervenbahnen von Armen und Beinen sowie im Rückenmark, die durch kurze elektrische Reize an Armen oder Beinen hervorgerufen werden. Die Antwortpotenziale können sowohl über dem Wirbelkanal als auch an der Kopfoberfläche gemessen werden (Abb. 30). Bei Verdacht auf MS werden vor allem an der Kopfhaut über den entsprechenden Hirnrindenabschnitten abgeleitete Potenziale nach gegenseitiger Reizung des Nervus medianus am Handgelenk oder des Nervus tibialis am Unterschenkel eingesetzt.

Typische SEP-Veränderungen bei der MS bestehen wie bei den anderen evozierten Potenzialen in erster Linie in Latenzverlängerungen (Abb. 31) sowie Amplitudenminderungen bis hin zum völligen Potenzialausfall als Ausdruck eines Leitungsblocks. Wahrscheinlich wegen der längeren Ver-

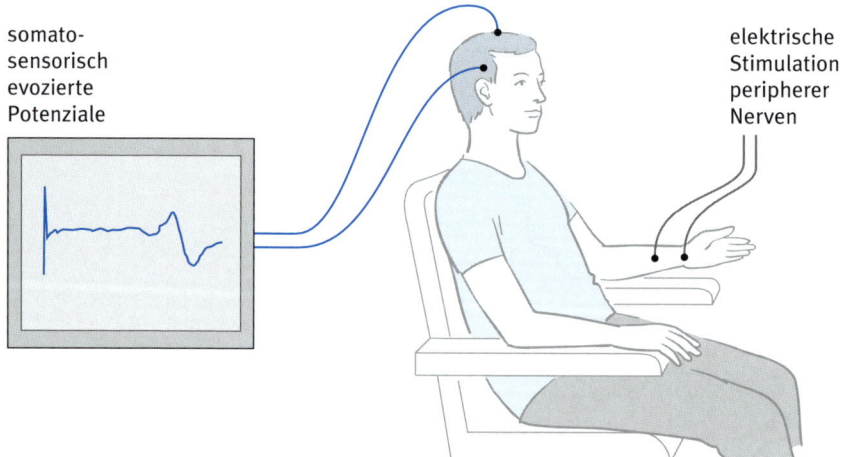

somato-
sensorisch
evozierte
Potenziale

elektrische
Stimulation
peripherer
Nerven

Abb. 30: Somatosensibel evozierte Potenziale (SEPs): Darstellung der Untersuchungstechnik

laufsstrecke im Zentralnervensystem ist die Häufigkeit krankhafter Befunde nach Reizung an den Beinen (Tibialis-SEP) höher als nach Reizung an den Armen (Medianus-SEP). Durch einen zusätzlichen Vergleich der über dem Rückenmark und Gehirn abgeleiteten Potenziale und durch zusätzliche Messung der peripheren Nervenleitgeschwindigkeit (an Armen oder Beinen) kann eine Unterscheidung bzw. Zuordnung krankhafter SEP-Veränderungen zum Gehirn oder Rückenmark erfolgen. Gelegentlich kann – auch bei Betroffenen ohne Gefühlsstörungen im Gesicht – die Ableitung von Trigeminus-SEPs sinnvoll sein.

Weil sich verlängerte SEP-Latenzen auch nach Rückbildung eines Schubes meist nicht zurückbilden und fortbestehen, geben nur im weiteren Verlauf deutlich zunehmende Latenzen Hinweise auf ein Fortschreiten der Krankheit.

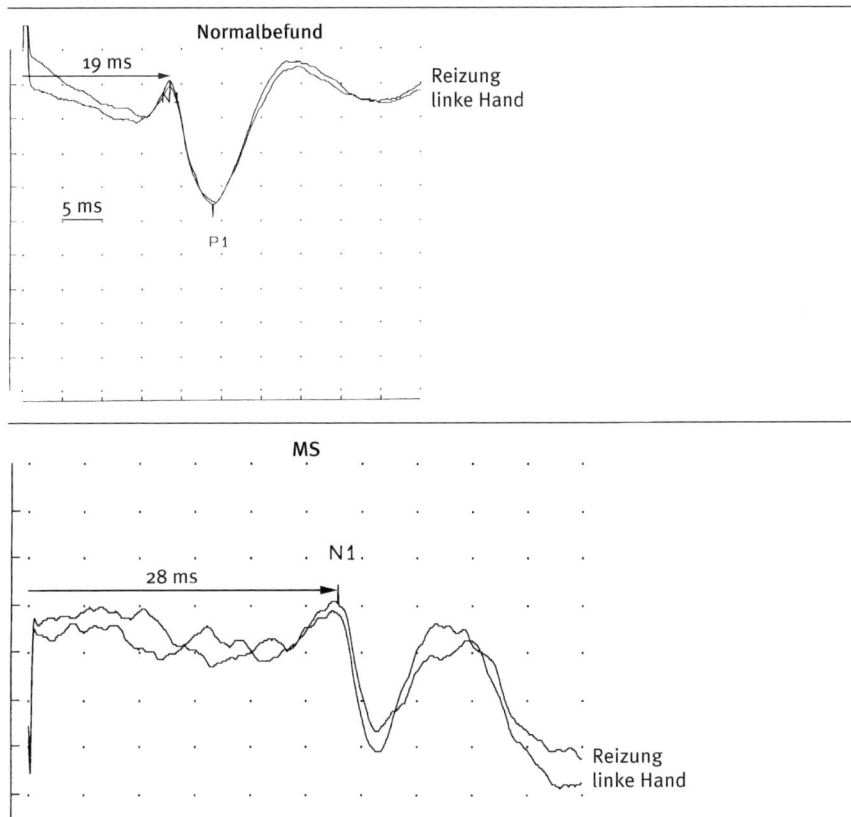

Abb. 31: Somatosensibel evozierte Potenziale (SEPs): Normalkurven und typische Veränderungen bei MS (unten)

Die Häufigkeit krankhafter Befunde der SEPs bei MS liegt zu Beginn einer Erkrankung bei unter 50 Prozent und über den ganzen Verlauf bei durchschnittlich 70 Prozent (Tibialis-SEP).

Was kann mit akustisch evozierten Potenzialen festgestellt werden?

Die akustisch evozierten Potenziale (AEP) überprüfen die Nervenfasern der Hörbahn, die durch den von der MS besonders oft betroffenen Hirnstamm laufen. Gereizt wird über einen Kopfhörer mit einem gleich bleibenden kurzen Geräusch sowohl beidseits als auch jedes Ohr getrennt. Die Ableitung erfolgt mit Elektroden von der Kopfoberfläche hinter den Ohren (Abb. 32). In der Regel werden nur die so genannten frühen akustisch evozierten Potenziale ausgewertet, die innerhalb der ersten 10 Millisekunden zu beobachten sind.

Typische AEP-Veränderungen bei MS bestehen am häufigsten in Amplitudenminderungen, daneben wie bei den VEPs in Verzögerungen (Latenzverlängerungen) der einzelnen Wellenbestandteile (meist erst ab der dritten von insgesamt fünf Wellen) beziehungsweise ihres Abstandes untereinander auf einer oder beiden Seiten (Abb. 33).

Die Häufigkeit krankhafter Befunde der AEPs bei MS liegt zu Beginn einer Erkrankung bei etwa 30 Prozent und über den ganzen Verlauf bei durchschnittlich 50–60 Prozent.

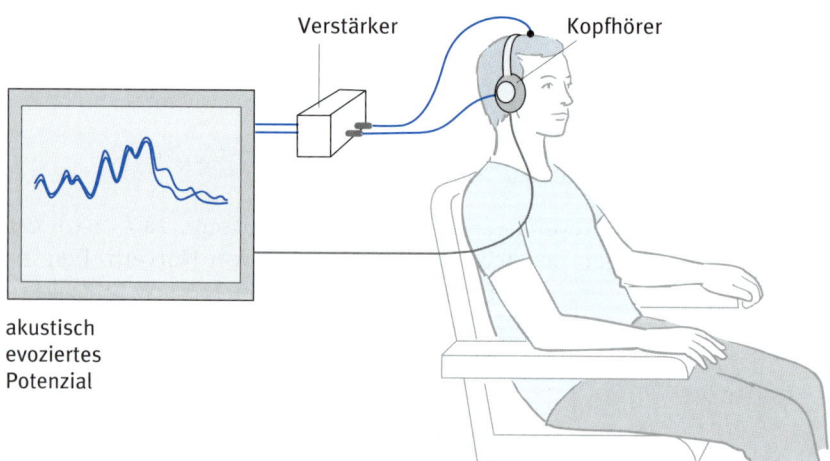

Abb. 32: Akustisch evozierte Potenziale (AEPs): Darstellung der Untersuchungstechnik

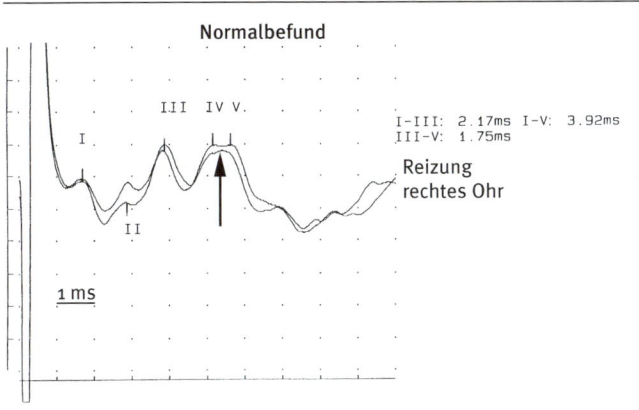

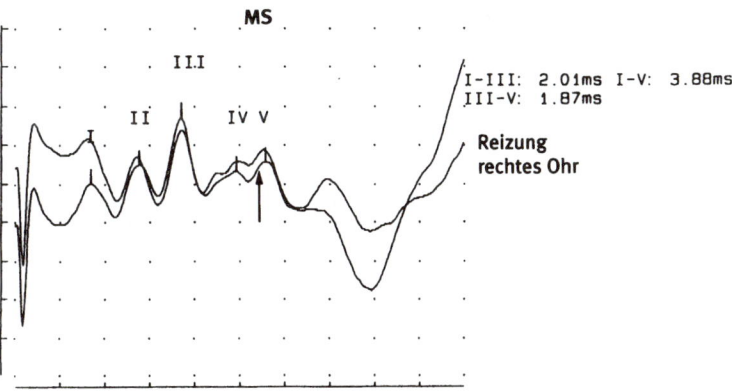

Abb. 33: Akustisch evozierte Potenziale (AEPs): Normalkurven und typische Veränderungen bei MS (unten)

Was ist die Elektronystagmographie und was kann mit ihr festgestellt werden?

Als Elektronystagmographie (ENG) wird die elektrische Aufzeichnung von Augenbewegungen bezeichnet. Diese werden von Nervenzellen im Hirnstamm und Kleinhirn gesteuert, die häufig von einer MS betroffen sind. Der Patient sitzt während der Untersuchung auf einem Drehstuhl. Ein möglicher Reiz besteht zum Beispiel in der Darbietung beweglicher Streifenmuster; die Ableitung der Augenbewegungen erfolgt mit Oberflächenelektroden um die Augen herum (Abb. 34).

Bei der MS kann die in der Fachsprache als Okulomotorik bezeichnete normale Beweglichkeit der Augen gestört sein. Daneben lassen sich häu-

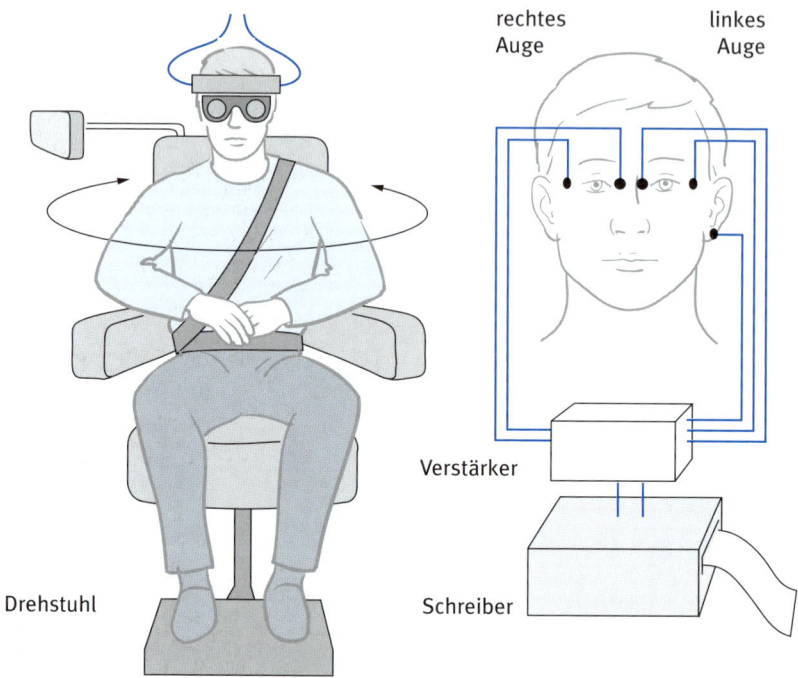

rechtes
Auge

linkes
Auge

Verstärker

Drehstuhl

Schreiber

Abb. 34: Elektronystagmographie: Darstellung der Untersuchungstechnik

figer krankhafte ruckartige Augenbewegungen (= Nystagmus) einschließlich der so genannten internukleären Ophthalmoplegie (siehe S. 76) nachweisen (Abb. 35).

Die Häufigkeit krankhafter Befunde des ENGs bei MS liegt zu Beginn einer Erkrankung bei etwa 15 Prozent und über den ganzen Verlauf bei
durchschnittlich 50 Prozent.

Was ist der Blinkreflex und was kann mit ihm festgestellt werden?

Der Blink- oder Blinzelreflex (BLR oder BR) gehört zu den so genannten
Hirnstammreflexen und überprüft damit die Funktion eines bei MS häufig beteiligten Gehirnabschnitts. Nach elektrischer Reizung an der Au-
genbraue wird mit auf die Haut der Augenlider geklebten Oberflächenelektroden abgeleitet (Abb. 36).

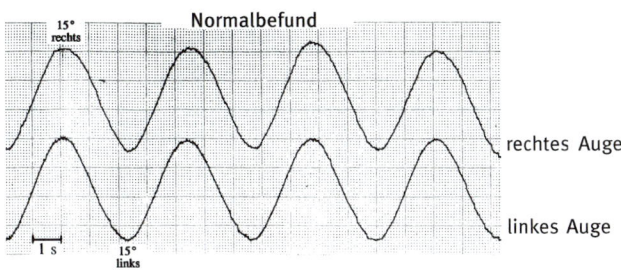

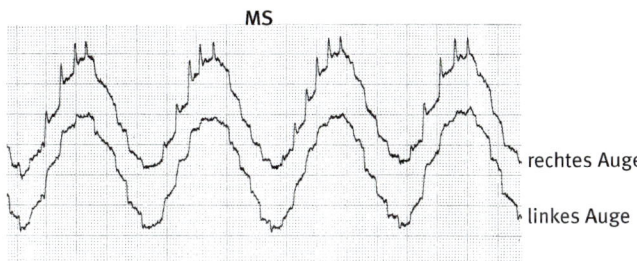

Abb. 35: Elektronystagmographie: Normalkurven und typische Veränderungen bei MS (unten) mit Störung der normalerweise »glatten« Blickfolge

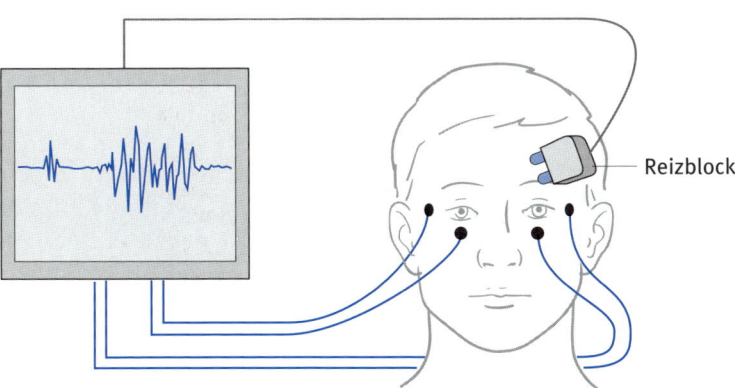

Abb. 36: Blinkreflex: Darstellung der Untersuchungstechnik

08187_Trias_Multiple_Sklerose Wider 9 18.06.2002 21:33:08 Black enta

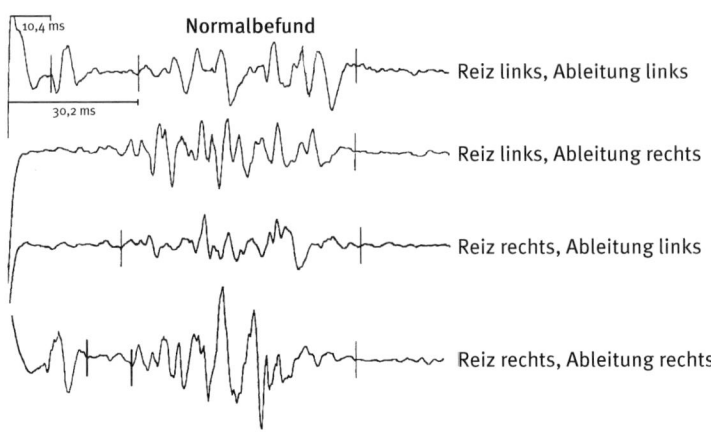

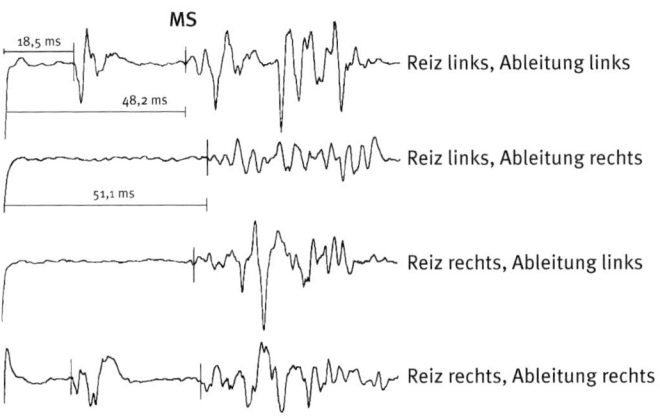

Abb. 37: Blinkreflex: Normalkurven und typische Veränderungen bei MS (unten)

Die Antwort des Blinkreflexes hat typischerweise auf der Reizseite einen frühen (= R_1) und späten (= R_2) Anteil, während auf der Gegenseite nur ein später Anteil abgeleitet werden kann. Bei der MS ist neben einseitigen Ausfällen oder einer Verzögerung des ersten Teils der Reflexantwort auch eine Verzögerung aller Reflexantworten möglich (Abb. 37).

Die Häufigkeit krankhafter Befunde des Blinkreflexes bei MS liegt zu Beginn einer Erkrankung bei etwa 15 Prozent und über den ganzen Verlauf bei durchschnittlich 50 Prozent.

Was ist eine Lumbalpunktion?

Das Rückenmark endet im Übergangsbereich zwischen Brust- und Lendenwirbelsäule etwa dort, wo sich seitlich der knöcherne Rippenbogen tasten lässt. Im Gegensatz dazu reicht die den Wirbelkanal auskleidende feste Hülle der harten Hirnhaut bis zum Kreuz- und Steißbein. Sie bildet damit einen Sack, in dem nur die Nervenwurzeln verlaufen, nachdem sie das Rückenmark verlassen haben. Durch Einstechen mit einer längeren Hohlnadel in Höhe der mittleren Lendenwirbelsäule unterhalb des Rückenmarkendes – gegebenenfalls nach örtlicher oder lokaler Betäubung – ist daher keine Verletzung des Rückenmarks möglich. Es handelt sich also nicht um eine »Rückenmark«-Punktion, sondern allenfalls um eine »Wirbelkanal«-Punktion (Abb. 38).

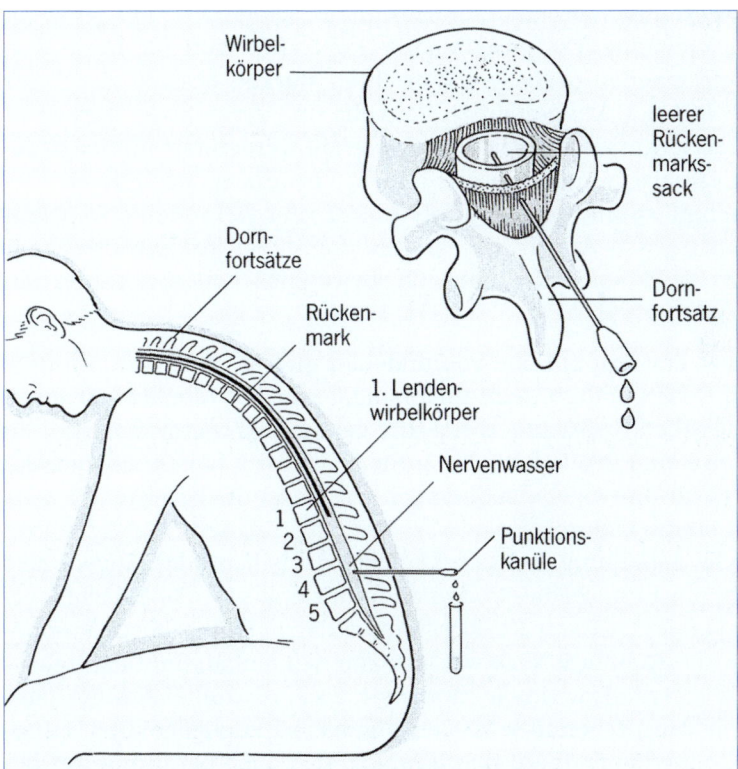

Abb. 38: Schematische Darstellung der Lumbalpunktion

Die Lumbalpunktion ist am einfachsten durchzuführen, wenn der Patient sitzt, seinen Rücken in Art eines »Katzenbuckels« krumm macht und sich so gut wie möglich entspannt. Die Hohlnadel zur Entnahme des Nervenwassers ist nicht dicker wie bei einer Blutabnahme. Da der Wirbelkanal in einigen Zentimeter Tiefe unter der Haut liegt, muss die Nadel jedoch länger sein. Nach dem Entnahmeort in der Lenden- oder Lumbalregion wird die Untersuchung auch Lumbalpunktion oder kurz LP genannt.

Im Gegensatz zu Erzählungen und vielen Befürchtungen ist die Lumbalpunktion eine ungefährliche und bei sachgerechter Durchführung weitgehend schmerzlose Untersuchung. Wenn beim Punktieren mit der Nadelspitze eine Nervenfaser berührt wird, kommt es zu einem elektrisierenden Gefühl oder kurzen Schmerz in einem Bein. Dadurch erschrickt der Patient und zieht eventuell das Bein an; die Situation ist jedoch harmlos und eine Nervenverletzung mit bleibender Schädigung kommt nicht vor. Früher traten bei etwa jedem dritten Punktierten über Tage bis ausnahmsweise wenige Wochen unter Umständen lästige, aber in aller Regel rasch zurückgehende »postpunktionelle« Kopfschmerzen auf. Diese sind lageabhängig, werden nach dem Aufrichten stärker, bessern sich beim Hinlegen sofort und klingen durch Bettruhe und vermehrtes Trinken in der Regel rasch und vollständig ab. Inzwischen werden fast immer so genannte atraumatische oder Sprotte-Nadeln verwendet, nach deren Verwendung ein postpunktioneller Kopfschmerz sehr viel seltener ist. Diese Nadeln sind für den Arzt in der Anwendung etwas komplizierter und auch teurer; als Patient sollte man sich aber nicht scheuen, auf ihrer Anwendung zu bestehen.

Die mit einer Lumbalpunktion verbundenen Ängste und Befürchtungen vieler Betroffenen sollten auch unabhängig von der Möglichkeit eines postpunktionellen Kopfschmerzes ernst genommen werden. Ärzte, die beispielsweise eine lokale Betäubung für überflüssig halten, denken dabei oft mehr an ihre eigene Bequemlichkeit als an die Betroffenen, weil die Untersuchung dadurch einige Minuten länger dauert. Wenn sie aber ohne örtliche Betäubung mehrere Versuche brauchen oder längere Zeit herumsuchen, ist ein solches Vorgehen unfair und sollte überdacht werden. Einer von uns, Günter Krämer, hatte anlässlich einer Meniskusoperation eine »Rückenmark-Narkose«, der ja eine Lumbalpunktion vorausgeht. Er war jedenfalls wirklich erleichtert, als er feststellen konnte, dass seine Zusicherung gegenüber MS-Betroffenen, bei sachgerechter Durchführung sei eine Lumbalpunktion harmlos, sich auch bei ihm selbst bestätigte.

Was kann mit einer Lumbalpunktion festgestellt werden?

Die Liquoruntersuchung ermöglicht den Nachweis einer Entzündung des Zentralnervensystems als eine der Voraussetzungen zur Sicherung der Diagnose. Es ist bis heute nämlich nicht möglich, die Entzündung des Zentralnervensystems bei einer MS durch Blutuntersuchungen nachzuweisen. Gehirn und Rückenmark werden von etwa 250 Milliliter (= 1/4 Liter) einer wasserklaren Flüssigkeit (Nervenwasser oder »Liquor«) umspült. Täglich wird die zwei- bis dreifache Menge neu gebildet und ausgetauscht. Von daher ist es unproblematisch, einige Milliliter für eine Untersuchung zu entnehmen.

Der normale Liquor ist wasserklar. Dies ist auch bei einer MS der Fall, wo erst die mikroskopische und chemisch-immunologische Untersuchung Veränderungen der Zusammensetzung zeigt. Dazu gehört eine leichte bis mäßige Vermehrung bestimmter Zellen (= »Pleozytose«), die auch im Blut vorkommen (»Lymphozyten« bzw. »Plasmazellen«), oft in Verbindung mit einer leichten Vermehrung oder Veränderung der Eiweiße. Davon sind besonders die so genannten Immunglobuline G betroffen, von denen einzelne Arten so stark vermehrt sein können, dass sie sich bei weiterer Auftrennung der Eiweiße im Labor als »oligoklonale Banden« abheben (Abb. 39, Tab. 19). In den letzten Jahren ist als weitere Untersuchungsmöglichkeit die so genannte MRZ-Reaktion hinzugekommen. Hinter dieser Abkürzung verbirgt sich der Nachweis einer im Nervensystem erfolgenden Bildung von Antikörpern gegen Masern-, Röteln- und Varizella-Zoster-Viren. Sie ist typisch für Autoimmunerkrankungen des Gehirns und bei fast allen MS-Betroffenen nachweisbar.

Die beschriebenen Liquorveränderungen können unterschiedlich stark ausgeprägt sein oder völlig fehlen. Sie finden sich besonders während Schüben oder Verschlimmerungen und bilden sich meist nach einigen Wochen wieder zurück. Sie beweisen keine MS und kommen auch bei einer Reihe anderer entzündlicher und auch nichtentzündlicher ZNS-Erkrankungen vor. Von den genannten Veränderungen im Liquor hat für die Diagnose einer MS der Nachweis von oligoklonalen Banden die höchste Wertigkeit, während eine leichte Zellzahlvermehrung (Pleozytose) das am wenigsten verlässliche Kriterium ist. Der fehlende Nachweis von oligoklonalen Banden und einer Pleozytose sollte aber in jedem Fall Anlass sein, die Verdachtsdiagnose einer MS nochmals zu überdenken. Nur etwa zwei Prozent der MS-Patienten haben weder typische Veränderungen im Liquor noch bei der Magnetresonanztomographie.

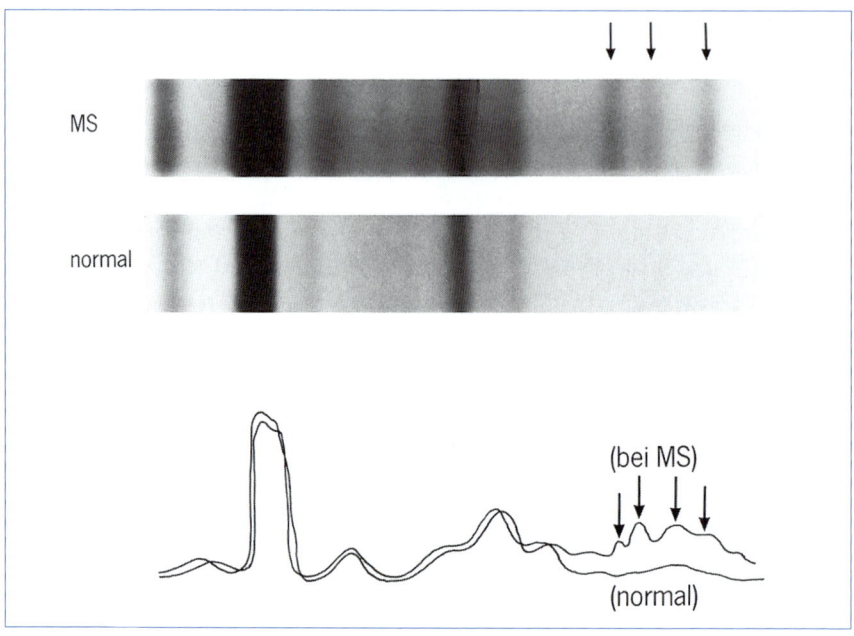

Abb. 39: Oligoklonale Banden im Liquor bei MS (Pfeile)

● **Tab. 19: Häufige Liquorbefunde**

Befund/Nachweis von	Häufigkeit

leicht erhöhte Zellzahl (Pleozytose)
– zwischen 4 und 50 Zellen/µl
  (= zwischen 12 und 150 »Drittel«-Zellen)
– Vermehrung betrifft Lymphozyten (Monozyten normal),
  dabei häufiger Nachweis von Plasmazellen
	> 90 %

erhöhtes Immunglobulin G (IgG) erhöhter Immunglobulin-G (IgG)-Index	60–70 % > 90 %
oligoklonale Banden	> 95 %
erhöhtes basisches Myelinprotein (BMP) – im Schub – im Intervall	 85 % 30 %
MRZ-Reaktion (Antikörperindex für Masern-/ Röteln-/Zoster-Virus > 1,5)	> 90 %

Die Häufigkeit krankhafter Liquorbefunde bei MS liegt zu Beginn einer Erkrankung bei etwa 50 Prozent und über den ganzen Verlauf bei über 95 Prozent.

Wann ist eine Lumbalpunktion sinnvoll?

Die Antwort auf diese Frage hängt unter anderem von den zur Verfügung stehenden anderen Untersuchungsmöglichkeiten ab. Die Wahrscheinlichkeit, dass das Ergebnis einer Lumbalpunktion weiterhilft, ist umso größer, desto unklarer die Situation mit den bereits durchgeführten Untersuchungen ist (z. B. bei einer anfänglich noch normalen Magnetresonanztomographie, siehe S. 111). Bei eindeutiger Klinik mit mehreren Schüben und Hinweisen auf an verschiedenen Orten im Zentralnervensystem liegende Schädigungen sowie typischen Befunden bei der Magnetresonanztomographie und bei den evozierten Potenzialen kann unter Umständen auf eine Lumbalpunktion verzichtet werden.

Andererseits gibt es vielfältige Ursachen von MRT-Veränderungen, und der Nachweis einer Entzündung kann zumindest bislang zweifelsfrei nur mit einer Lumbalpunktion erfolgen. Sie rundet die Untersuchungen gewissermaßen ab und bildet bei den Zusatzuntersuchungen neben Bildgebung (Magnetresonanztomographie), evozierten Potenzialen und sonstigen elektrophysiologischen Untersuchungsverfahren die »dritte Säule«.

Früher war es in manchen Kliniken üblich, selbst MS-Betroffenen mit klinisch sicherer Diagnose bei jedem neuen Schub immer wieder eine Lumbalpunktion zuzumuten. In aller Regel ist dies aber nicht mehr erforderlich, wenn ein früherer Liquorbefund schon einmal zu einer Diagnosesicherung geführt hat und danach ein erneuter Schub oder eine sonstige Verschlechterung auftritt. Der Hauptgrund für ein anderes Vorgehen bestand früher häufiger darin, die Betroffenen damit zu einer ansonsten kaum zu rechtfertigenden stationären Aufnahme zu bewegen. Im Zweifelsfall lohnt sich immer eine Rücksprache mit dem behandelnden Neurologen, ob eine Lumbalpunktion wirklich erforderlich ist. Wenn sie ehrlich sind, würden die meisten Ärzte damit bei sich selbst auch nicht allzu großzügig sein.

Welche Blutuntersuchungen sind sinnvoll?

Die üblichen Laborwerte wie Blutbild, Leber- und Nierenwerte zeigen bei der MS keine krankheitsbedingten Veränderungen. Allerdings kann es durch eine medikamentöse Behandlung zu Abweichungen wie beispielsweise einem deutlichen Ansteigen der Zahl der weißen Blutkörperchen unter Kortikoiden oder einem starken Abfall unter Immunsuppressiva kommen, die dann im Verlauf kontrolliert werden müssen. Ein anderes Beispiel ist das Ansteigen des Blutzuckers unter Kortikoiden.

Für die Diagnosestellung sind diese Blutuntersuchungen ebenso wie die zurzeit zur Verfügung stehenden Tests zur Überprüfung des Immunsystems ohne Bedeutung. Gerade zu Beginn einer MS kann es aber wichtig sein, andere Krankheiten auszuschließen, die ähnliche Beschwerden hervorrufen können wie eine MS (siehe auch S. 24). Außerdem kann das Ergebnis der HLA-Typisierung (siehe S. 29) als weiterer kleiner Baustein mit zur Diagnostik herangezogen werden.

Zu den bei MS unter Umständen sinnvollen Blutuntersuchungen siehe auch Tabelle 20.

● Tab. 20: Blutuntersuchungen bei MS

Untersuchung/Test	Fragestellung
HLA-Typisierung	Nachweis von »Empfänglichkeits-Genen« für eine MS
Borreliose Lues-Serologie Sarkoidose systemischer Lupus erythematodes Toxoplasmose	Ausschluss anderer Krankheiten
Blutbild Blutzucker Leberwerte Nierenwerte	Verlaufsbeobachtung unter medikamentöser Behandlung mit Immunsuppressiva oder Kortikosteroiden

Was ist eine neuropsychologische Untersuchung und wann ist sie sinnvoll?

Eine neuropsychologische Untersuchung besteht aus einer Reihe von Tests der verschiedenen Leistungsbereiche des Gehirns wie zum Beispiel Konzentration, Gedächtnis, Problemlösung und Sprache. Störungen einzelner oder mehrerer dieser Bereiche werden auch als kognitive Störungen bezeichnet (siehe S. 85). Bei der neuropsychologischen Untersuchung werden sowohl eventuelle Störungen der kognitiven Leistungen als auch entsprechende Stärken erfasst. Auf der Grundlage dieser Befunde können mit den Betroffenen oft Möglichkeiten eines Ausgleichs vorhandener Schwächen mit vorhandenen Stärken besprochen werden. So kann einem Betroffenen mit Gedächtnisstörungen auf der Grundlage von Abrufstörungen oft durch eine verbesserte Organisation und das Verwenden von Erinnerungsstützen geholfen werden, während bei Gedächtnisstörungen auf der Grundlage von Aufmerksamkeits- oder Konzentrationsstörungen Strategien Erfolg versprechend sind, die ein Ablenken verhindern und die Fähigkeit stützen, sich auf eine Angelegenheit oder ein Problem zu konzentrieren.

Bei einer neuropsychologischen Untersuchung werden verschiedene »geistige« Funktionen des Gehirns wie Wahrnehmen, Lernfähigkeit, Sprachverarbeitung oder das Gedächtnis überprüft, die Ergebnisse mit denjenigen gleich alter Gesunder verglichen und Aussagen über Stärken und Schwächen gemacht. Wenn bei insgesamt normaler Intelligenz und Leistungsfähigkeit des Gehirns einzelne Funktionen beeinträchtigt sind, spricht man von Teilleistungsschwächen. Häufige Teilleistungsschwächen betreffen beispielsweise die Einstellungs- und Umstellungsfähigkeit, das Erfassen des Wesentlichen und Überblicken von Zusammenhängen oder die Sprachaufnahme und Sprachverarbeitung. Hirnfunktionsstörungen können auch die Ursache von Aufmerksamkeits- und Konzentrationsstörungen, Leistungsschwankungen, vermehrter Ablenkbarkeit oder erhöhter Ermüdbarkeit sein.

Das Ergebnis einer neuropsychologischen Untersuchung kann auch für die Beziehungen innerhalb einer Familie oder gegenüber Freunden nützlich sein. Wenn Betroffene aufgrund ihrer kognitiven Störungen befürchten, verrückt zu werden oder ihre Angehörigen davon ausgehen, dass Gedächtnisstörungen willkürlich vorgetäuscht werden, führt dies häufig zu mit viel Stress verbundenen und schmerzhaften Selbstzweifeln und fehlendem Verständnis. In einer derartigen Situation kann das Ergebnis einer neuropsychologischen Untersuchung der erste Schritt in Richtung eines wiederhergestellten Selbstwertgefühls, einer Verbesserung innerfamiliärer Beziehungen und einer Entwicklung von angemessenen Bewältigungsstrategien sein.

Welche anderen Untersuchungen können sinnvoll sein?

Elektroenzephalographie (EEG): Die Ableitung eines EEGs ist bei der MS meist nicht hilfreich. Es finden sich allenfalls leichte und keiner speziellen Störung oder Krankheit zuzuordnende Veränderungen. Bei der erstmaligen Abklärung und bei Verdacht auf andere Krankheiten kann ein EEG aber sinnvoll sein. Im weiteren Krankheitsverlauf sind Kontrollableitungen meist entbehrlich.

Angiographie: Eine Angiographie ist eine Gefäßdarstellung nach Einspritzen von Röntgenkontrastmittel. Bei einer Untersuchung der Blutgefäße des Gehirns erfolgt dies über einen nach lokaler Betäubung von der Leistenarterie in die Halsschlagader vorgeschobenen Katheter. Diese Untersuchung wird auch wegen der damit verbundenen Risiken in der Regel nur nach stationärer Aufnahme durchgeführt. Bei einer MS ergibt sich kein krankhafter Befund und eine Angiographie ist nur in sehr seltenen Fällen zum Ausschluss anderer Krankheiten (z. B. Gefäßentzündungen) erforderlich.

Myelographie: Besonders bei auf das Rückenmark begrenzten Krankheitszeichen und bei plötzlichem Auftreten entsprechender Beschwerden kann es erforderlich sein, zum Ausschluss anderer Krankheiten eine Myelographie durchzuführen. Bei dieser Untersuchung handelt es sich um eine Röntgendarstellung des Rückenmarks und der Nervenwurzeln. Dazu werden nach einer Lumbalpunktion (siehe S. 131) zunächst einige Milliliter eines Kontrastmittels eingespritzt, das sich im Rückenmarkskanal verteilt. Anschließend werden übliche Röntgenbilder der Wirbelsäule aufgenommen. Heute wird anstelle einer Myelographie allerdings in der Regel eine weniger belastende und in der Regel aussagekräftigere MRT-Untersuchung des Wirbelkanals durchgeführt.

Elektromyographie (EMG): Eine Untersuchung der elektrischen Muskelaktivität führt bei MS selbst dann nicht weiter, wenn Lähmungen vorhanden sind. Im EMG zeigen sich nur dann Auffälligkeiten, wenn das periphere Nervensystem (Leitungsbahnen außerhalb von Gehirn und

Rückenmark von und zu den Körperorganen) geschädigt ist, was bei einer MS nicht der Fall ist (siehe auch S. 44). Daher ist ein EMG nur bei Verdacht auf eine andere oder zusätzliche Störung sinnvoll.

Nervenleitgeschwindigkeit (NLG): Für die Messung der Leitgeschwindigkeit peripherer Nerven gelten dieselben Einschränkungen wie für das EMG.

Restharnbestimmung und urodynamische Untersuchung: Bei der Restharnbestimmung wird der nach maximaler willkürlicher Entleerung in der Blase verbleibende Urin gemessen. Eine urodynamische Untersuchung ist bei den meisten Blasenentleerungsstörungen sinnvoll und beinhaltet unter anderem eine Untersuchung des Blasendrucks und des Zusammenwirkens der verschiedenen Muskeln bei der Entleerung.

Wie sicher ist die Diagnose einer Multiplen Sklerose?

Die Sicherheit der Diagnose einer MS ist von Betroffenem zu Betroffenem und bei jedem Einzelnen im Verlauf seiner Krankheit verschieden. Hundertprozentig sicher ist die Diagnose einer MS zu Lebzeiten eigentlich nie, weil nur der feingewebliche Befund im Gehirn und Rückenmark die Diagnose eindeutig belegen kann (siehe auch S. 64). Die Sicherheit steigt allerdings mit der Anzahl der vorliegenden Merkmale, die üblicherweise zu dem Krankheitsbild gehören. Bei einer sorgfältigen Anwendung aller heute zur Verfügung stehenden Untersuchungsmöglichkeiten sind verbleibende Zweifel zumindest nach einiger Zeit nur noch gering. Dennoch bereitet die diagnostische Unsicherheit vielen Betroffenen verständlicherweise besonders zu Beginn der Krankheit große Mühe (siehe S. 189).

Auch für die behandelnden Ärzte ist diese Situation oft unbefriedigend. Wenn es darum geht, einem Patienten eine bestimmte Behandlung zu empfehlen, möchten sie natürlich sicher sein, dass die Diagnose zutreffend ist. Noch schwieriger wird die Situation, wenn die Wirkung von neuen Medikamenten untersucht werden soll. Ein Wirksamkeitsnachweis ist verständlicherweise nur dann zu führen, wenn das Medikament auch bei der richtigen Krankheit eingesetzt wurde. Diese Probleme bestehen nicht nur bei der MS, sondern auch bei vielen anderen Erkrankungen. Wie bei diesen versucht man deshalb schon lange, verbindliche Richtlinien (Kri-

terien) aufzustellen, nach denen eine MS möglichst sicher und überein-
stimmend erkannt werden kann.

Nach ersten Versuchen in den 60er-Jahren des letzten Jahrhunderts (so
genannte Bauer-Kriterien) wurden in den 80er-Jahren durch eine amerikanische Arbeitsgruppe Kriterien zur Feststellung einer MS aufgestellt,
die in der Folge auch in Europa weitgehend übernommen wurden. Die
nach dem verantwortlichen Autor der Arbeitsgruppe auch als Poser-Kriterien bezeichneten Richtlinien ermöglichten unter Einbeziehung von Liquor, evozierten Potenzialen und bildgebender Diagnostik als Ergänzung
zur klinischen Untersuchung eine Einstufung der diagnostischen Sicherheit (siehe Tab. 21).

Im Vergleich zu den zuvor in Europa gültigen Richtlinien wurde die Wertigkeit des Liquorbefundes deutlich abgeschwächt. Während früher die
für MS typischen Liquorveränderungen nachgewiesen werden mussten,
um vom Vorliegen einer »klinisch sicheren« MS auszugehen, war dies

● **Tab. 21: Diagnostische Kriterien der MS nach Poser und Mitarbeitern**

Gruppe	Schübe	klinische Läsionen		paraklinische Läsionen (MRT, EP)	Liquor (IgG/OB)
A	**klinisch/paraklinisch sichere MS**				
A1	2	2			
A2	2	1	und	1	
B	**liquorgestützte sichere MS**				
B1	2	1	oder	1	+
B2	1	2			+
B3	1	1	und	1	+
C	**klinisch/paraklinisch wahrscheinliche MS**				
C1	2	1			
C2	1	2			
C3	1	1	und	1	
D	**liquorgestützte wahrscheinliche MS**				
D1	2				+

EP = evozierte Potenziale, IgG/OB = erhöhtes IG oder Nachweis oligoklonaler
Banden, MRT = Magnetresonanztomographie

durch die erheblich verbesserte Aussagekraft von als paraklinisch bezeichneten Untersuchungsverfahren wie der Magnetresonanztomographie (MRT, siehe S. 110) und den evozierten Potenzialen (siehe S. 119) nicht mehr unbedingt erforderlich. Es erfolgt eine Unterscheidung in »klinisch«, »paraklinisch« und »liquorgestützt« sichere MS, von denen die beiden letzten Gruppen manchmal wiederum als »laborunterstützt« oder »laborgestützt« zusammengefasst werden.

Der zweite wichtige Unterschied der Poser-Kriterien gegenüber den früheren Kriterien war, dass die früher neben den beiden Gruppen »sicher« und »wahrscheinlich« geführte dritte »mögliche« Gruppe völlig fallen gelassen wurde. Da nicht nur in der Medizin fast alles »möglich« ist, war diese Diagnose ohnehin für Betroffene wie Ärzte gleichermaßen mehr verwirrend als klärend oder hilfreich. Es ist für jeden Menschen möglich, an einer MS zu erkranken; bevor man diese Diagnose stellt, sollte aber zumindest eine ausreichende Wahrscheinlichkeit bestehen. Möglich ist eine MS bei jeder schubförmig verlaufenden Erkrankung, deren Beschwerden und Befunde zwar auf eine MS hindeuten, ohne dass ein Anhalt für eine andere Krankheit besteht, bei der eine MS aber nicht ausreichend wahrscheinlich belegt werden kann. Wichtigste Beispiele sind die Sehnervenentzündung (Retrobulbärneuritis, siehe S. 72) und die umschriebene Rückenmarksentzündung (Querschnittsmyelitis, siehe S. 57), die häufiger auftreten, ohne dass sich daraus im weiteren Verlauf eine MS entwickelt.

Die Zusätze »klinisch«, »paraklinisch« und »liquorgestützt« sollen betonen, dass es bei den derzeitigen Untersuchungsmethoden stets nur eine auf Erfahrung beruhende Einordnung ist, die zwar durch verschiedene Befunde untermauert, aber nie mit letzter Sicherheit oder zweifelsfrei belegt werden kann. Der Ausdruck »klinisch« bezieht sich auf die Krankheitsvorgeschichte, die Beschwerden, den Verlauf und die Ergebnisse der körperlichen Untersuchung, also ohne Berücksichtigung von technischen oder Laboruntersuchungen.

Eine klinisch sichere (andere Bezeichnungen: klinisch eindeutige oder klinisch gesicherte) MS liegt also vor, wenn mindestens zwei Schübe aufgetreten sind und klinische Hinweise auf mindestens zwei Herdbefunde vorliegen (A1 in Tab. 21). Eine paraklinisch sichere MS liegt vor, wenn mindestens zwei Schübe abgelaufen sind und der klinische Hinweis auf einen Herd und auf einen weiteren aus der Zusatzdiagnostik (MRT oder evozierte Potenziale) vorliegt (A2). Für eine liquorgestützt sichere MS sind schon mehrere Kombinationen möglich (B1 bis B3) und bei einer wahrscheinlichen MS fehlt immer eine der genannten Voraussetzungen (siehe C1 bis C3 und D1). Etwas uneinheitlich wird die Eingruppierung von Betroffenen mit einem primär chronisch-progredienten Verlauf gehandhabt. Während manche hier bei einem Beobachtungszeitraum von mindestens einem Jahr und Ausschluss anderer Ursachen der Beschwerden ebenfalls von einer sicheren MS sprechen, wird manchmal eine längere Verlaufsbeobachtung gefordert.

Als zwei Schübe gelten jeweils mindestens einen Tag lang anhaltende Beschwerden (= schubförmig bzw. »remittierend«) im Abstand von mindestens einem Monat (siehe auch S. 97). Die Einstufung als zwei »klinische Läsionen« erfordert, dass mindestens zwei Krankheitsherde an verschiedenen Stellen des Gehirns oder Rückenmarks vorhanden sein müssen, zum Beispiel am Sehnerv und im Rückenmark (= multiples oder disseminiertes Krankheitsgeschehen; siehe auch S. 14).

Unabhängig von jeder Einteilung und von allen diagnostischen Kriterien kann jedes einzelne dieser Merkmale einschließlich ihrer Kombination auch bei anderen Krankheiten vorkommen. Der behandelnde Arzt ist daher stets verpflichtet, diese wenn auch seltenen Möglichkeiten auszuschließen (siehe auch S. 24). Dies gilt im weiteren Verlauf selbst bei bereits »klinisch sicherer« MS-Diagnose.

Anfang 2001 legte eine internationale Arbeitsgruppe einen neuen Vorschlag für diagnostische Kriterien bei MS vor. Dieser ebenfalls nach dem Erstautor als »McDonald-Kriterien« bezeichnete Vorschlag ist in Tabelle 22 dargestellt. Im Vergleich zu den Poser-Kriterien sind insbesondere folgende Änderungen wichtig:

- keine Unterscheidung mehr zwischen »sicherer« und »wahrscheinlicher« MS,
- nur im Untersuchungsbefund nachweisbare Auffälligkeiten werden klinisch bewertet,
- keine Unterscheidung mehr zwischen »klinischer« und »paraklinischer« bzw. »liquorgestützter« oder »laborgestützter« bzw. »laborunterstützter« MS,
- Angabe von Mindestzahlen von Läsionen im MRT in Abhängigkeit von den sonstigen Befunden,
- bei den evozierten Potenzialen nur noch Berücksichtigung der visuell evozierten Potenziale (VEP).

Die Verfasser der neuen Kriterien raten von der Verwendung bislang gebräuchlicher Diagnosen wie »wahrscheinliche MS« oder »laborgestützte MS« ab und schlagen nur noch drei Möglichkeiten vor:

1. MS,
2. keine MS und
3. möglicherweise MS, wenn die Diagnose (noch) nicht eindeutig zu stellen ist.

Kritische Kommentare zu den neuen diagnostischen Kriterien beziehen sich sowohl auf die Wiedereinführung der Gruppe »möglicherweise MS« (derartig Betroffene werden einerseits bei wissenschaftlichen Untersuchungen vorsichtshalber nicht berücksichtigt, betrachten sich selbst aber in der Regel als MS-Patienten) als auch darauf, dass nur noch nachweisbare, »objektive« Krankheitszeichen zählen. Nicht objektivierbare Symptome wie Kribbelgefühle, abnorme Müdigkeit, Schwindel oder Trigeminusneuralgien bzw. andere Schmerzen sind aber bei der MS sehr häufig und oft viel typischer als die neurologischen Ausfallsymptome.

● **Tab. 22: Diagnostische Kriterien der MS nach McDonald und Mitarbeitern (2001)**

Schübe bzw. Klinik	klinisch nachweisbare Läsionen	zusätzlich benötigte Befunde oder Informationen
zwei oder mehr	zwei oder mehr	keine
zwei oder mehr	eine	räumliche Dissemination (im MRT) *oder* zwei oder mehr mit MS vereinbare MRT-Läsionen und »positiver« Liquor *oder* weitere Schübe, die auf eine andere Läsion zu beziehen sind
ein Schub	zwei oder mehr	zeitliche Dissemination (im MRT oder durch einen zweiten Schub)
ein Schub (mono(symptomatisch)	eine	örtliche Dissemination (im MRT) *oder* zwei oder mehr mit MS vereinbare MRT-Läsionen und »positiver« Liquor *sowie* zeitliche Dissemination (im MRT oder durch einen zweiten Schub)

Fortsetzung Tabelle 22

Schübe bzw. Klinik	klinisch nachweisbare Läsionen	zusätzlich benötigte Befunde oder Informationen
von Anfang an chronisch-progredienter Verlauf mit Verdacht auf MS	eine	»positiver« Liquor und örtliche Dissemination (im MRT), belegt durch: 1) neun oder mehr T2-Läsionen im Gehirn 2) zwei oder mehr Läsionen im Rückenmark 3) vier bis acht Läsionen im Gehirn sowie eine Läsion im Rückenmark oder 4) vier bis acht Läsionen im Gehirn sowie typische VEP-Veränderungen oder 5) weniger als vier Läsionen im Gehirn sowie eine spinale MRT-Läsion und typische VEP-Veränderungen *sowie* zeitliche Dissemination (im MRT oder durch kontinuierliche Verschlechterung über ein Jahr)

MRT = Magnetresonanztomogramm, T2 = T2-gewichtete Darstellung im MRT, VEP = visuell evozierte Potenziale

Ob die »McDonald-Richtlinien« die in sie gesetzten Erwartungen erfüllen, bleibt abzuwarten. So »objektiv« und frei von persönlichen Einschätzungen sie erscheinen, so wenig werden sie doch oft der Wirklichkeit gerecht. Viele MS-Betroffene, die diese strengen Richtlinien nicht erfüllen, suchen einen Arzt auf und wollen natürlich wissen, woran sie erkrankt sind. Oft weiß der Arzt aufgrund der Untersuchungsergebnisse und seiner besonderen Kenntnis der Erkrankung, dass es sich nur um eine MS handeln kann. Es gibt dann auch keinen vernünftigen Grund, die Diagnose MS nicht zu stellen, nur weil die Kriterien der neuen Richtlinien nicht erfüllt sind. Diese geläufige Situation war auch den Autoren bewusst, die u.a. betonten, »dass die Diagnose MS am besten von einem Experten gestellt wird, der mit der Erkrankung vertraut ist, die Differenzialdiagnosen kennt und die Untersuchungsergebnisse interpretieren kann«.

Behandlungsmöglichkeiten

Ist Multiple Sklerose heilbar?

Nein, bislang ist MS leider immer noch nicht heilbar. Die fehlende Heilungsmöglichkeit ist aber in der Medizin bei vielen Krankheiten noch eher die Regel als die Ausnahme. Auch ein Zuckerkranker oder die meisten Patienten mit erhöhtem Blutdruck können nicht geheilt werden, sondern es ist bislang nur möglich, die Krankheitserscheinungen lindernd (symptomatisch) zu behandeln. Solange die genauen Ursachen noch nicht bekannt sind, wäre es mehr oder weniger Zufall, wenn eine Behandlung zur Heilung der MS entwickelt werden könnte. Es stehen aber bereits eine Reihe mehr oder weniger wirksamer Mittel und Maßnahmen zur Verfügung, um eine Verschlechterung aufzuhalten, Schübe zu verhüten oder abzuschwächen und Ausfälle eventuell wieder rückgängig zu machen. Diese Maßnahmen bestehen neben der medikamentösen Behandlung in physikalischer Therapie und Krankengymnastik, darüber hinaus in psychologischer Beratung und Unterstützung, zum Beispiel bei Problemen in Zusammenhang mit einer Berufstätigkeit.

Ein großes Problem bei der Bewertung des Erfolges verschiedener Methoden zur Behandlung der MS besteht darin, dass man im Einzelfall nie weiß, wie sich die Beschwerden ohne Behandlung entwickeln würden. Dabei ist zu berücksichtigen, dass sich zwei Drittel der Störungen bei einem akuten Schub innerhalb von wenigen Wochen von alleine wieder verlieren oder deutlich bessern. Daraus darf aber nicht abgeleitet werden, dass eine Behandlung überflüssig wäre. Wissenschaftliche Untersuchungen in den letzten Jahren haben eindeutig nachgewiesen, dass die zurzeit durchgeführten Behandlungsmaßnahmen und insbesondere eine Interferonbehandlung (siehe S. 152) im Vergleich zu einer unbehandelten Kontrollgruppe einen günstigen Effekt auf den Krankheitsverlauf zeigen. Eine Behandlung mit Interferon-beta kann die Häufigkeit und Schwere von MS-Schüben vermindern und das Fortschreiten einer Behinderung verzögern.

Auch weil schon sehr früh ein irreversibler Verlust an Nervenzellen auftreten kann (siehe auch S. 61) und eine entsprechende Hirnatrophie bei der Magnetresonanztomographie schon bei der Erstuntersuchung ein ungünstiges prognostisches Zeichen für den weiteren Verlauf ist, sollte

08187 Trias Multiple Sklerose Wider 10 18.06.2002 21:33:08 Blacknta eine Interferonbehandlung gegebenenfalls so früh wie möglich nach Stellung einer klinisch gesicherten MS-Diagnose begonnen werden (siehe auch S. 158).

Welche Ärzte betreuen Menschen mit Multipler Sklerose?

Eine repräsentative Befragung der an der Betreuung von MS-Kranken beteiligten Arztgruppen in Deutschland hat Ende der 90er-Jahre ergeben, dass die rund 120 000 Betroffenen von drei Arztgruppen betreut und behandelt werden (Abb. 40):

1. **Praktische Ärzte, Allgemeinmediziner und Internisten.** Diese »Hausarztgruppe« betreut insgesamt rund 100 000 Betroffene, davon 40 000 alleine und die restlichen gemeinsam mit niedergelassenen Neurologen und Nervenärzten oder Neurologischen Ambulanzen und Abteilungen von Krankenhäusern.
2. **Niedergelassene Neurologen und Nervenärzte** behandeln rund 65 000 Menschen mit MS, davon rund 10 000 alleine und die restlichen gemeinsam mit Hausärzten oder Kliniken.
3. **Neurologische Ambulanzen oder Krankenhausabteilungen** betreuen rund 30 000 Betroffene, davon 5000 als einziger Ansprechpartner und die anderen gemeinsam mit niedergelassenen Haus- und Fachärzten.

Auch wenn davon ausgegangen werden kann, dass es sich dabei überwiegend um chronische Erkrankungen mit seit vielen Jahren bekannter Diagnose handeln dürfte, befindet sich immerhin rund ein Drittel der Betroffenen nicht in regelmäßiger fachärztlicher Betreuung durch einen Neurologen oder Nervenarzt. Dies könnte dazu führen, dass diesen Betroffenen möglicherweise neuere und gut wirksame Behandlungsverfahren vorenthalten werden.

Bei den aufgrund der Antworten von rund 1000 Ärzten und 200 Krankenhäusern auf ganz Deutschland hochgerechneten Zahlen muss außerdem bedacht werden, dass mit einer gewissen Dunkelziffer von MS-Kranken zu rechnen ist, die überhaupt nicht in ärztlicher Betreuung und Behandlung stehen.

08187 Trias Multiple Sklerose Schoen 10 18.06.2002 21:33:07 Blacknta

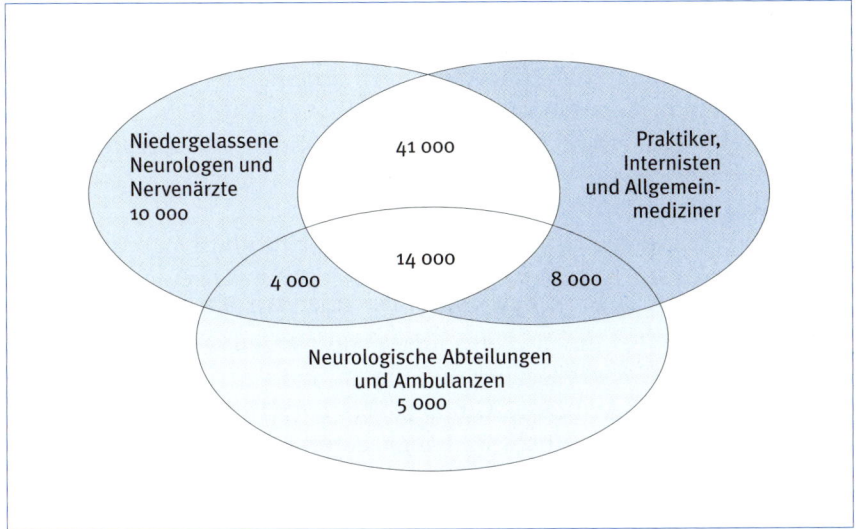

Abb. 40: Übersicht über die an der Betreuung von MS-Kranken beteiligten Arztgruppen (in Deutschland)

Welche medikamentösen Behandlungsansätze gibt es?

Bei der medikamentösen MS-Therapie gibt es derzeit drei Ansätze, die sich gegenseitig ergänzen:

1. Bei akuten Krankheitserscheinungen (einem Schub, siehe S. 97) geht man von umschriebenen Entzündungsvorgängen am Gehirn, Sehnerven oder Rückenmark aus und behandelt mit Kortikoiden (siehe nächster Abschnitt).

2. Zusätzliche unspezifische Beschwerden wie etwa Schmerzen oder eine Spastik können durch eine Reihe von Medikamenten mit nachgewiesener Wirksamkeit günstig beeinflusst werden, ohne dass sich dadurch der Krankheitsverlauf verändert (symptomatische Therapie; siehe S. 169).

3. Für den längerfristigen Verlauf der MS hat die überschießende Reaktion des Immunsystems eine besondere Bedeutung. Die Häufigkeit und Schwere von MS-Schüben und das Fortschreiten einer neurologischen Behinderung können durch Beeinflussung dieser Immunreaktion gemindert werden (siehe S. 151). Hierzu stehen zwei Möglichkeiten zur Verfügung. Die immunsuppressiven Medikamente unterdrücken (sup-

primieren) ganz allgemein die zelluläre Reaktion des Immunsystems, während die immunmodulatorischen Medikamente die veränderte Immunreaktion gezielter beeinflussen (modulieren). Für die Therapie mit Interferon-beta konnte dabei nachgewiesen werden, dass die so genannte Progression (= das Fortschreiten einer Behinderung) verzögert werden kann.

Welche der Therapiemaßnahmen einzeln oder in Kombination zur Anwendung kommen, hängt vom Einzelfall ab und muss bei jedem Betroffenen im Krankheitsverlauf immer wieder neu festgelegt werden. Wenn eine Behandlung bei einem Betroffenen von Nutzen war, bedeutet dies noch lange nicht, dass sie auch bei einem anderen in gleicher Weise günstig wirkt. Viele Ärzte und Kliniken, aber auch Betroffene mit wiederholt aufgetretener Symptomatik, haben aufgrund ihrer Erfahrung eine eigene Therapiestrategie entwickelt.

Wie bei jeder medikamentösen Behandlung ist eine langfristige Anwendung von Medikamenten mit der Möglichkeit ernster Nebenwirkungen nur dann sinnvoll, wenn der zu erwartende Nutzen größer ist als das Risiko. Außerdem sollte am Beginn jeder medikamentösen Behandlung eine offene und realistische Aufklärung über den erwarteten Nutzen wie auch über die möglichen Risiken durch den betreuenden Arzt stehen.

Welche Medikamente werden zur Behandlung eines Schubes eingesetzt?

Die Behandlung eines MS-Schubes stützt sich seit vielen Jahren in erster Linie auf die Gabe von Kortison beziehungsweise künstlich hergestellter (synthetischer) Kortisonpräparate, so genannten Kortikosteroiden oder kurz Kortikoiden. Kortison ist ein natürliches Hormon, das in der Nebennierenrinde gebildet wird und seinerseits sowohl die Ausschüttung des Hormons ACTH (adreno-corticotropes Hormon) in der Hypophyse (Hirnanhangsdrüse) steuert als auch von diesem gesteuert wird; es handelt sich hier um einen »hormonellen Regelkreis«.

Heute werden in der medikamentösen Akutbehandlung der MS meist hoch dosierte, intravenös zugeführte Kortikosteroide bevorzugt. Als mögliche Alternative gilt eine orale, mit Tabletten erfolgende Hochdosisbehandlung mit 500 mg Methylprednisolon einmal täglich über fünf Tage und anschließendem Ausschleichen (langsamer Dosisreduktion) über zehn Tage. Beispiele für verschiedene im Handel befindliche Wirkstoffe für eine intravenöse oder orale Anwendung und die entsprechenden Handelsnamen sind Fluocortolon (Ultralan), Methylprednisolon (Urbason), Prednyliden (Decortilen), Prednisolon (z.B. Decortin H, Ultracortenol), Prednison (Decortin) und Dexamethason (Decadron, Fortecortin). Zur relativen Wirkstärke der verschiedenen Kortikosteroide siehe Tab. 23.

● Tab. 23: **Kortikoide und ihre Wirkstärke**

Wirkstoff	Handelsname(n)	Wirkstärke
Cortisol		1
Cortison	Hydrocortison	0,8
Prednison	z.B. Decortin	0,6
Prednisolon	z.B. Decortin H, Solu-Decortin H	3,2
Fluocortolon	Ultralan	3,2
Methylprednisolon	z.B. Medrate, Urbason	4
Triamcinolon	z.B. Delphicort, Volon	5
Betamethason	z.B. Celestamine	30
Dexamethason	z.B. Decadron, Fortecortin	30

Der heutige Behandlungsstandard akuter MS-Schübe besteht in der intravenösen Gabe von hohen Kortikosteroiddosen an drei bis fünf aufeinander folgenden Tagen (= Kortikosteroid-Puls). Dazu werden 500 bis 1000 mg Methylprednisolon als Kurzinfusion über etwa 60 Minuten in einem viertel Liter Zuckerlösung intravenös (in eine Vene) verabreicht. Als Schutz vor Magengeschwüren werden gleichzeitig entsprechende Medikamente verordnet, die zu einer verminderten Ausschüttung von Magensäure führen. In schweren Fällen beziehungsweise bei einer fehlenden Besserung von Schubsymptomen innerhalb von fünf Tagen kann es sinnvoll sein, die Kortikosteroidgabe auf sieben bis höchstens zehn Tage auszudehnen. Dieses Behandlungsschema hat die früher übliche Gabe niedriger Kortikosteroidmengen (z.B. 50 bis 100 mg) als Tabletten über zwei bis drei Wochen ersetzt. Auch die lange Zeit unter der Annahme einer besseren Verträglichkeit übliche intravenöse oder intramuskuläre Gabe von ACTH wird nicht mehr empfohlen, weil die dadurch erreichbare Kortisonbildung des Körpers für eine Schubbehandlung nicht ausreicht. Andere entzündungshemmende Medikamente wie Acetylsalizylsäure (ASS, z.B. Aspirin) oder die so genannten nichtsteroidalen Antirheumatika (Wirkstoffe z.B. Carprofen, Diclofenac, Fenoprofen, Ibuprofen, Indometacin, Indoprofen, Ketoprofen, Naproxen, Phenylbutazon oder Tiaprofensäure) sind in der Behandlung von MS-Schüben unwirksam.

Im Anschluss an eine hoch dosierte intravenöse Kortikosteroidbehandlung über längstens zehn Tage ist eine weitere Gabe in zunehmend niedriger Dosierung (»Ausschleichen«) meist nicht erforderlich. Um sich der von der Tageszeit abhängigen körpereigenen Bildung von Kortison in der Nebennierenrinde anzupassen und diese nicht vollständig zu unterdrücken, sollten Kortikoide nur morgens gegeben werden.

Die wichtigsten Wirkungen von Kortikosteroiden bestehen in einer

- Abdichtung der Blut-Hirn-Schranke,
- Abnahme von Ödemen (Wassereinlagerungen) im zentralen Nervensystem,
- Verbesserung der Leitfähigkeit von Axonen und möglicherweise auch
- Förderung der Remyelinisierung (erneuten Markscheidenbildung).

Manchmal lassen sich diese Wirkungen im Magnetresonanztomogramm (MRT: siehe S. 117) verfolgen. So ist eine mit Ödemen einhergehende Kontrastmittelaufnahme von MS-Herden ein Zeichen eines akuten Schubes, die sich häufig unter der Behandlung zurückbilden. Allerdings hält diese Wirkung nur kurzfristig an, und manchmal zeigen sich schon eine Woche nach Beendigung einer Kortikosteroidbehandlung neue Veränderungen im MRT.

Insgesamt verkürzt und mildert eine Akutbehandlung mit Kortikosteroiden die Schübe mit den entsprechenden Beschwerden und beschleunigt die nachfolgende Erholung. Der langfristige Krankheitsverlauf wird allerdings nicht beeinflusst, sodass eine länger dauernde Gabe nicht sinnvoll und wegen der dann zwangsläufig auftretenden Nebenwirkungen (siehe S. 173) auch nicht möglich ist. Nach Auffassung der meisten Fachleute sollte immer dann möglichst früh eine Kortikosteroidbehandlung eines MS-Schubs erfolgen, wenn die Beschwerden mit einer Einschränkung der so genannten Lebensqualität einhergehen. Unter Lebensqualität werden ganz verschiedene Dinge wie die körperliche Gesundheit (das Fehlen oder Vorhandensein von Beschwerden und Krankheitszeichen), Alltagstätigkeiten wie die Mobilität oder das allgemeine Aktivitätsniveau sowie psychische Vorgänge (wie z. B. Gefühle, Wahrnehmen, Erkennen, Denken, Zufriedenheit oder Wohlbefinden) und schließlich soziale und zwischenmenschliche Kontakte, die Wohn- und Arbeitssituation, das Ausmaß der Unabhängigkeit oder die Fahrtauglichkeit zusammengefasst. Eine hoch dosierte Kortikosteroid-Pulsbehandlung kann bei Bedarf auch innerhalb eines Jahres mehrfach wiederholt werden. Bei hoher Schubfrequenz ist aber immer eine zusätzliche Langzeitbehandlung mit anderen Medikamenten sinnvoll (siehe übernächster Abschnitt).

Muss jeder Schub mit Kortikosteroiden behandelt werden?

Nein, dies ist nicht der Fall. Der Hauptgrund dafür besteht darin, dass sich gezeigt hat, dass Kortikosteroide lediglich zu einer Abschwächung und Verkürzung einzelner Schübe führen, nicht jedoch zu einer Beeinflussung des langfristigen Verlaufs. Schon deswegen sollte man sich bei jedem Schub überlegen, ob er die Anwendung von Kortikosteroiden rechtfertigt, die häufig mit Nebenwirkungen verbunden ist.

Die an MS erkrankte jüdische Journalistin Renate Rubinstein hat die mit wiederkehrenden Kortisonanwendungen verbundene Problematik in ihrem Buch »Sterben kann man immer noch. Notizen von einer Krankheit« (siehe S. 227) in einer sehr humorvollen Parabel unter dem Titel »Die Ziege« zusammengefasst:

»Eines Tages, die Geschichte spielt in den Tagen, da Rabbis weise Männer waren und die Menschen ihren Rat erbaten und befolgten, kam Herr Levi zu seinem Rabbi. Er war verzweifelt. Seine Frau war krank, er selbst arbeitslos, sie wohnten mit ihren sechs Kindern in einem einzigen Zimmer und hatten nichts zu essen. Was sollte er tun? Der Rabbi dachte lange nach und sprach dann: ›Nimm dir eine Ziege.‹ Einen Monat später kam Herr Levi wieder zu ihm: Die Situation sei inzwischen unerträglich geworden mit der kranken Frau, den quengelnden Kindern, dem einen kleinen Zimmer und einer Ziege, die überall hin kackte und pisste. ›Der Gestank, Rabbi, das ist das Schlimmste‹, sagte Herr Levi. Wieder dachte der Rabbi nach und sprach schließlich: ›Gib die Ziege wieder weg‹«.

Welche Medikamente werden zur Langzeitbehandlung eingesetzt?

Das Ziel der Langzeitbehandlung besteht in einer anhaltenden Hemmung der Entzündungsaktivität der MS und damit in einer so genannten Prophylaxe. Diese soll die Zahl und Schwere von weiteren Schüben verringern und die langsame Zunahme der Ausfallserscheinungen aufhalten. Dazu werden Medikamente eingesetzt, die die Reaktion des Immunsystems verändern (Immunmodulatoren) oder dauerhaft unterdrücken (Immunsuppressiva). Oft werden unter der Bezeichnung »Immunmodulatoren« oder auch »Immunprophylaktika« alle Medikamente zusammengefasst, die einen Effekt auf das Immunsystem haben, also auch die Immunsuppressiva.

Im Gegensatz zu den Kortikoiden, die nur kurzfristig verabreicht werden, erfolgt eine Langzeittherapie über mehrere Jahre. Dies bedeutet jedoch nicht notwendigerweise lebenslang, sondern die Behandlung kann auf Zeitabschnitte beschränkt werden, in denen die MS besonders viele Beschwerden macht. Langzeittherapie bedeutet auch nicht, dass die behandelten Patienten in dieser Zeit frei von jeglichen Krankheitserscheinungen sind. Wie schon mehrfach betont wurde, ist der zu erwartende Behandlungserfolg im Einzelfall leider nicht vorhersehbar. Die Kenntnisse über die Wirkung der Langzeitbehandlung sind noch lückenhaft. Welche der vielfältigen Effekte, die im Immunsystem nachweisbar sind, für die Beeinflussung des Krankheitsverlaufs letztlich verantwortlich sind, ist noch nicht klar. Dennoch besteht inzwischen unter den Experten eine weitgehende Übereinstimmung, wie die Langzeittherapie durchgeführt werden soll (siehe dazu auch die nachfolgenden Abschnitte).

Interferon-beta (IFN-β) wird schon seit mehr als zehn Jahren zur Langzeitbehandlung der MS eingesetzt. Es handelt sich um ein auch normalerweise im Körper gebildetes Eiweiß, das bestimmte Entzündungsvorgänge stark unterdrückt. Die Wirkung beruht vermutlich darauf, dass Interferon-beta aktivierte T-Lymphozyten daran hindert, die Basalmembran von Blutgefäßen zu durchdringen, wodurch sie nicht in das Nervensystem übertreten können (siehe S. 57). Zusätzlich hemmt es die Produktion entzündungsfördernder Eiweiße. Zurzeit (Anfang 2002) werden in Deutschland etwa 24 000 MS-Patienten mit Interferon-beta-Präparaten behandelt.

Gegenwärtig sind drei Interferon-beta-Präparate im Handel, die bei der MS eingesetzt werden (Handelsnamen: Rebif, Avonex und Betaferon). Diese Präparate unterscheiden sich in ihrer Dosierung und der Anwendungsart. Sie können nicht als Tabletten genommen werden.

- *Rebif* (Interferon-beta-1a) hat zwei Wirkstärken von sechs und zwölf Millionen Einheiten (= 22 oder 44 Mikrogramm [µg]) und wird dreimal wöchentlich unter die Haut (subkutan) gespritzt.
- *Avonex* (Interferon-beta-1a) wird in einer Menge von sechs Millionen Einheiten (= 30 Mikrogramm [µg]) einmal wöchentlich in einen Muskel (intramuskulär) gespritzt.
- *Betaferon* (Interferon-beta-1b) wird in einer Menge von acht Millionen Einheiten (= 250 Mikrogramm [µg]) jeden zweiten Tag unter die Haut (subkutan) gespritzt.

Interferon-beta-1a wird aus Säugetierzellen gewonnen. Die Vorteile gegenüber dem aus Bakterien gewonnenen Interferon-beta-1b bestehen darin, dass es seltener zur Bildung von neutralisierenden Antikörpern kommt (siehe auch S. 174) und mit einer wesentlich geringeren Substanzbelastung einhergeht, was auch zu einem günstigeren Nebenwirkungsprofil führt.

Inzwischen sind die erwünschten und unerwünschten Wirkungen von Interferon-beta gut bekannt (Tab. 24). In zahlreichen kontrollierten Untersuchungen (siehe dazu S. 167) wurde nachgewiesen, dass sie nicht nur die Zahl und Schwere von Schüben vermindern, sondern auch das Fortschreiten der neurologischen Behinderung verlangsamen und abschwächen können. Die Hemmung der Entzündungsaktivität lässt sich auch im Magnetresonanztomogramm nachweisen (siehe S. 117), und die Zahl neuer Entzündungsherde im Gehirn ist unter Interferon-beta deutlich geringer als bei nicht behandelten Vergleichsgruppen.

● **Tab. 24: Effekt von Interferon-beta bei MS (nach Arnason und Mitarbeitern)**

Wirkungsbereich	Wirkung
Klinischer Verlauf	
Schubhäufigkeit	um 30–35 % vermindert
Behinderung (Expanded Disability Status Skala; s. S.160)	
– schubförmiger Verlauf	um 30 % verlangsamt
– früher chronisch-progredienter Verlauf	um 15–20 % verlangsamt
– fortgeschrittener chronisch-progredienter Verlauf	allenfalls geringe Wirkung
Kognitive Funktionen	Verbesserung
Depression	keine Wirkung
Bildgebung	
Kontrastmittel-anreichernde, »aktive« MS-Herde	um 70–85 % vermindert
im MRT sichtbare »Krankheitsbelastung«	um 70–85 % vermindert
N-Acetyl-Aspartat-abhängige zerebrale Stoffwechselstörungen	Verzögerung
Atrophie des Gehirns	leichte Verzögerung
Liquor	
Zellzahl	Abnahme
Immunglobuline (oligoklonale Banden)	keine Wirkung

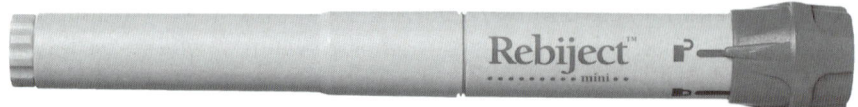

Abb. 41: Autoinjektor für Interferon-beta-1a (Rebif)

Die Betroffenen müssen sich Rebif und Betaferon wie bei der Insulinbehandlung einer Zuckerkrankheit unter die Haut und Avonex in die Muskulatur spritzen. Die entsprechenden Techniken kann man unter Anleitung von Ärzten oder teilweise speziell geschultem Pflegepersonal (MS-Schwestern) erlernen. Daneben stehen auch zahlreiche Hilfsmittel zur Verfügung, an denen man die Injektionstechnik üben kann oder die das Selbstspritzen unter die Haut erleichtern (so genannte Auto-Injektoren; Abb. 41).

Glatirameracetat (Handelsname Copaxone) war in einigen Ländern wie den USA oder der Schweiz bereits einige Jahre früher auf dem Markt und ist 2001 auch in Deutschland und Österreich zugelassen worden. Es handelt sich um ein dem basischen Myelinprotein ähnelndes Eiweißgemisch aus den vier Aminosäuren Glutamin, Lysin, Alanin und Tyrosin (auf den vier Anfangsbuchstaben beruht auch der Name), das in einer Dosis von 20 Milligramm täglich unter die Haut gespritzt wird. Nach den bisherigen Studien vermindert Glatirameracetat wie die Interferone ebenfalls die Schubrate, vor allem bei gering betroffenen Patienten. Eine Verminderung der Krankheitsprogression ist allerdings noch nicht nachgewiesen worden. Als Wirkungsmechanismus wurde zunächst eine Verdrängung von basischem Myelinprotein aus den Bindungsstellen der antigenpräsentierenden Zellen angenommen. Dies würde zu einer Hemmung der ansonsten von aktivierten T-Lymphozyten bewirkten Vorgänge, wie der Bildung von Interferon-gamma und Interleukin, führen. Derzeit geht man davon aus, dass Glatirameracetat eine Verschiebung der T-Helferzellen-Lymphozytenantwort vom zytotoxischen TH_1- zum entzündungshemmenden und eher schützenden TH_2-Typ bewirkt, wodurch am Ort der entzündlichen Vorgänge im Zentralnervensystem schützende Zytokine ausgeschüttet werden (siehe auch S. 39). Weil Vergleichsuntersuchungen fehlen, ist zurzeit keine Beurteilung der Wirksamkeit von Glatirameracetat gegenüber Interferon-beta möglich. Auch über eine kombinierte Anwendung von Interferon-beta und Glatirameracetat ist das letzte Wort noch nicht gesprochen.

Zu den für eine so genannte Basistherapie der MS zur Verfügung stehenden Medikamenten zählen neben Interferon-beta und Glatirameracetat auch noch Immunglobuline und unter den Immunsuppressiva das Azathioprin.

Immunglobuline sind Eiweiße im Blutplasma, die als Antikörper an den Immunreaktionen des Körpers teilnehmen (siehe auch S. 34). Sie können körperfremde Antigene erkennen und abwehren, indem sie diese in Form so genannter Antigen-Antikörper-Komplexe binden oder neutralisieren. Dem Körper zusätzlich als intravenöse Infusion zugeführte Immunglobuline (IVIg) werden schon seit vielen Jahren bei zahlreichen Erkrankungen eingesetzt, bei denen Veränderungen des Immunsystems eine Rolle spielen. Dabei handelt es sich um ein Gemisch aus dem Plasma von 2000 bis 5000 Spendern. Auch bei der MS wurden Immunglobuline in hoher Dosierung versuchsweise schon früher verabreicht, wobei zum Beispiel in der Akutbehandlung schwerer Schübe Besserungen beobachtet wurden.

Inzwischen liegen Studien vor, die bei regelmäßigen Infusionen von Immunglobulinen im Vergleich zu Infusionen eines Scheinmedikaments (Plazebo, siehe auch S. 167) bei schubförmigem MS-Verlauf Vorteile mit häufigeren Besserungen und stabilen Verläufen sowie selteneren Verschlechterungen nachweisen konnten. Für chronisch-progrediente Verläufe gibt es bisher keinen Wirksamkeitsnachweis und es ist auch noch nicht bekannt, ob eine Langzeitbehandlung mit Immunglobulinen eine MS dauerhaft beeinflussen kann. Über die Dosierung und Anwendungsdauer herrscht ebenfalls noch Unklarheit; so wurden nach einer anfänglichen Gabe von 0,4 Gramm pro Kilogramm Körpergewicht an fünf aufeinander folgenden Tagen monatliche Dosen zwischen 0,15 und 4 Gramm pro Kilogramm Körpergewicht eingesetzt, und die Anwendungsdauer schwankt zwischen einigen Monaten und mehreren Jahren. Möglicherweise besteht eine spezielle Indikation für den Einsatz von Immunglobulinen bei Frauen mit MS, die nach einer früheren Geburt im Wochenbett unter dadurch ausgelösten Schüben litten (siehe auch S. 205) und die durch eine vorsorgliche Gabe von Immunglobulinen bei der Geburt eines weiteren Kindes davor geschützt werden können. Allerdings sind Immunglobuline bislang von den Behörden noch nicht für die Behandlung der MS zugelassen worden.

Azathioprin (Handelsname z. B. Imurek): Einige Untersuchungen konnten zeigen, dass eine mehrjährige Therapie eine Abschwächung der Krankheitserscheinungen im Schub und eine Verringerung der Schubhäufigkeit bewirken kann. Diese Studien weisen zwar teilweise methodische Mängel wie geringe Patientenzahlen oder kein doppelblindes Design auf (siehe auch S. 167), auf der anderen Seite vertreten manche Fachleute aber die Auffassung, dass die schubvermindernde Wirkung von Azathioprin durchaus mit derjenigen der Interferone und von Glatirameracetat vergleichbar ist. Auch eine zusammenfassende Auswertung (so genannte Meta-Analyse) der Ergebnisse von sieben Studien mit Azathioprin bei insgesamt rund 800 MS-Patienten bestätigte eine Schubverminderung, konnte aber keinen sicheren Effekt auf den Langzeitverlauf beziehungsweise das Fortschreiten der Behinderung nachweisen. Seit 2000 zählt die MS in Deutschland zu den zugelassenen Anwendungsgebieten. Azathioprin wird täglich als Tabletten eingenommen, wobei die übliche Startdosis von 2–3 mg pro Kilogramm Körpergewicht im Verlauf in Abhängigkeit von Veränderungen im Blutbild angepasst wird.

Neben den bislang genannten Medikamenten haben noch andere Immunsuppressiva einen Platz in der Langzeitbehandlung der MS.

Mitoxantron (Handelsname z. B. Novantron) ist ein in der Krebstherapie schon längere Zeit eingesetztes Medikament. Bei der MS wird es in Abständen von etwa drei Monaten als Infusion mit einer Dosis von 12 Milligramm pro Quadratmeter Körperoberfläche verabreicht. Mitoxantron kann auch bei fortgeschrittener MS noch eine günstige Wirkung auf die Schubrate und Zunahme der Behinderung haben und wird aus diesem Grund bei der Behandlung ungünstiger Verlaufsformen als Mittel der ersten Wahl zur so genannten Therapieeskalation (siehe auch Abb. 42, S. 162) angesehen. Seit kurzem ist Mitoxantron in Deutschland für die Anwendung bei MS auch offiziell zugelassen.

Cyclophosphamid (Handelsname z. B. Endoxan): »Kurmäßige« Behandlungen über einige Wochen mit Cyclophosphamid (als Infusion oder in Tablettenform) bei Patienten mit chronisch-progredientem MS-Verlauf konnten in kleineren Studien ein Aufhalten der Verschlechterung, manchmal sogar eine Verbesserung zeigen. Insgesamt besteht gegenüber Mitoxantron und Azathioprin eine deutlich schlechtere Verträglichkeit, weshalb ein Einsatz nur bei rasch progredientem Verlauf und Versagen sowohl von Interferon-beta und Glatirameracetat als auch Mitoxantron im Rahmen der so genannten immunmodulatorischen Stufenbehandlung mit Therapieeskalation in Betracht kommt.

Methotrexat (Handelsname z. B. Lantarel) wird ebenfalls seit vielen Jahren zur Behandlung von Krebs oder rheumatischen Leiden eingesetzt. In einer vergleichsweise niedrigen wöchentlichen Dosis (7,5 mg als Tablette) konnte unter anderem in einer amerikanischen Untersuchung bei rasch progredientem MS-Verlauf eine Verlangsamung des Fortschreitens von Behinderungen in den Beinen erreicht werden, während sich ansonsten keine sicheren Auswirkungen der Behandlung nachweisen ließen. In einer anderen Untersuchung bei chronisch-progredientem MS-Verlauf schritt die Erkrankung unter Methotrexat zwar nur bei etwa jedem zweiten Betroffenen im Vergleich zu über 80 Prozent in der Plazebogruppe fort; dennoch gaben bei Studienende in beiden Gruppen jeweils zwei Drittel an, subjektiv habe sich ihr Zustand verschlechtert.

Ciclosporin A (Handelsname z. B. Sandimmun) ist ein weiteres Immunsuppressivum, das sich besonders bei der Verhinderung oder Abschwächung von Abstoßungsreaktionen nach Organverpflanzungen bewährt hat. Zur Langzeitbehandlung der MS hat sich dieses Medikament auch wegen möglicher schwerer Nebenwirkungen insgesamt jedoch nicht durchgesetzt.

Wie wird eine Langzeitbehandlung durchgeführt?

Wenngleich verschiedene Medikamente zur Langzeitbehandlung der MS zur Verfügung stehen und zahlreiche Fragen noch offen sind, besteht für viele Situationen Übereinstimmung, wann und wie man sie anwenden sollte. Dies schließt nicht aus, dass man in Einzelfällen mit Verlaufsbesonderheiten davon abweicht.

Nach einem erstmals 1999 veröffentlichten und zuletzt 2001 aktualisierten, auf den Ergebnissen internationaler Studien (siehe dazu auch S. 167) beruhenden Vorschlag einer Gruppe deutschsprachiger MS-Fachleute wird bei der MS ein möglichst frühzeitiger Behandlungsbeginn mit Immunmodulatoren oder Immunsuppressiva empfohlen. Für einen frühen Behandlungsbeginn sprechen im Wesentlichen zwei Argumente: Erstens haben die bisherigen Untersuchungen gezeigt, dass der Erfolg um so besser war, je kürzer die Erkrankungsdauer war. Dies erklärt sich durch die besonderen Reaktionen des Abwehrsystems in der Frühphase einer MS. Je länger die Erkrankung besteht und je fortgeschrittener sie ist, um so schwieriger ist es, überhaupt noch einen Effekt nachzuweisen. Zweitens sind inzwischen die frühzeitigen axonalen Schädigungen gut bekannt, die der Organismus nicht mehr reparieren kann. Diese Entwicklung kann nur dann verhindert werden, wenn man den Entzündungsprozess frühzeitig stoppt.

Unter folgenden Bedingungen wird heute eine Langzeitbehandlung empfohlen:

- Klinisch sichere MS vom schubförmigen Verlaufstyp anhand der Poser-
  Kriterien (siehe S. 140) sowie typische Befunde im Liquor (mit Nachweis
  einer intrathekalen Bildung von Immunglobulin G oder oligoklonaler
  Banden von Immunglobulin G; siehe S. 133) und typische Befunde in
  der Magnetresonanztomographie (siehe S. 116).
- Aktiver Krankheitsverlauf mit mindestens zwei bedeutsamen (in der
  Fachsprache: funktionell relevanten) Schüben in den letzten beiden
  Jahren oder Auftreten eines schweren Krankheitsschubes mit schlech-
  ter Rückbildungstendenz (in der Fachsprache: Remission).
- Erhaltene Gehfähigkeit – auch mit Hilfsmitteln (bei schubförmigem
  Verlauf).
- Möglichkeit und Bereitschaft, eine wirksame Schwangerschaftsverhü-
  tung durchzuführen.

Besondere Aufmerksamkeit hat in den letzten Jahren die »Frühbehand-
lung« einer MS gefunden. Eine solche Situation ergibt sich, wenn ein Patient erstmals neurologisch erkrankt und es sich nach den Untersu-
chungsergebnissen mit großer Wahrscheinlichkeit um eine beginnende
MS handelt. Durch eine Behandlung mit Interferon-beta kann die Zeit bis
zum Auftreten eines zweiten Schubs hinausgeschoben werden, sodass
die Zahl der Patienten, die erneut erkranken, zumindest innerhalb eines
begrenzten Zeitraums vermindert wird. Obwohl der Unterschied zur Pla-
zebobehandlung in entsprechenden Untersuchungen dabei eindrucks-
voll war, bedeutet dies keineswegs, dass hierdurch eine Heilung der Erkrankung eintreten würde. Deshalb ist bei diesen Patienten die Entscheidung besonders schwer, ob man schon möglichst früh mit einer ein-
schneidenden Langzeittherapie beginnen oder erst den weiteren Verlauf
abwarten soll. Es müssen dann alle Untersuchungsergebnisse sorgfältig
bewertet werden, die mögliche Hinweise auf die weitere Entwicklung der
Erkrankung geben können.

Darüber hinaus hat sich inzwischen gezeigt, dass die Gabe von Interferon-beta auch hilft, eine sich nach MS-Schüben einstellende schleichende Verschlechterung aufzuhalten oder zu verlangsamen. Weitere
Forschungsergebnisse und klinische Erfahrungen werden in Zukunft zeigen, ob auch Patienten mit einem von Anfang an schleichenden (primär
chronisch-progredientem) Verlauf profitieren. Auch weiß man noch
nicht genau, ob man bei einem Versagen der Behandlung höhere Dosen

von Interferon-beta geben soll, oder welches andere Medikament in dieser Situation dann besser wirksam ist. Kommt es unter Interferon-beta nicht zum gewünschten Effekt, so wird zurzeit meist eine Umstellung auf Mitoxantron empfohlen. Wenn unter einer solchen Langzeittherapie mit Interferon-beta oder Glatirameracetat ein Schub mit hoch dosierten Kortikoiden behandelt wird, sollten die Langzeitmedikamente während dieser Zeit nicht abgesetzt werden.

Grundsätzlich möchten wir vor übertriebenen Erwartungen an eine Langzeittherapie der MS warnen, auch mit Interferon-beta und Glatirameracetat. Es gibt nach wie vor kein »Wundermittel«, und auch unter diesen Medikamenten fühlen sich die meisten Betroffenen nicht besser, obwohl sich viele dies zumindest anfänglich erhofft haben. Behandlungserfolge sind »statistisch« und geben nur an, wie eine große Gruppe von Patienten im Durchschnitt im Vergleich zu einer unbehandelten Gruppe auf die Behandlung anspricht. Ob die Therapie bei einem Einzelnen in der gleichen Weise wirksam ist, kann nicht vorhergesagt werden. Einigen Betroffenen geht es unter einer Langzeittherapie sehr gut, während andere unter der gleichen Behandlung neue Krankheitserscheinungen entwickeln. Da eine MS die Betroffenen oft lebenslang mit unterschiedlicher Aktivität begleitet, sollte man sorgfältig abwägen, wann eine Langzeitbehandlung günstig ist. Bei manchen leichten Verläufen werden solche Medikamente nie benötigt und bei schon sehr weit fortgeschrittenen Krankheitserscheinungen sind sie unter Umständen nicht mehr sinnvoll. Auch die Hoffnung, durch eine frühe Behandlung MS-verdächtiger Symptome mit Interferon-beta den Übergang in eine sichere MS verhindern zu können, hat sich nicht im gewünschten Umfang bestätigt.

Durch die neuen Medikamente ist die Langzeitbehandlung einer MS nicht zuletzt sehr teuer geworden. Sowohl eine Behandlung mit Interferon-beta-1b und -1a als auch mit Glatirameracetat oder Immunglobulinen kostet derzeit pro Monat zwischen Euro 1000,– und Euro 1500,–. Im Vergleich dazu liegen die monatlichen Behandlungskosten für die älteren Medikamente bei Euro 100,– bis Euro 150,–. Auch die hohen Kosten erfordern eine strenge Indikationsstellung.

Was sind Anhaltspunkte für das Versagen einer Behandlungsmethode?

Bisher gibt es keine allgemein gültige Vereinbarung, wann bei einer MS vom Versagen einer eingesetzten Behandlungsmethode gesprochen wird.

Nach dem Vorschlag der bereits erwähnten Gruppe deutschsprachiger MS-Fachleute ergeben sich entsprechende Hinweise, wenn es bei einer schubförmigen MS unter der Behandlung in einem Zeitraum von drei bis sechs Monaten zu einer Zunahme auf der so genannten EDSS-Skala (= Expanded Disability Status Scale; von dem amerikanischen Neurologen Kurtzke entwickelte und manchmal auch nach ihm benannte Skala zur Einschätzung des Ausmaßes einer MS-bedingten Behinderung; Tab. 25) bei Ausgangswerten von unter 6 zu einer Zunahme um einen Punkt und bei Ausgangswerten von 6 oder mehr um eine Zunahme um einen halben Punkt kommt. Im Einzelfall ist darüber hinaus stets der Vergleich mit dem Krankheitsverlauf vor Einleitung der jeweiligen Behandlung nützlich.

Außerdem ist es sinnvoll, zwischen einem so genannten primären und sekundären Versagen einer Behandlungsmethode oder Therapieversagen zu unterscheiden. Ein primäres Therapieversagen liegt dann vor, wenn der bisherige Krankheitsverlauf durch eine Behandlung überhaupt nicht beeinflusst wurde. Bei einem sekundären Therapieversagen kommt es zwar zunächst zu einer Verminderung der Schubzahl oder zu einer Stabilisierung, später stellt sich dann aber die vor Behandlungsbeginn bestehende Krankheitsaktivität beziehungsweise Zunahme von Behinderung wieder ein.

Was ist eine immunmodulatorische Stufentherapie?

Unter einer so genannten immunmodulatorischen Stufentherapie versteht man ein Behandlungskonzept der MS, bei dem die verschiedenen Medikamente in Abhängigkeit von ihrer Wirksamkeit und Verträglichkeit möglichst gezielt eingesetzt werden. Die bereits erwähnte Gruppe deutschsprachiger MS-Fachleute hat 1999 folgende Vorgehensweise vorgeschlagen und im Dezember 2000 eine erste Ergänzung verfasst, die Anfang 2001 veröffentlicht wurde (Abb. 42):

1. Die Schubbehandlung erfolgt mit einer hoch dosierten Kortikoidsteroid-Pulsbehandlung (siehe auch S. 148), meist mit intravenöser Verabreichung.
2. Darüber hinaus erfolgt möglichst früh nach Stellung der Diagnose einer MS bei weiterhin aktivem Verlauf der Behandlungsbeginn mit Immunmodulatoren oder Immunsuppressiva, in erster Linie mit Interferon-beta oder Glatirameracetat.

● **Tab. 25: EDSS oder Kurtzke-Skala**

Punktwert	Beschreibung
0,0	normaler neurologischer Untersuchungsbefund
1,0	keine Behinderung, geringfügige Störung in einem funktionellen System
1,5	keine Behinderung, geringfügige Störung in mehr als einem funktionellen System
2,0	leichte Behinderung in einem funktionellen System
2,5	leichte Behinderung in mehr als einem funktionellen System
3,0	mäßiggradige Behinderung in einem funktionellen System oder leichte Behinderung in drei oder vier funktionellen Systemen, aber volle Gehfähigkeit
3,5	mäßiggradige Behinderung in zwei funktionellen Systemen oder mäßiggradige Behinderung in einem funktionellen System und leichte Behinderung in einem oder zwei funktionellen Systemen oder leichte Behinderung in fünf funktionellen Systemen, aber volle Gehfähigkeit
4,0	gehfähig ohne Hilfe und Ruhepause für mindestens 500 Meter, am Tag während ca. 12 Stunden aktiv trotz relativ schwerer Behinderung
4,5	gehfähig ohne Hilfe und Ruhepause für mindestens 300 Meter, ganztägig arbeitsfähig, aber mit gewissen Einschränkungen wegen relativ schwerer Behinderung
5,0	gehfähig ohne Hilfe und Ruhepause für etwa 200 Meter, Behinderung schwer genug, um tägliche Aktivität zu beeinträchtigen
5,5	gehfähig ohne Hilfe und Ruhepause für etwa 100 Meter, Behinderung schwer genug, um normale tägliche Aktivität zu verhindern
6,0	mit einseitiger oder zeitweiliger Unterstützung ohne Ruhepause gehfähig für etwa 100 Meter
6,5	mit dauernder, beidseitiger Unterstützung ohne Ruhepause gehfähig für etwa 20 Meter
7,0	unfähig, auch mit Unterstützung, mehr als 5 Meter zu gehen; weitgehend an den Rollstuhl gebunden, der ohne Hilfe benutzt werden kann
7,5	unfähig, mehr als ein paar Schritte zu gehen; an den Rollstuhl gebunden, der mit Hilfe benutzt wird
8,0	weitgehend an Bett oder Rollstuhl gebunden, pflegt sich weitgehend selbstständig mit meist gutem Gebrauch der Arme
8,5	auch während des Tages weitgehend ans Bett gebunden, teilweise selbstständige Pflege mit teilweise nützlichem Gebrauch der Arme
9,0	Bettlägerigkeit, aber Nahrungsaufnahme und Verständigungsvermögen erhalten
9,5	völlige Hilflosigkeit mit gestörter Nahrungsaufnahme und Verständigung
10,0	Tod durch MS

08187_Trias_Multiple_Sklerose Wider 11 18.06.2002 21:33:09 Black

3. In Abhängigkeit von der individuellen Situation der Betroffenen kommen für die Erst- oder Basisbehandlung auch andere Medikamente wie Azathioprin oder Immunglobuline in Frage.

4. Bei nicht zumutbaren Nebenwirkungen an der Haut bei unter die Haut (subkutan) zu spritzendem Interferon-beta sollte eine Umstellung auf ein in die Muskulatur (intramuskulär) zu spritzendes Interferon-beta oder eines der unter 3. genannten Mittel erfolgen.

5. Bei Versagen einer Erst- oder Basisbehandlung mit Interferon-beta (primärem Therapieversagen; siehe auch vorangegangener Abschnitt) erfolgt entweder eine Umstellung auf ein anderes Präparat mit häufigerer Gabe oder höherer Dosis oder eine Eskalation (Ausweitung) der Behandlung mit Gabe von Immunsuppressiva wie Mitoxantron oder Cyclophosphamid.

6. Nach erfolgter Eskalation der Behandlung und Stabilisierung des (klinischen und im Magnetresonanztomogramm sichtbaren) Krankheitsverlaufs über mindestens ein halbes Jahr sollte wieder eine Umstellung auf eine Basisbehandlung erwogen werden; möglichst in Absprache mit in der MS-Behandlung besonders erfahrenen Zentren.

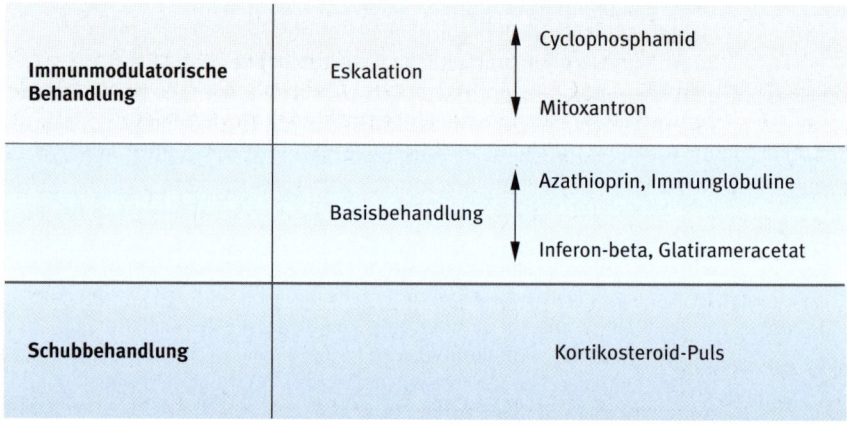

Abb. 42: Immunmodulatorische Stufentherapie der MS (nach Rieckmann)

08187_Trias_Multiple_Sklerose Schoen 11 19.06.2002 14:27:34 Black

Welche neuen Medikamente oder Behandlungs-ansätze werden zurzeit erforscht und erprobt?

In den letzten Jahren hat die Entwicklung neuer Medikamente zur Behandlung der MS einen enormen Auftrieb bekommen. Mit zunehmender Kenntnis der gestörten Funktionen des Immunsystems wird versucht, die veränderte Immunantwort immer gezielter zu beeinflussen und damit den Langzeitverlauf zu verbessern. Dabei kommt es darauf an, dass die neuen Medikamente möglichst nicht nur eine bessere Wirkung haben als die bisher bekannten, sondern auch weniger unerwünschte Wirkungen.

Dass dies nicht immer der Fall ist, zeigte sich beim Wirkstoff **Roquini-mex.** Dieser Stoff wirkt auf die weißen Blutkörperchen und wurde in Tablettenform eingenommen. In ersten Untersuchungen konnten sowohl im Tiermodell der experimentell-allergischen Enzephalomyelitis (EAE) als auch bei Betroffenen mit chronisch-progredienten MS-Verläufen günstige Einflüsse nachgewiesen werden. Weitere Studien bei MS-Kranken wurden jedoch wegen schwer wiegender Nebenwirkungen abgebrochen.

Der humanisierte monoklonale Antikörper **Natalizumab** verhindert das Eindringen von Lymphozyten aus der peripheren Blutbahn in das Zentralnervensystem. Dadurch lassen sich bei der MS offenbar Entzündungsprozesse und eine damit verbundene Demyelinisierung eindämmen. Im Jahr 2001 erstmals vorgestellte Ergebnisse einer frühen klinischen Studie (Phase II; siehe S. 167) waren jedenfalls sehr ermutigend: Im Vergleich zu Plazebo konnte innerhalb eines halben Jahres unter einer nur einmal monatlich erfolgenden intravenösen Behandlung eine achtzigprozentige Verminderung frischer, Kontrastmittel anreichernder ZNS-Läsionen nachgewiesen werden.

Orales Myelin wurde unter der Vorstellung geprüft, dass es bei oraler Zufuhr dieses Stoffes wie bei einer Desensibilierungsbehandlung wegen Heuschnupfens im Körper der Betroffenen zu einer so genannten Toleranzentwicklung kommt, die dann dazu führt, dass keine oder weniger Antikörper gegen das Myelin der Markscheiden gebildet werden. In den USA war orales Myelin in einer großen multizentrischen Studie allerdings nicht erfolgreich. Außerdem ist unter anderem zu bedenken, dass das Myelin von Rindern stammt, was zumindest in Europa in Anbetracht der Diskussion um die Übertragbarkeit der Rinderseuche BSE auf den Menschen nicht unproblematisch erscheint.

Cladribin (Handelsname Leustatin) wirkt auf die weißen Blutkörperchen und wird schon seit langem bei einer bestimmten Form von Blutkrebs, der so genannten Haarzell-Leukämie, eingesetzt. Nach ersten Untersuchungen schien diese Substanz das Fortschreiten von chronisch progredienten MS-Erkrankungen vermindern zu können, in größeren Studien zeigte sich jedoch bislang keine nennenswerte Wirksamkeit. Nachteilig ist die intravenöse Gabe und die Notwendigkeit von Blutbildkontrollen.

4-Aminopyridin (4-AP) ist ein chemischer Stoff, der die Leitfähigkeit von Nervenzellmembranen für Kalium vermindert (siehe S. 51) und damit ihre Funktion vorübergehend außer Kraft setzen kann. Nach vorläufigen Erfahrungen scheinen möglicherweise besonders MS-Betroffene mit einer Hitzeempfindlichkeit von einer Einnahme dieses Mittels zu profitieren. Leider hat aber auch 4-Aminopyridin eine Reihe von unter Umständen schwer wiegenden Nebenwirkungen wie das Auslösen epileptischer Anfälle, weshalb die Ergebnisse weiterer Untersuchungen abgewartet werden müssen.

Weitere mögliche Behandlungsansätze zielen auf eine Beeinflussung des so genannten Tumor-Nekrose-Faktors (TNF). Der Tumornekrosefaktor-alpha (TNFα) ist ein von Makrophagen gebildetes entzündungsförderndes Zytokin, das u. a. über eine Vermehrung von so genannten Zelladhäsionsmolekülen den Übertritt aktivierter T-Lymphozyten in das Zentralnervensystem erleichtert und im Nervensystem eine Zellschädigung begünstigt (siehe S. 57). Nachdem erste Versuche einer Beeinflussung von TNFα weder pharmakologisch noch biologisch erfolgreich beziehungsweise verträglich waren, wurde Ende 2001 aus den USA über sehr gute Erfahrungen mit der Substanz **Pirfenidon** bei chronisch-progressiver MS in einer kleinen Pilotstudie berichtet. Pirfenidon hemmt die Synthese von TNF-α und blockiert die Rezeptoren dafür. Bei 14 von 20 behandelten Patienten (= 70 %) kam es unter zweijähriger Einnahme von Pirfenidon im Vergleich zum Ausgangsbefund nach etwa drei Monaten zu einer Besserung oder zumindest Stabilisierung, die im weiteren Verlauf ohne Nebenwirkungen anhielt. Jeweils drei Patienten brachen die Behandlung vorzeitig wegen Nebenwirkungen im Magen-Darm-Bereich oder aus anderen, persönlichen Gründen ab. Zur Überprüfung dieser hoffnungsvollen Ergebnisse sind aber weitere, insbesondere größere und doppelblind angelegte Studien erforderlich.

Die **Plasmapherese** oder **Plasmaseparation** ist ein technisch aufwändiges Verfahren, bei dem den Kranken ähnlich wie bei einer künstlichen

Niere Blut entnommen wird, das dann durch eine Zentrifuge in seine festen (= Blutzellen) und flüssigen Bestandteile (= Plasma) getrennt wird. Das Plasma mit den darin enthaltenen Antikörpern, Immunkomplexen und anderen Botenstoffen des Immunsystems wird anschließend durch frisches Plasma (von anderen Menschen) ersetzt und zusammen mit den Blutzellen dem Körper wieder zugeführt. Diese Behandlungsmethode soll hier kurz erwähnt werden, obwohl es sich dabei nicht um ein Medikament handelt. Nachdem zunächst häufiger über Besserungen berichtet worden war, konnte eine doppelblinde Vergleichsuntersuchung (siehe dazu übernächster Abschnitt) bei über 100 MS-Kranken in den USA, bei der entweder eine »echte« Plasmapherese oder nur eine Scheinbehandlung durchgeführt worden war, keinen anhaltenden Nutzen nachweisen. Dennoch wird die Methode vereinzelt noch bei sehr schweren Schüben angewandt, die auf eine übliche Behandlung mit Kortikosteroiden nicht ansprechen. Abänderungen der Plasmapherese bestehen in der so genannten **Leukapherese** und **Liquorphorese** oder **Liquorfiltration** (bei der anstelle des Blutplasmas das Nervenwasser gereinigt wird).

Bei **Interferon-beta** und auch **Glatirameracetat** wird zurzeit geprüft, ob sie auch als Tabletten beziehungsweise oral oder als Spray zugeführt werden können. Ein Problem besteht dabei darin, dass sie aus Proteinen (Eiweißen) bestehen, die normalerweise im Magen-Darm-Kanal im Rahmen der Verdauung zerlegt werden und damit wahrscheinlich ihre Wirksamkeit verlieren. Die bisherigen Versuche waren auch nicht Erfolg versprechend.

Weitere, in der Zukunft möglicherweise zum Einsatz kommende Behandlungsverfahren bestehen in einer so genannten **T-Zell-Vakzination** oder **autologen Stammzelltransplantation**. Das Prinzip der T-Zell-Vakzination beruht auf der antigenspezifischen Unterdrückung von Autoimmunreaktionen durch T-Zellen der Betroffenen, die außerhalb des Körpers vermehrt und inaktiviert oder attenuiert (abgeschwächt) werden. Das Prinzip der Stammzelltransplantation beruht darauf, dass das Knochenmark der Kranken zunächst zerstört und danach durch zuvor entnommene und außerhalb des Körpers vermehrte Stammzellen der Betroffenen wieder neu aufgebaut wird. Ein Hauptproblem dieses Behandlungsansatzes liegt in der noch immer hohen Sterblichkeit von drei bis fünf Prozent.

Ob ein Medikament oder anderes Behandlungsverfahren bei der MS ausreichend gut wirkt und verträglich ist, muss immer in zeit- und kostenaufwändigen kontrollierten Studien herausgefunden werden (siehe auch die beiden nächsten Abschnitte), sodass ein möglicher Fortschritt dem einzelnen Betroffenen immer zu langsam erscheint. Der Fortschritt ist auch nie so spektakulär, wie es manch andere Therapiemethoden vorgaukeln (siehe dazu auch S. 180).

Was ist eine evidenzbasierte Behandlung?

Unter evidenzbasierter Behandlung oder Medizin versteht man eine Behandlung auf der Grundlage von Evidenz (gesichertem Wissen) mit Anwendung von Methoden, deren Wirksamkeit durch aussagekräftige Studien (siehe nächster Abschnitt) nachgewiesen ist. Wenn ein Patient mit Medikamenten oder anderen medizinischen Maßnahmen behandelt wird, geht er in der Regel davon aus, dass diese Maßnahmen bei seiner Erkrankung auch wirklich wirksam sind. Dies war in der Medizin jedoch lange Zeit keineswegs selbstverständlich. Oft haben persönliche Einstellungen und mehr oder weniger zufällige Erfahrungen des Arztes, überlieferte Behandlungsgewohnheiten oder Experten-Meinungen zu einem unkritischen Umgang mit Medikamenten geführt, ohne dass ein Wirksamkeitsnachweis vorlag. Auch der Kostendruck im Gesundheitswesen hat inzwischen aber dazu geführt, dass viele Behandlungsmaßnahmen nach strengen Gesichtspunkten auf ihre Wirksamkeit hin untersucht werden. Bei einigen Erkrankungen können solche Beweise leicht geführt werden, bei anderen ist dies deutlich schwieriger.

In solchen Fällen werden von Fachleuten die vorliegenden wissenschaftlichen Untersuchungsergebnisse zu einer Behandlung sorgfältig analysiert und im Hinblick auf einen behaupteten Therapieeffekt ausgewertet. Dabei zeigt sich dann, dass verschiedene Behandlungsmethoden unterschiedlich stark abgesichert sind, weshalb von so genannten Evidenzklassen gesprochen wird, die eine Aussage darüber erlauben, wie sicher ihr Wirksamkeitsnachweis ist.

Gerade bei der MS, wo Außenseitermethoden und solche mit vermeintlich sensationellem Erfolg durchaus geläufig sind (siehe S. 180) und von manchen Betroffenen allzu gern aufgenommen werden, muss die Wirksamkeit von Behandlungsmethoden erwiesen sein. Die eingesetzten Medikamente können erhebliche unerwünschte Wirkungen haben, sodass ihre Wirksamkeit auch nachgewiesen sein muss. Dies sollte man immer mit seinem Arzt besprechen. Umgekehrt kann ein Patient dann auch besser verstehen, wenn ein Arzt keine »Therapiewünsche« erfüllt, deren Wirksamkeit nicht ausreichend belegt ist.

Wann kann die Teilnahme an einer Studie mit einem neuen Medikament sinnvoll sein?

Die Entwicklung von neuen Medikamenten zur Behandlung von Krankheiten wie der MS ist sehr zeitaufwändig und teuer. Von hunderten möglichen Wirkstoffen, die jedes Jahr in Forschungslabors hergestellt werden, bekommen von den verantwortlichen Behörden (in Deutschland: Bundesinstitut für Arzneimittel und Medizinprodukte) nach jahrelangen Prüfungen ihrer Wirksamkeit und Verträglichkeit schließlich nur einzelne eine Zulassung zur Behandlung beim kranken Menschen. Die verschiedenen Stufen oder Phasen in der Prüfung eines neuen Medikaments sind in Tabelle 26 zusammengefasst.

Typischerweise stehen nach wie vor am Anfang – in der Phase 0 – Tierversuche, auch um erste Hinweise auf die Organverträglichkeit zu erhalten. Bei der MS gibt es noch einen weiteren guten Grund für Tierversuche, weil mit der experimentell-allergischen Enzephalomyelitis (EAE) ein Tiermodell der MS zur Verfügung steht, mit dem auch schon eine erste orientierende Untersuchung der Wirkung neuer Medikamente möglich ist. Erst wenn Tierversuche sowohl für eine Wirksamkeit als auch Verträglichkeit eines neuen Mittels sprechen, kommt eine erste Anwendung beim Menschen infrage.

Bei den ersten Untersuchungen in der Phase I von Prüfungen neuer Medikamente muss zunächst überprüft werden, wie der Mensch das Medi-

● Tab. 26: Die Phasen der Entwicklung eines neuen Medikaments

Phase	Beschreibung
0	Tierversuche
I	Erste Anwendungen beim Menschen Kleine offene Studien zur Überprüfung der Pharmakokinetik (Aufnahme aus dem Magen-Darm-Kanal, Verstoffwechslung im Körper und Ausscheidung) sowie der Verträglichkeit an gesunden Freiwilligen
II	Erste kleine Doppelblindstudien (»Pilotstudien«) zur Überprüfung der Wirksamkeit
III	Große multizentrische, randomisierte, plazebokontrollierte Studien mit anschließender Auswertung und Einreichung der Unterlagen bei den Behörden zur Zulassung
IV	Wissenschaftliche Untersuchungen mit bestimmten Fragestellungen und Anwendungsbeobachtungen nach erfolgter Zulassung

kament resorbiert (in den Körper aufnimmt), im Körper metabolisiert (verstoffwechselt) und eliminiert (ausscheidet), was keineswegs immer wie bei den zuvor untersuchten Tieren der Fall ist. Außerdem müssen erste Erfahrungen zur Verträglichkeit beim Menschen gesammelt werden.

Erst wenn zu diesen Fragen ausreichend sichere Erfahrungen vorliegen, kommt eine Überprüfung der Wirksamkeit und Verträglichkeit in einem größeren Umfang infrage. Bei diesen Phase-II- und -III-Untersuchungen handelt es sich in aller Regel um sehr aufwändige Studien, an die von den Behörden zum Ausschluss von bewussten oder unbewussten Täuschungen eine Reihe von Anforderungen gestellt werden. So muss das Ergebnis der Behandlung mit dem neuen Medikament mit einer so genannten Kontrollgruppe verglichen werden, die der behandelten Gruppe möglichst ähnlich sein soll. Um dies zu gewährleisten, erfolgt in der Regel eine so genannte randomisierte (zufallsbestimmte) Zuteilung der infrage kommenden Patienten zur Behandlung oder Nichtbehandlung.

Damit nun für die Dauer der Untersuchung weder Arzt noch Betroffene wissen, wer tatsächlich behandelt wird und wer nicht und ihre entsprechenden Erwartungen das Ergebnis nicht beeinflussen, erhalten auch die Betroffenen in der Gruppe der nicht mit dem neuen Medikament Behandelten gleich aussehende Tabletten oder andere Zubereitungsformen, die aber keinen Wirkstoff enthalten. Solche Scheinmedikamente werden auch als Plazebo bezeichnet. Weil weder Ärzte noch Betroffene wissen, wer das echte und wer das Scheinmedikament einnimmt, wird von einer Doppelblindstudie gesprochen. Fasst man die genannten Anforderungen an solche Studien zusammen, kommt man zu der kompliziert klingenden Bezeichnung als randomisierte, plazebokontrollierte Doppelblindstudie.

Ob die Durchführung einer solchen Studie am Menschen gerechtfertigt ist und welche Auflagen dabei beachtet werden müssen, wird von einer so genannten Ethikkommission überprüft. Mitglieder solcher Kommissionen sind außer Ärzten, die allerdings nie selbst an der infrage kommenden Untersuchung beteiligt sein dürfen, auch Juristen und Laien, die alle nur erdenkliche Sorgfalt darauf verwenden, die mit solchen Untersuchungen verbundenen Risiken für die betroffenen Patienten so gering wie möglich zu halten. Dazu gehört in jedem Fall eine ausführliche Patienteninformation und eine schriftliche Einverständniserklärung der Betroffenen, die jederzeit und ohne Angabe von Gründen widerrufen werden kann.

Obwohl es auf den ersten Blick so aussieht, ist eine Behandlung mit Plazebo in einer solchen Studie auch nicht notwendigerweise mit einer Nichtbehandlung gleichzusetzen. Allein durch die Teilnahme an einer solchen Untersuchung und die regelmäßigen Kontrollen kommt es nämlich auch bei einem gewissen Prozentsatz der Betroffenen ohne Anwendung eines neuen Medikaments zu einer eindeutigen Besserung. Ob die Teilnahme an einer wissenschaftlichen Studie für MS-Betroffene sinnvoll ist, sollten sie in aller Ruhe mit ihrem behandelnden Arzt und gegebenenfalls nach Rücksprache mit Angehörigen oder auch einem zweiten Arzt prüfen und entscheiden. In jedem Fall muss der Arzt, der ihnen die Teilnahme an einer solchen Prüfung vorschlägt, auch genau über die ansonsten zur Verfügung stehenden Behandlungsmöglichkeiten und deren Erfolgsaussichten informieren.

Welche Medikamente stehen zur begleitenden Behandlung einzelner Störungen zur Verfügung?

Die wichtigsten durch spezielle Medikamente beeinflussbaren Störungen bei einer MS bestehen neben der Spastik in anfallsweise auftretenden Störungen, Schmerzen, Blasenentleerungsstörungen, Müdigkeit und Schwäche beziehungsweise gestörter Bewegungsabstimmung (Ataxie).

Spastik: Zur medikamentösen Behandlung der Spastik (siehe auch S. 109) stehen im Wesentlichen die folgenden sechs Wirkstoffe zur Verfügung:

1. *Baclofen* (Handelsname z. B. Lioresal) ist am weitesten verbreitet und in der Regel auch am wirkungsvollsten. Die Dosis liegt zwischen 15 und 75 mg am Tag. Bei extrem stark ausgeprägter Spastik ist auch eine direkte Gabe in den Rückenmarkkanal über eine spezielle Pumpe möglich (Handelsname Lioresal intrathecal).
2. *Memantin* (Handelsname: Akatinol Memantine) kann alleine oder in Kombination mit anderen Mitteln gegeben werden. Die übliche Dosis beträgt 10 bis 20 mg am Tag.
3. *Tizanidin* (Handelsname: Sirdalud) ist ein weiteres Mittel zur Behandlung der Spastik mit einer Tagesdosis von 12 bis 24 mg.
4. *Benzodiazepine* (Handelsnamen z. B. Valium, Musaril) können allein oder – dann in kleinen Dosen – in Kombination mit Baclofen nützlich sein. Die tägliche Dosis schwankt meist zwischen 5 bis 30 mg (Valium) und 50 bis 200 mg (Musaril).

5. *Dantrolen* (Handelsname: Dantamacrin) kann ein Schwächegefühl in den Beinen bewirken, weshalb es hauptsächlich bei stark behinderten Patienten oder solchen, die nicht auf Baclofen und Benzodiazepine ansprechen, in Betracht kommt. Die Dosis liegt zwischen 50 und 200 mg am Tag.
6. *Tolperison* (Handelsname: Mydocalm) ist ein Medikament, dem sowohl eine Wirkung auf das zentrale als auch periphere Nervensystem zugesprochen wird. Die Tagesdosen liegen zwischen 150 und 450 mg.

Außer diesen Medikamenten kann bei extrem schwerer Spastik auch ein Behandlungsversuch mit *Botulinumtoxin* (Handelsnamen: Botox, Dysport, NeuroBloc) gerechtfertigt sein. Dabei werden niedrige Dosen dieses Medikaments in die betroffenen Muskeln gespritzt und damit eine künstliche teilweise Lähmung erzeugt.

Anfallsweise auftretende Störungen: Eine Trigeminusneuralgie (siehe S. 79) spricht meist sehr gut auf eine Behandlung mit Medikamenten an, die sonst zur Therapie epileptischer Anfälle eingesetzt werden. Besonders wirksam sind dabei Carbamazepin (Handelsname in Deutschland z. B. Tegretal, in Österreich und der Schweiz Tegretol) und Gabapentin (Handelsname: Neurontin). Bei nicht ausreichendem Effekt können andere Antiepileptika oder eine Kombination mit dem bei der Spastik-Therapie bereits erwähnten Baclofen (Handelsname z. B. Lioresal) günstig sein.

Auch bei schmerzhaften und den Schlaf beeinträchtigenden nächtlichen unwillkürlichen Ruckbewegungen vor allem der Beine (spinale Automatismen) oder tonischen Hirnstammanfällen (siehe S. 80) sind diese Medikamente wirksam. Dies gilt auch für andere anfallsweise auftretende Störungen wie epileptische Anfälle (bei zirka ein Prozent) und noch seltenere plötzlich auftretende, kurz dauernde Schwäche, Sprech- und Gefühlsstörungen.

Andere Schmerzen: Die Behandlung von Schmerzen richtet sich nach deren Ursache, Form und Stärke. Muskelschmerzen aufgrund von Verspannungen sind beispielsweise anders zu behandeln als Schmerzen aufgrund einer Spastik. Sofern erforderlich, sollte medikamentös zunächst ein Versuch mit so genannten einfachen Schmerzmitteln wie Acetylsalizylsäure (Handelsname z. B. Aspirin) oder Paracetamol (Handelsname z. B. Benuron) erfolgen. Bei auf eine Spastik zurückzuführenden oder anderen dauerhaften Nervenschmerzen zeigt sich häufiger eine Besserung unter Gabapentin (Handelsname Neurontin). Zusätzlich können auch hier physikalische Behandlungsmethoden sinnvoll sein.

Darmentleerungsstörungen: Bislang liegen keine aussagekräftigen Studien zur medikamentösen Behandlung vor. Die meisten Patienten haben schon verschiedene Abführmittel bis hin zu Einläufen ausprobiert, bevor sie ihrem Neurologen von diesen Beschwerden berichten. Bei leichter Verstopfung können eine ballastreiche Nahrung oder pflanzliche Präparate ausreichend wirksam sein, bei schwerer Verstopfung sind Wirkstoffe wie Bisacodyl (Handelsname z. B. Dulcolax) oder Natriumpicosulfat (Handelsname: Laxoberal) erforderlich. Bei leichter Stuhlinkontinenz können medizinische Kohle (Handelsname z. B. Kohle-Compretten) oder Loperamid (Handelsname z. B. Imodium) nützlich sein, manchmal reduziert auch ein morgendlicher Einlauf das Risiko einer Inkontinenz im Verlauf des Tages.

Blasenentleerungsstörungen: Eine kleine, »spastische« Blase mit häufigem Harndrang und kleinen Restharnmengen spricht häufig günstig auf Anticholinergika (Handelsnamen z. B. Buscopan oder Spasmo-Cibalgin) an. Daneben können zur Herabsetzung der erhöhten Reizbarkeit der Blasenwand alpha-adrenerge Blocker wie Phenoxybenzamin (Handelsname: Dibenzyran) günstig sein, gegebenenfalls auch in Kombination mit Antispastika (Handelsname z. B. Lioresal). Bei im Vordergrund stehendem störenden nächtlichen Harndrang können sowohl abendliche Einmalgaben von so genannten trizyklischen Antidepressiva wie z. B. Imipramin (Handelsname z. B. Tofranil) als auch das noch wirksamere Desmopressin (Handelsname z. B. Minirin) eingesetzt werden.

Eine Harnblase, die sich nicht richtig zusammenzieht (atone Blase) und mit großen Restharnmengen einhergeht, spricht meist günstig auf Cholinergika wie Carbachol (Handelsname: Doryl) oder Distigminbromid (Handelsname: Ubretid) an. Die beste Therapie besteht hier allerdings in mehrfach täglichem (intermittierenden) Katheterisieren, was die Betroffenen selbst erlernen und durchführen können.

Bei einer kombinierten Blasenentleerungsstörung mit gestörtem Zusammenspiel der für Blasenöffnung und -verschluss zuständigen Muskeln können die bei der »spastischen« Blase genannten Medikamente zusammen mit zeitweisem Katheterisieren eingesetzt werden.

Eine weitere, häufige Ursache als auch Komplikation von Blasenentleerungsstörungen bei MS kann in Blasenentzündungen bestehen. Diese müssen stets behandelt und möglichst verhütet werden. Bei häufig auftretenden Entzündungen hat sich zur Vorbeugung unter anderem eine

Ansäuerung des Urins mit Ascorbinsäure (Vitamin C) oder Methionin (Handelsname: Acimethin) als günstig erwiesen.

Müdigkeit, Erschöpfbarkeit: Neben einer Anpassung der körperlichen Belastung sind mit manchen Medikamenten günstige Wirkungen beobachtet worden. Dabei handelt es sich neben dem bei Viruserkrankungen und der Parkinsonkrankheit eingesetzten Amantadin (Handelsnamen z. B. Adekin oder PK-Merz) auch um das allgemein anregend wirkende Pemolin (Handelsnamen: Senior 20, Tradon; wegen des Risikos von Leberstörungen sind allerdings entsprechende Kontrollen der Leberfunktion ratsam) sowie Antidepressiva wie so genannte Serotoninwiederaufnahmehemmer (Handelsnamen z. B. Fluctin oder Zoloft). In den letzten Jahren konnten kontrollierte Studien einen guten Effekt des Wirkstoffs Modafinil (Handelsname: Vigil; 200 mg einmal täglich) nachweisen. Dieses Medikament wurde eigentlich zur Behandlung der Narkolepsie entwickelt, einer Krankheit, bei der die Betroffenen tagsüber unkontrollierte Müdigkeits- und Schlafattacken erleiden.

Sexuelle Störungen: Seit Einführung von Medikamenten wie Sildenafil (Handelsname: Viagra) steht insbesondere für männliche MS-Betroffene mit Erektionsstörungen ein wirksames Mittel zur Verfügung, das gegenüber anderen Erektionshilfen (wie z. B. Pumpen oder Spritzen in den Penis) insbesondere auch den Vorteil einer angenehmeren Anwendungsform hat. Größere Anwendungsbeobachtungen beziehungsweise Erfahrungsberichte bei MS gibt es allerdings bislang nicht und es erfolgt keine regelhafte Kostenübernahme durch gesetzliche Krankenkassen.

Ataxie (gestörte Bewegungsabstimmung) und Tremor: Für diese Beschwerden gibt es bislang keine gut wirksame medikamentöse Behandlung. Oft hilft Krankengymnastik und vereinzelt wurde über günstige Auswirkungen durch technische Hilfsmittel wie das Anbringen von Gewichten im Bereich von Ellenbogen- oder Kniegelenken berichtet. Bei starkem Tremor zum Beispiel in einem Arm soll es sich wie bei ausgeprägten ataktischen Störungen gelegentlich bewährt haben, ein Gewicht von etwa zwei Kilogramm an den betreffenden Unterarm zu binden. Ansonsten wurden bei Tremor zwar verschiedene Medikamente wie Propranolol (Handelsname z. B. Dociton) oder niedrige Dosen des Antiepileptikums Primidon (Handelsname z. B. Mylepsinum) eingesetzt, ohne dass über wirklich überzeugende Erfolge berichtet wurde. Ob sich erste günstige Berichte mit dem sonst zur Verminderung von Angst eingesetzten Medikament Buspiron (Handelsname: Bespar, in Österreich und der Schweiz Buspar) bewahrheiten, muss noch abgewartet werden.

Welche Nebenwirkungen können die eingesetzten Medikamente haben?

Es ist ein alter Grundsatz der Arzneimittellehre, dass alle Medikamente mit einer nachgewiesenen Wirkung auch unerwünschte Effekte beziehungsweise Nebenwirkungen haben können. Hier sollen nicht alle denkbaren beziehungsweise beobachteten Nebenwirkungen der verschiedenen Medikamente genannt werden (über diese kann man sich anhand der Beipackzettel in den Medikamentenpackungen informieren), sondern es soll nur auf die erfahrungsgemäß häufigsten Probleme hingewiesen werden. Die meisten Patienten entwickeln unter den Medikamenten keine oder zumindest keine schweren Nebenwirkungen.

Kortikoide: Viele der landläufig bekannten Nebenwirkungen treten praktisch nur bei monate- oder jahrelanger Anwendung auf. In der Schubbehandlung einer MS werden zwar hohe Dosen verabreicht, aber nur für kurze Zeit. Dies kann zu einem leichten Zittern (innere Unruhe), rotem Gesicht, Appetitsteigerung, Kopfschmerzen und Schlafstörungen führen. Seltene, aber unter Umständen bedrohliche Nebenwirkungen können in allergischen Erscheinungen, Psychosen, Bauchspeicheldrüsentzündungen (Pankreatitis) sowie – bei bekanntem hohem Blutdruck – in Blutdruckkrisen bestehen. Vor jeder Kortikosteroidbehandlung sollte auch eine aktive bakterielle oder virale Entzündung ausgeschlossen werden. Gegen einen unangenehmen Geschmack während einer Infusion kann das Lutschen eines Bonbons helfen und zur Verminderung des Risikos der Ausbildung eines Magengeschwürs werden an den Infusionstagen Medikamente gegeben, die die Bildung von Magensäure vermindern. Eine Erhöhung des Blutzuckerspiegels tritt nur bei Menschen auf, die ohnehin schon zur Zuckerkrankheit neigen. Besteht diese schon, so ist jedoch besondere Vorsicht geboten (ein Diabetes mellitus kann entgleisen). Eine Wassereinlagerung mit Gewichtszunahme ist extrem selten. Auch andere Nebenwirkungen wie Magen-Darm-Blutungen (erhöhtes Risiko bei früherem Geschwür), erhöhter Blut- und Augeninnendruck werden nur bei länger dauernder Einnahme beobachtet. Kommt es einmal zu unerwünschten Wirkungen während der Behandlung eines MS-Schubes, so bilden sich diese in aller Regel nach Beendigung der Therapie wieder zurück. Außer einer entsprechenden Überwachung empfiehlt sich unter einer Kortikosteroidtherapie die Einhaltung einer salz- und zuckerarmen Diät.

Interferone-beta-1a und -1b: Auch die Interferon-beta-Präparate können Nebenwirkungen haben, die allerdings meist vorübergehend sind und .

bei 90 Prozent nur zu Beginn der Behandlung (maximal im ersten halben Jahr) auftreten. An erster Stelle stehen Rötungen und Entzündungen der Haut an der Einstichstelle, gefolgt von grippeartigen Beschwerden wie Fieber, Abgeschlagenheit, Kopf- und Gliederschmerzen, die durch eine Injektion am Abend oder die vorherige Gabe von einfachen Grippemitteln (wie Paracetamol oder Ibuprofen) gemildert werden können. Darüber hinaus sind auch Veränderungen der Leberenzyme und der weißen Blutkörperchen möglich. Diese Nebenwirkungen können so schwer sein, dass die Behandlung bei einzelnen Patienten nicht fortgesetzt werden kann. Nachdem sich in den ersten Studien mit Interferon-beta eine Zunahme von Depressionen gezeigt hatte, dürfen Betroffene, die schon einmal einen Suizidversuch hinter sich haben oder an einer schweren Depression litten, nicht mit Interferon-beta behandelt werden. Wahrscheinlich handelt es sich hierbei um eine reine Vorsichtsmaßnahme, da solche Komplikationen in den letzten Jahren bei weitaus mehr behandelten Patienten nicht mehr gehäuft beobachtet wurden. Dennoch wird vorsichtshalber bei schweren Depressionen oder einer bestehenden Selbsttötungsneigung von einer Interferonbehandlung abgeraten. Für großen Wirbel sorgte der Nachweis von Antikörpern im Blut, die bei ungefähr jedem dritten Betroffenen innerhalb eines Jahres zumindest unter Interferon-beta-1b nachgewiesen werden konnten. Man befürchtete zunächst, dass diese Eiweiße im Blut zu einem Wirkungsverlust führen könnten. Inzwischen geht man jedoch davon aus, dass dies wahrscheinlich keine Rolle spielt und ausschließlich der klinische Effekt der Behandlung entscheidend ist. Ernsthafte Langzeitnebenwirkungen wie eine erhöhte Krebshäufigkeit sind bislang nicht bekannt. Viele Nebenwirkungen der Interferone lassen sich durch eine Patientenschulung und Therapiebegleitung (wozu manchmal auch speziell geschulte Krankenschwestern zur Verfügung stehen) verringern oder völlig vermeiden.

Glatirameracetat (Handelsname: Copaxone): Auch bei dieser Substanz sind Hautreaktionen an der Einstichstelle und grippeähnliche Beschwerden die häufigsten Nebenwirkungen. Daneben kann es als allergische Überempfindlichkeitsreaktion nach einer Injektion zu vorübergehenden Allgemeinerscheinungen mit Angstgefühl, Engegefühl in der Brust mit Herzrasen und Luftnot sowie einer Sekunden bis Minuten dauernden Gesichtsrötung kommen; etwa drei Prozent der Behandelten brechen die Therapie deswegen vorzeitig ab. Schließlich kommt es auch unter Glatirameracetat zur Bildung von Antikörpern.

Immunglobuline werden im Allgemeinen gut vertragen. Allergische Reaktionen mit Hautausschlag, Fieber und Muskelschmerzen können allerdings gelegentlich auftreten und in seltenen Fällen können sich Blutgerinnsel bilden. Schließlich besteht trotz immer besserer Überwachungsmethoden die Gefahr der Übertragung von Infektionskrankheiten wie AIDS oder Hepatitis C.

Azathioprin (Handelsname z. B. Imurek) führt zu einer für die MS-Behandlung erwünschten Verminderung der weißen Blutkörperchen (Leukozyten), wobei für die Gesamtzahl Werte von unter 3500 pro Kubikmillimeter Blut und für die Untergruppe der Lymphozyten 600 bis 1200 pro Kubikmillimeter Blut angestrebt werden. Um einen zu starken Abfall nicht zu übersehen, werden regelmäßige Blutbildkontrollen empfohlen, zu Beginn wöchentlich, danach monatlich. Sind die Veränderungen zu stark ausgeprägt, muss die Dosis reduziert oder das Medikament abgesetzt werden. Andere mögliche Nebenwirkungen bestehen unter anderem in Übelkeit, Brechreiz, Leberschäden sowie einer Zunahme von Infektanfälligkeit. Da Azathioprin in Tierversuchen mit einer erhöhten Missbildungsrate einhergeht, ist sowohl für Frauen als auch für Männer unter der Einnahme eine zuverlässige Empfängnisverhütungsmethode erforderlich (siehe auch S. 203). Erst nach über zehnjähriger Einnahme ergeben sich Hinweise auf ein erhöhtes Krebsrisiko.

Mitoxantron (Handelsname z. B. Novantron) schädigt in hohen Dosen den Herzmuskel. Aus diesem Grunde ist die Gesamtmenge begrenzt, die zur MS-Behandlung eingesetzt werden darf und reicht für eine Behandlung über etwa zwei bis drei Jahre aus. Weil dosisabhängige Nebenwirkungen am Herzen (neben Rhythmusstörungen auch Herzmuskelstörungen und Herzinsuffizienz) möglich sind, muss vor Behandlungsbeginn und darunter in halbjährlichen Abständen mittels EKG und Ultraschall die Herzmuskelfunktion überprüft werden. Einige Patienten klagen nach der Einnahme über Übelkeit, wogegen die vorübergehende Gabe von Medikamenten gegen Brechreiz hilft. Wie bei allen Medikamenten, die das Immunsystem unterdrücken, kommt es zu Veränderungen des Blutbildes, die durch entsprechende Laboruntersuchungen vom Arzt überwacht werden.

Cyclophosphamid (Handelsname z. B. Endoxan): Insbesondere kann es bei hoch dosierter Gabe zu Übelkeit, Brechreiz, Haarausfall, Sterilität und blutigen Blasenentzündungen kommen. Außerdem ist die Möglichkeit von Blutbildveränderungen, das Risiko einer vermehrten Infektanfälligkeit sowie die Gefahr einer erhöhten Rate von bösartigen Krankheiten insbesondere im Harnwegsbereich gegeben.

Methotrexat (Handelsname z.B. Lantarel): Unter diesem Medikament kommt es bei jeweils zehn Prozent der Betroffenen zu Übelkeit und Durchfall und bei bis zu drei Prozent zu Mundschleimhautentzündungen. Weil es daneben zu schweren Schädigungen des Knochenmarks und der Leber kommen kann, sind regelmäßige Laborkontrollen erforderlich.

Baclofen (Handelsname z.B. Lioresal): Mögliche Nebenwirkungen sind Verwirrung, Müdigkeit und ein Gefühl der vermehrten Muskelschwäche. Letzteres ist besonders der Fall, wenn bei Lähmungserscheinungen der Beine eine erhöhte Muskelspannung (Spastik) zum Stehen und Gehen notwendig ist.

Benzodiazepine (Handelsnamen z.B. Valium, Musaril): Die Hauptbedenken gegen eine Langzeiteinnahme bestehen in der Gefahr einer Abhängigkeitsentstehung. Andererseits scheint dieses Risiko bei körperlichen Krankheiten im Vergleich zu einer Einnahme wegen psychischer Probleme deutlich geringer zu sein. Darüber hinaus bewirken alle Benzodiazepine je nach eingenommener Dosis eine vermehrte Müdigkeit. Werden Benzodiazepine zur Behandlung der Spastik eingesetzt, so ergeben sich dieselben Probleme wie bei der Einnahme von Baclofen.

Dantrolen (Handelsname: Dantamacrin): Manchmal kann es zu einer vermehrten Muskelschwäche kommen (siehe auch Baclofen und Benzodiazepine), daneben sind wegen einer möglichen Leberschädigung entsprechende Laborkontrollen erforderlich.

Memantin (Handelsname: Akatinol Memantine): Dosisabhängig sind u.a. Schwindel, Unruhe sowie Müdigkeit und Kopfdruck möglich. Wegen möglicher Schlafstörungen aufgrund von Unruhe- und Erregungszuständen sollte keine Gabe nach 16 Uhr mehr erfolgen.

Tizanidin (Handelsname: Sirdalud): Unter Tizanidin-Einnahme mögliche Nebenwirkungen bestehen in erster Linie in Müdigkeit, Schwächegefühl, Schwindel, Mundtrockenheit und Magen-Darm-Beschwerden. Im Vergleich zu Baclofen tritt ein Schwächegefühl seltener, Müdigkeit hingegen häufiger auf.

Pemolin (Handelsnamen: Senior 20, Tradon) kann unter anderem zu Pulsbeschleunigung, Schlaflosigkeit, vermehrter Nervosität, Appetitlosigkeit, Magen-Darm-Störungen und Gewichtsverlust führen. Bei eingeschränkter Leberfunktion darf das Medikament nicht eingenommen werden.

Welche krankengymnastischen und physikalischen Behandlungsmöglichkeiten gibt es?

Die Krankengymnastik ist ein wesentlicher Teil der MS-Behandlung. Sie hilft einerseits die Rückbildung von Ausfällen zu beschleunigen, andererseits können verbliebene Störungen durch Training der Willkürfunktion oder von ausgleichenden Mechanismen verbessert werden. Dadurch kann es auch bei schwer wiegenden Funktionsstörungen noch zu erstaunlichen Besserungen kommen.

Je nach Art der Störung können verschiedene krankengymnastische Behandlungsverfahren zum Einsatz kommen. Es gibt keine Form der Krankengymnastik, die prinzipiell für alle Menschen mit MS geeignet ist, sondern diese muss jeweils in Abhängigkeit von den vorliegenden Störungen auf jeden einzelnen Betroffenen abgestimmt werden. Gegen die häufige Spastik stehen die Methode nach Bobath oder davon abgeleitete Techniken zur Verfügung. Daneben kommt vor allem die so genannte propriozeptive neuromuskuläre Fazilitierung (PNF) nach Kabat zur Anwendung, und bei der aus der Kinderneurologie entwickelten Methode nach Vojta wird versucht, über gezielte Druckreize Bewegungsmuster zu bahnen und Bewegungsabläufe zu verbessern. Schließlich steht für manche Betroffene ergänzend die Hippotherapie zur Verfügung, eine Form der Physiotherapie mithilfe von Kleinpferden.

Bei Blasenentleerungsstörungen ist ein spezielles Beckenbodentraining (Automatismus-Förderung oder bei Inkontinenz Blasentraining) günstig. Bei Trigeminusneuralgien kann in Ergänzung zur medikamentösen Behandlung eine Reizstromtherapie mit diadynamischen Strömen (schmerzlindernde Stromform, die zu keiner Muskelzuckung führt) am Nervenstamm versucht werden. Ansonsten ist jedoch von Reizstromtherapien abzuraten.

Bei spinalen Automatismen (vor allem nachts auftretende unwillkürliche Ruckbewegungen der Beine) ist eine Verminderung der Häufigkeit und Intensität durch spezielle Lagerung möglich. Wichtig ist, dass die Behandlung möglichst durch Krankengymnastinnen und Krankengymnasten durchgeführt wird, die die speziellen Techniken erlernt haben. Ergänzende physikalische Behandlungsmethoden sind die Eisbehandlung, die vor allem bei schmerzhaften spastischen Muskelkontraktionen eingesetzt werden kann, und Bewegungsübungen im Wasser, die durch teilweise Ausschaltung der Schwerkraft die Bewegung einer gelähmten Extremität erleichtern. Die Wassertemperatur sollte dabei nicht zu hoch sein.

08187 Trias_Multiple Sklerose Wider 12 18.06.2002 21:33:09 Blackmagenta

Bei einem Schub sollte so früh wie möglich und so lange wie nötig krankengymnastisch behandelt werden. Dabei ist zu Beginn jedoch vor Überanstrengungen zu warnen. Durch ein falsch verstandenes Zuviel ist eine frühzeitige Erschöpfung möglich und es kann zu einer Funktionsverschlechterung kommen. Zusammen mit der Krankengymnastin sollte ein Plan erstellt werden, der Art und Dauer der Übungen festlegt und sie dem Leistungsvermögen beziehungsweise den Bedürfnissen der Betroffenen anpasst.

Da die Krankengymnastik meist zeitlich begrenzt ist, sollte der Patient (und auch seine Angehörigen) Übungen erlernen, die er zu Hause selbstständig oder auch mithilfe des Partners durchführen kann. Dafür stehen zwar auch Bücher mit entsprechenden Anleitungen zur Verfügung (siehe Anhang), vorzuziehen ist aber in jedem Fall die Anleitung beziehungsweise zumindest Absprache mit einer Fachkraft.

Die Krankengymnastik kann durch Medikamente wie Antispastika oder physikalische Maßnahmen wie Sonodynator-Anwendungen unterstützt werden. Von rein passiven physikalischen Anwendungen ist abzuraten, weil sie für den Bewegungsablauf keinen Trainingseffekt haben. Gleiches gilt für (noch) nicht erforderliche »Hilfsmittel«: Schienen, Gehstützen oder ein noch nicht unbedingt erforderlicher Rollstuhl erleichtern zwar kurzfristig die Fortbewegung des Betroffenen, führen jedoch auf lange Sicht zu einer Verschlechterung der Funktionen.

Massagen sind ebenso wie eine elektrische Reizung selten von Nutzen, bei Spastik können sie sogar zu einer Zunahme führen und sollten daher vermieden werden. Gleiches gilt für Übungsgeräte, mit denen gleich bleibende Bewegungsabläufe wie zum Beispiel Radfahrbewegungen eintrainiert werden.

Was ist Ergotherapie und wann ist sie sinnvoll?

Unter Ergotherapie versteht man eine besondere Form der Aktivierungs- und Beschäftigungstherapie, bei der unter Anleitung eines Ergotherapeuten Tätigkeiten des täglichen Lebens praktisch geübt und (wieder) erlernt werden. Ergotherapie ist darauf ausgerichtet, neben der Bewegungsfähigkeit, Körperwahrnehmung und Sensibilität auch Körperfunktionen wie Gedächtnis und Konzentrationsvermögen oder Leistungsfähigkeit und Ausdauer zu trainieren und zu fördern. Das Behandlungsziel besteht darin, krankheitsbedingt eingeschränkte oder sogar verloren gegangene

08187 Trias Multiple Sklerose Schoen 12 19.06.2002 14:27:34 Black nta

Bewegungsabläufe und Funktionen zu üben, auszugleichen oder durch Hilfsmittel zu ersetzen und damit die Handlungsfähigkeit der Betroffenen in ihrem Umfeld zu erhöhen. Mögliche Behandlungsziele einer Ergotherapie bei MS sind in Tab. 27 zusammengefasst.

● **Tab. 27: Behandlungsziele der Ergotherapie bei MS (nach Habermann)**

Handlungsziele
- Erhalt der Selbstständigkeit bezüglich Selbstversorgung, Mobilität und Regelung persönlicher Angelegenheiten
- Erhalt der Fähigkeiten zur Produktivität in bezahlter und/oder unbezahlter Arbeit, in der Haushaltsführung oder im Rahmen einer Ausbildung
- Erhalt der Fähigkeiten im Freizeitverhalten und sozialen Leben
- Bewältigung von Problemen durch Erlernen neuer Strategien, Umgang mit Hilfsmitteln oder Anpassungen
- Erhalt und/oder Aufbau der Aktivitäten des täglichen Lebens

Basisziele (in Abhängigkeit von den Handlungszielen)
- Erhalt und/oder Aufbau sensomotorischer Grundfunktionen (selektive und kombinierte Bewegungen, physiologische Bewegungsmuster, Bewegungskoordination, -ausmaß, -tempo, Sensibilität)
- Vermeiden von Folgeschäden
- Erhalt und/oder Aufbau von psychischen und geistigen Fähigkeiten (Stimmungslage, Konzentration, Gedächtnis etc.)

Psychosoziale Ziele
- Erhalt und/oder Aufbau der Fähigkeiten zu sozialen Kontakten
- Krankheitsbewältigung (Coping)
- Angehörigenberatung und gegebenenfalls -anleitung

So kann bei einer MS eine Ergotherapie dann sinnvoll sein, wenn nach einem Schub eine Störung zurückbleibt, die den Patienten bei den üblichen Verrichtungen im täglichen Leben behindert. Er muss dann lernen, diese Verrichtungen trotz der Behinderung durchzuführen, was letztendlich ein Training seines handwerklichen Geschicks bedeutet. Neben einer Verbesserung der Motorik durch wiederholte Übungen werden – teilweise unter Einsatz von Hilfsmitteln – Ersatzstrategien erlernt, die die Selbstständigkeit fördern. Rein funktionelle Behandlungen können dabei durch kreative Tätigkeiten ergänzt werden, die oft auch im Hinblick auf eine dauerhafte Motivation zu dieser Therapieform günstig sind. Oft bringt eine Kombination von Krankengymnastik und Ergotherapie die besten Erfolge für die Eigenständigkeit eines Patienten.

Ergotherapie fällt unter die Leistungspflicht der Krankenkassen und kann von jedem Arzt als Einzel- oder Gruppentherapie verschrieben werden. Adressen von Ergotherapeuten können bei den nationalen Multiple-Sklerose-Gesellschaften (siehe S. 213) oder beim Deutschen Verband der Ergotherapeuten (DVE e.V., Mittelweg 8, 76307 Karlsbad) erfragt werden (Internet: www.ergotherapie-dve.de).

Was ist von Therapiemethoden mit »sensationellen« Erfolgen zu halten?

Der Beweis für den Erfolg einer Behandlungsmethode der MS ist schwer zu führen. Nur wenn an einer ausreichend großen Patientenzahl ein Erfolg nachweisbar ist, kann von einer Wirksamkeit ausgegangen werden. Obwohl der Verlauf der MS unvorhersehbar ist, überwiegen Verschlimmerungen, die vorübergehender Natur sind. Das heißt, die Krankheitserscheinungen neigen dazu, sich auch von alleine zu bessern (siehe auch S. 97). Wenn bei einer Verschlechterung irgendeine Therapie durchgeführt wird, werden Betroffene (und auch behandelnde Ärzte, Heilpraktiker, Homöopathen oder »Wunderheiler«) eine eintretende Besserung verständlicherweise am ehesten der erfolgten Behandlung zuschreiben. Wurde in solchen Fällen ein »neues« Verfahren eingesetzt, kann der Eindruck entstehen, dass man endlich den Schlüssel für die Behandlung der MS gefunden habe.

Leider werden solche Ergebnisse oft mit großem Aufwand in Presse, Funk und Fernsehen aufgebauscht (sehr oft allein aus Geschäftsinteressen!), sodass sich Betroffene mit weniger günstigen Verläufen von der Anwendung dieser Methoden mehr Erfolg versprechen als von der bisherigen Behandlung. Berichte über Patienten, die nach jahrelangem Sitzen im Rollstuhl aufgrund einer neuen Behandlungsmethode angeblich plötzlich aufstehen und herumlaufen können, sollte man besonders misstrauen. Dies gilt auch für 15±Deoxyspergualin (DSG), welches besonders Anfang der 90er-Jahre nach guten Erfahrungen des MS-kranken Münchner Anästhesisten Professor Niels Franke bei sich selbst als »Wundermittel« gehandelt wurde. Die den erforderlichen Anforderungen genügenden klinischen Studien (siehe auch S. 167) mit diesem Mittel waren jedoch enttäuschend und konnten keinen ausreichenden Nutzen nachweisen.

Unter anderem wurde auch bei folgenden Methoden über angeblich spektakuläre Erfolge berichtet, ohne dass diese Behauptungen wissenschaftlich haltbar sind. Sie führen nur zu einer Verunsicherung der Betroffenen und sind meist mit unvertretbar hohen Kosten verbunden, die die Krankenkassen gewöhnlich nicht tragen. Dabei spielt der fehlende Wirksamkeitsnachweis die entscheidende Rolle, da die ähnlich hohen Kosten der modernen Langzeittherapie selbstverständlich von den Krankenkassen übernommen werden. Zudem sind einige dieser nachfolgend alphabetisch aufgeführten Behandlungsmethoden auch mit schwer wiegenden Nebenwirkungen behaftet:

- Eigenbluttherapie: Nebenwirkungen durch die gleichzeitige Anreicherung des Blutes mit Ozon möglich; kann zu Verschlechterungen führen.
- Fratzer-Therapie: Die Behandlungsempfehlungen nach Dr. Fratzer beruhen auf der Grundlage einer linolsäurearmen Ernährung mit zusätzlicher Zufuhr von u.a. bestimmten Fetten und Vitaminen.
- Frisch- und Trockenzellen: schwer wiegende tödliche Zwischenfälle bekannt, weshalb dringend davon abzuraten ist (wird u.a. über das Internet von dubiosen Firmen angeboten).
- Homöopathische Therapie mit »Medulla spinalis«.
- Kalzium-EAP-Injektionen und -Tabletten (nach Dr. Nieper): relativ wenig unerwünschte Wirkungen, aber kein Wirksamkeitsnachweis (in Deutschland auch nicht zur MS-Behandlung zugelassen).
- Neuroperm/Permselect: Der Urologe Dr. Kluge vermutet bei MS eine X-chromosomal gesteuerte Unterfunktion der Ornitin-Transcarboxylase (eines Enzyms im Harnstoffzyklus) mit Anreicherung von Ammoniak; es handelt sich um eine Theorie ohne wissenschaftliche Grundlage.
- Pflanzliche Immunstimulanzien wie Extrakte aus Purpursonnenhutkraut (Handelsnamen z.B. Echinacin Madaus, Esberitox oder Immunopret) oder Sonnenhutwurzel (Handelsnamen z.B. Konstitutin oder Pascotox) können eine bestehende MS durch Immunstimulierung verschlechtern.
- Schweinehirneinpflanzung (in die Bauchdecke): Gefahr von Schockreaktionen und Verschlimmerung von Krankheitszeichen.
- Schlangen-, Spinnen- und Skorpiongifte: kein Wirksamkeitsnachweis und Gefahr schwer wiegender Nebenwirkungen.
- Thymusextrakt: Risiko einer Überempfindlichkeitsreaktion, Gefahr der Übertragung von Infektionen.
- Vitamintherapie: hauptsächlich wird die Zufuhr von B-Vitaminen, Vitamin E und Selen empfohlen, ohne dass bei der MS eine Wirkung nachgewiesen ist.
- WoBe Mugos-Enzymgemische: relativ wenig unerwünschte Wirkungen bekannt, aber kein Wirksamkeitsnachweis.

Jeder Betroffene sollte sich darüber im Klaren sein, dass auch die so genannte Schulmedizin jede nur erdenkliche Behandlungsmethode anwenden wird, für die sich begründete Aussichten auf einen Erfolg in der MS-Therapie ergeben.

Was ist von so genannten alternativen Behandlungsmethoden zu halten?

Es gibt zahlreiche andere, so genannte alternative oder komplementäre Behandlungsmethoden, die auch bei MS zumindest versuchsweise eingesetzt werden (Tab. 28). Dabei bringt eine Benennung als komplementäre oder begleitende beziehungsweise ergänzende Verfahren besser zum Ausdruck, dass eine Gemeinsamkeit all dieser Methoden darin besteht, dass sie in der Regel ergänzend zur weiterhin durchgeführten schulmedizinischen Behandlung mit Medikamenten wie Cortison oder Interferonbeta erfolgen. Bei einer Benennung als alternative oder Ersatzbehandlung wird oft missverständlicherweise angenommen, dass diese Methoden die übliche Behandlung überflüssig machen könnten. Nach einer 1999 veröffentlichten Erhebung in den USA hatte immerhin jeder dritte MS-Patient im letzten Halbjahr ein derartiges Verfahren angewandt, und in einer aus demselben Jahr stammenden Befragung aus Kanada gaben zwei von drei Betroffenen an, irgendwann einmal eine komplementäre Behandlung eingesetzt zu haben.

Obwohl ein allgemeiner Wirksamkeitsnachweis, wie er etwa für die üblichen Medikamente der so genannten Schulmedizin selbstverständlich ist, bislang für keine der genannten Methoden vorliegt, kann eine begleitende Behandlung mit Methoden der komplementären Medizin manchen MS-Betroffenen helfen. Dies gilt zum Beispiel für Akupressur oder Akupunktur bei Schmerzen oder Marihuana (Cannabis, Haschisch) bei Spastik. Massagen, Meditationstechniken oder Entspannungsübungen können zumindest das Krankheitsgefühl mindern. Der Reiz all der genannten Methoden besteht für viele Betroffene nicht zuletzt in ihrer fast immer sehr guten Verträglichkeit. Ein häufiger Nachteil besteht darin, dass die Krankenkassen die Kosten wegen des fehlenden Wirksamkeitsnachweises nicht unbedingt übernehmen.

● **Tab. 28: Komplementäre Behandlungsmethoden bei Multipler Sklerose**

Bezeichnung	Beschreibung
Akupressur	Nadeldruckbehandlung; aus der Akupunktur entwickelte Behandlungsform, bei der Druck statt Nadeln angewandt wird
Akupunktur	Nadelstichbehandlung; Behandlungsform der traditionellen chinesischen Medizin durch Nadelstiche in bestimmte Hautpunkte
Amalgam-entfernung	Entfernung aller Amalgamfüllungen von Zähnen unter der Vorstellung einer Quecksilbervergiftung (kein Anhalt für Wirksamkeit)
Aromatherapie	Duftstoffe, in der Regel aus Wurzeln, Blättern oder Blüten von Pflanzen
Atemtherapie	Vermittlung von Entspannung, Konzentration und Regeneration durch geleitete Atemübungen
Autogenes Training	Konzentrative Selbstentspannungsmethode (nach J.H.Schultz) mit dem Ziel, Verstand und Gefühl in Einklang zu bringen
Ayurveda	aus Indien stammendes ganzheitliches Konzept sowohl zur Prophylaxe als auch zur Behandlung von Krankheiten auf der Grundlage von Elementen
Bach-Blüten-Therapie	nach dem gleichnamigen Arzt benannte Behandlungsmethode auf der Grundlage von homöopathischen Extrakten der Blüten von 38 Blumen und Bäumen
Bienengift (Gelee royal)	ebenso wie für Bienenstiche kein Wirksamkeitsnachweis; in Tiermodellen sogar Verschlechterung
Biomagnetismus	Anwendung magnetischer Erscheinungen im und Einflüsse auf den Körper, z. B. so genannter Bioresonanz
Chelat-Therapie	Behandlung mit chemischen Verbindungen, die Metall-Ionen (z. B. Kalzium) in Art einer Schere umfassen und mit ihnen besonders stabile Verbindungen eingehen, die dann z. B. leichter aus dem Körper entfernt werden können; kein Wirksamkeitsnachweis
Cobratoxin	Schlangengiftderivat ohne plausiblen Wirkmechanismus und ohne Wirksamkeitsnachweis
Enzymtherapie	Anwendung von Enzymen, meist unter der Vorstellung einer Verbesserung von Stoffwechselvorgängen oder einer »Entgiftung«

Fortsetzung Tabelle 28

Bezeichnung	Beschreibung
Evers-Diät	Anwendung einer möglichst naturbelassenen Diät (mindestens die Hälfte als Rohkost), die kaum tierische Eiweiße enthält (siehe auch S. 192)
Feldenkrais-Methode	Schulung der bewussten Wahrnehmung von Bewegungen in Gruppen und Einzelarbeit (»Funktionale Integration«)
Fünf Tibeter	Meditationsverfahren
Handauflegen	Methode mit angeblich vom Körper des Behandlers ausströmender, ihrem Wesen nach ungeklärter Kraft, die durch streichende Berührung mit der Hand wirksam werden soll
Homöopathie	stark verdünnte, meist pflanzliche Arzneimittel, die beim Gesunden in höherer Dosierung ähnliche Krankheitszeichen hervorrufen wie bei dem zu behandelnden Kranken (»Gleiches wird durch Gleiches geheilt«)
Hypnose	Versetzen in einen traumartigen Zustand (»Trance«)
Kinesiologie	Zuordnung von Störungen und Stressfaktoren durch Muskeltests zum Bewegungsapparat, dem Energiehaushalt oder der Psyche und Behandlung mit dem Ziel einer Auflösung von »Blockaden«
Kraniosakrale Therapie	Form der Osteopathie mit sanfter, manueller Form der Körperarbeit
Kühlbehandlung	Kälteanwendung mit dem Ziel einer Linderung von Spastik und anderen Beschwerden
Manuelle Therapie	Untersuchungs- und Behandlungsmethode von Funktionsstörungen des Bewegungsapparates
Marihuana	Tetrahydrocannabinol (THC), der Wirkstoff in Marihuana und Cannabis, kann v. a. (schmerzhafte) Spastik lindern; eine große Doppelblindstudie mit über 600 Patienten in England ist noch nicht abgeschlossen
Meditation	siehe Yoga
Nachtkerzenöl	Zufuhr dieses Öls mit einem hohen Gehalt an mehrfach ungesättigten Fettsäuren soll bei MS günstig sein (siehe auch S. 192)
Naturheilkunde	ganzheitlicher Behandlungsansatz mit Medikamenten pflanzlichen Ursprungs (enthalten oft viel Alkohol)

Fortsetzung Tabelle 28

Bezeichnung	Beschreibung
Neuraltherapie	Einspritzen von geringen Mengen von Lokalanästhetika (Betäubungsmitteln) in so genannte Störfelder unter der Vorstellung einer »Entblockung« als Voraussetzung einer natürlichen Heilung
Osteopathie	Konzept, wonach der Körper selbst zur Kontrolle von Krankheiten und Störungen in der Lage ist, solange normale strukturelle Beziehungen sowie Umwelt- und Ernährungseinflüsse vorliegen
Phytotherapie	Anwendung pflanzlicher Heilmittel
Progressive Muskelentspannung nach Jacobsen	eine Form der Entspannungstechnik mit dem Ziel, innere Anspannungen und Verspannungen zu lockern
Reflexzonenbehandlung	Konzept, nach dem alle Organe und Körperteile an einem oder beiden Füßen einen Bezugspunkt haben und dort durch Druck oder Massage eine Beeinflussung möglich ist
QiGong	Meditationsverfahren
Sauerstoffüberdrucktherapie	wiederholter Aufenthalt in einer Sauerstoff-Überdruckkammer, wie sie bei Tauchunfällen benutzt wird; kein Wirksamkeitsnachweis
Tai Chi (Chuan)	alte chinesische Bewegungskunst; Meditation und Gesundheitsübung zugleich
Yoga	Anstreben »höherer« Bewusstseinszustände durch geistige und körperliche Konzentration (Meditationsverfahren)

Wann ist eine Behandlung und wann ist eine stationäre Aufnahme sinnvoll?

Eine MS sollte behandelt werden, wenn ausreichend schwere neue Krankheitserscheinungen auftreten oder bestehende sich innerhalb kürzerer Zeit nennenswert verschlimmern. Je mehr Betroffene über ihre Erkrankung wissen, desto genauer werden sie Verschlechterungen im Befinden wahrnehmen. Dabei sind diese oft vom Arzt bei der Untersuchung nicht fassbar (wie »Ameisenlaufen«, unbestimmte Gleichgewichtsstörungen und Schwindelerscheinungen), sodass sich die Frage stellt, ob wirklich ein neuer Schub vorliegt.

Zahlreiche körperliche und psychische Faktoren können Beschwerden vorübergehend verschlimmern (siehe S. 102), und nicht jeder neue Schub hat die gleiche Bedeutung. Es ist in vielen Fällen durchaus sinnvoll und ohne nachteilige Folgen, bei leichten Beeinträchtigungen ohne besondere Therapiemaßnahmen die innerhalb von Tagen oder wenigen Wochen spontan einsetzende Besserung abzuwarten, eventuell unter vorübergehender Schonung. Grundvoraussetzung dabei ist jedoch, dass die Betroffenen bei solchen leichten Verschlechterungen nicht in Panik geraten und dadurch das Ausmaß ihrer Störungen überbewerten.

Jeder akute Schub mit einer deutlichen Beeinträchtigung sollte behandelt werden. Ob dies ambulant oder stationär geschieht, ist in Abhängigkeit von den Beschwerden und der jeweiligen Situation jedes Betroffenen zu entscheiden. Ein leichter Schub mit bekannten Symptomen bei in der Vergangenheit bereits erprobter Wirksamkeit und Verträglichkeit einer Kortikosteroidtherapie sowie begleitender Krankengymnastik kann ambulant behandelt werden.

Bei erstmaliger, hoch dosierter intravenöser Kortisongabe (siehe S. 148) wird wegen der Möglichkeit zwar seltener, aber unter Umständen schwerer Nebenwirkungen (siehe S. 173) zu einer stationären Aufnahme oder zumindest teilstationären Betreuung geraten. Darüber hinaus kommt es während dieser kurzfristigen hoch dosierten Therapie durchaus zu Leistungsbeeinträchtigungen als unerwünschte Wirkungen, sodass der Umgang mit den Anforderungen des täglichen Lebens Schwierigkeiten machen kann. Deshalb sollten während eines Schubes auch schwere Belastungen vermieden werden. All dies kann eine kurzfristige stationäre Behandlung sinnvoll machen, auch bei einer nur leichteren Beeinträchtigung. Bei bekannt guter Verträglichkeit sind weitere hoch dosierte Kortikoid-Pulsbehandlungen aber auch ambulant durchführbar. Unabhängig davon besteht in aller Regel Arbeitsunfähigkeit.

Bei einer schwereren Beeinträchtigung wird von vielen Ärzten nach wie vor zu einer stationären Behandlung in einer Neurologischen Klinik geraten. Zwar ist nicht belegt, dass dies zu einer rascheren Rückbildung führt, doch lassen sich die körperlichen und psychischen Probleme des Schubes und der Behandlungsmaßnahmen im Krankenhaus oft besser bewältigen als zu Hause. Meist ist im Fachkrankenhaus auch eine intensivere Krankengymnastik möglich.

Auch wenn man sich zu einer stationären Behandlung entschließt, sollte man mit einer manchmal immer noch zur allgemeinen Schonung empfohlenen Bettruhe so zurückhaltend wie irgend möglich umgehen. Bettruhe ist nur bei sehr schweren Behinderungen erforderlich und sollte selbst dann möglichst früh von einer möglichst intensiven Krankengymnastik mit dem Ziel einer baldigen Mobilisierung begleitet werden.

Wann sind Rehabilitationsmaßnahmen sinnvoll?

Im Anschluss an eine stationäre Behandlung sind Betroffene manchmal noch nicht in der Lage, in ihr bisheriges privates und berufliches Leben mit all seinen Belastungen zurückzukehren. In diesen Fällen sind Rehabilitationsverfahren angezeigt, die in speziellen Kliniken durchgeführt werden sollten. Ziel ist dabei, die allgemeine Leistungsfähigkeit zu stärken, besondere Funktionen zu trainieren und noch bestehende neurologische Ausfälle zu bessern.

Oft bringt die nach einer stationären Akutbehandlung noch bestehende Behinderung keine endgültige Leistungseinbuße mit sich. Vielmehr kann ein Schub lediglich längere Zeit für seine Rückbildung benötigen als die zeitlich begrenzte Behandlung in einer Akutklinik. In den letzten Jahren konnte die Wirksamkeit einer stationären Rehabilitation bei MS durch eine Reihe wissenschaftlicher Studien eindeutig belegt werden.

Wenn schwer wiegende Ausfallserscheinungen bestehen bleiben, müssen das verbliebene Leistungsvermögen geschult und gegebenenfalls im beruflichen Bereich neue Möglichkeiten eröffnet werden. Dazu gibt es Spezialkliniken, die den Betroffenen dabei helfen können, sowohl die Anforderungen des täglichen Lebens zu bewältigen als auch der möglichen Behinderung und dem Ausbildungsstand angepasste berufliche Möglichkeiten kennen zu lernen.

Stationäre Rehabilitationsmaßnahmen werden in Deutschland meist als so genannte Anschlussheilbehandlung (AHB) durchgeführt. Diese ist möglich, wenn schwerere Behinderungen bei den Betroffenen weitgehend abgeklungen sind. Die Kosten solcher Maßnahmen werden in erster Linie von den Rentenversicherungsträgern getragen. Besteht für diese keine Leistungspflicht, so kommen andere Kostenträger wie die gesetzlichen oder privaten Krankenkassen oder die Sozialhilfe in Betracht. Bei Einleitung von Rehabilitationsverfahren muss gewährleistet sein, dass das jeweilige Leistungsangebot einer Klinik auch die Maßnahmen umfasst, die den speziellen Bedürfnissen des Betroffenen entsprechen. Für die Bewältigung der Formalitäten stehen in vielen Akutkliniken Sozialdienste zur Verfügung.

Daneben werden zunehmend ambulante Rehabilitationsmaßnahmen angeboten und durchgeführt. Sie sind dann eine sinnvolle Alternative, wenn in Wohnortnähe eine entsprechende Einrichtung zur Verfügung steht. Ist ein MS-Schub in kurzer Zeit folgenlos abgeklungen und der Betroffene fühlt sich wieder so leistungsfähig wie früher, sind weder stationäre noch ambulante Rehabilitationsmaßnahmen erforderlich. Auch bei Verbleiben von nur leichten Sensibilitätsstörungen wie Kribbeln und Taubheit ist eine Rehabilitationsmaßnahme kaum nötig.

Multiple Sklerose im Alltag

Wie geht man am besten mit einer unsicheren Diagnose um?

Auch erfahrene Ärzte können die Beschwerden von MS-Kranken im Frühstadium oft nicht mit ausreichender Sicherheit zuverlässig einordnen (siehe auch S. 139). So kann ein Kribbelgefühl in einer Hand vielfältige Ursachen haben und auch bei sorgfältigster Untersuchung unter Einbeziehung aller zur Verfügung stehenden technischen Methoden kann es durchaus sein, dass die Diagnose zunächst offen bleiben muss.

In einer solchen Situation kann es sein, dass der Arzt zwar schon einmal an die Möglichkeit einer MS denkt, ohne dies allerdings mit den Betroffenen zu besprechen. In der Regel ist eine derartige Zurückhaltung auch schon deswegen angemessen, weil ansonsten sehr viele Menschen durch die Mitteilung einer noch sehr fraglichen Diagnose letztlich überflüssigerweise stark beunruhigt und verunsichert würden. So kann es vorkommen, dass Betroffene mit einer voreilig vermuteten MS aufgrund dieser vermeintlichen Diagnose beispielsweise weit reichende berufliche oder auch private Entscheidungen treffen, weil sie davon ausgehen, sich auf eine zunehmende Behinderung und verringerte Leistungsfähigkeit einstellen zu müssen. Wenn sich diese Sorge dann später als unbegründet erweist, ohne dass die getroffenen Entscheidungen rückgängig gemacht werden können, kann dies eine schwer wiegende lebenslange Belastung sein.

Auf der anderen Seite kann es auch vorkommen, dass Betroffene Erstbeschwerden überhaupt nicht ernst nehmen und sich zum Beispiel extremen Belastungen wie der Gründung einer eigenen Firma aussetzen. Wenn dann bei ihnen später die MS anhand des weiteren Krankheitsverlaufs oder der Ergebnisse von Zusatzuntersuchungen ausreichend wahrscheinlich oder sicher ist, können sie ihrem Arzt unter Umständen vorwerfen, sie nicht rechtzeitig informiert zu haben.

Wie im Einzelfall die Zeit zwischen ersten Krankheitshinweisen und ausreichend verlässlicher Diagnosestellung und damit die Zeit einer Unsicherheit und Ungewissheit überbrückt wird, lässt sich nicht allgemein gültig entscheiden, sondern hängt von jedem einzelnen Betroffenen ab.

In jedem Fall ist es besser, wenn Betroffene ihre Zweifel offen mit dem behandelnden Arzt besprechen. Dies schließt auch den eventuellen Wunsch nach dem Einholen einer zweiten Meinung bei einem MS-Spezialisten ein.

Welche allgemeinen Ratschläge zur Lebensplanung können nützlich sein?

Es gibt keine generell gültigen Ratschläge, wie man mit einer MS umgehen bzw. wie man nach der Stellung der Diagnose einer MS sein weiteres Leben einrichten und planen soll. Es gibt auch viel zu viel unterschiedliche Lebenssituationen, als dass Patentrezepte möglich wären. Deshalb muss jeder Betroffene seinen eigenen Weg finden.

Es ist sicherlich sinnvoll, sich anhand der zur Verfügung stehenden Informationen über den bisherigen Krankheitsverlauf ein Bild darüber zu machen, welche Verlaufsform vorliegt (siehe S. 93) und ob beziehungsweise welche krankheitsbedingten Einschränkungen bisher vorliegen (z. B. anhand der EDSS- oder Kurtzke-Skala; siehe S. 161). Auf dieser Grundlage und der Entwicklung in den letzten Jahren kann man im Einzelfall zwar nicht verlässlich voraussagen, aber doch mit einer gewissen Wahrscheinlichkeit vermuten, wie es in den nächsten Jahren weitergehen wird.

Es wäre illusorisch, eingetretene und über viele Monate unverändert gebliebene Behinderungen als rückbildungsfähig zu betrachten. Im Gegenteil ist es wahrscheinlicher, dass es in früher oder späterer Zukunft zu weiteren Störungen und Behinderungen kommen wird. Das bedeutet zwar nicht, dass man bei einer MS immer mit dem Schlimmsten rechnen muss, aber es ist insgesamt günstiger, sein weiteres Leben möglichst realistisch und nicht übertrieben optimistisch zu planen. Lieber sollte man sich angenehm als immer wieder unangenehm vom tatsächlichen Krankheitsverlauf überraschen lassen!

Ein sicherlich nicht für jeden Betroffenen sinnvolles, aber häufiger bewährtes Motto kann zum Beispiel sein, das Leben einschließlich der MS so zu nehmen, wie es kommt und zu versuchen, jeweils das Beste daraus zu machen.

Wie kann man mit einer Multiplen Sklerose und nicht gegen sie leben?

Es ist schwer, sich an eine Krankheit zu gewöhnen, bei der man eigentlich nie einigermaßen zuverlässig vorhersehen kann, wie es weitergehen wird. Auch wenn eine MS in den meisten Fällen zumindest auf lange Sicht gesehen mit mehr oder weniger großen Einschränkungen für die Betroffenen einhergeht, sollte sie nicht zum wichtigsten Lebensinhalt werden und es sollte keine ungerechtfertigte Selbst- und Fremdbeschränkung erfolgen.

Bei vielen Betroffenen lassen sich nach der Diagnosestellung in der Auseinandersetzung mit der Krankheit zunächst – ganz ähnlich wie bei anderen chronischen Krankheiten auch – verschiedene und oft aufeinander folgende Phasen oder Stadien beobachten:

- Verleugnen
- Verdrängen, Vermeiden, Schonen
- Kampf
- Anerkennen der Wirklichkeit

In der Phase des Verleugnens werden noch erforderliche diagnostische oder auch therapeutische Maßnahmen unter Umständen versäumt, weil die Betroffenen es einfach nicht wahrhaben wollen, dass sie an einer MS erkrankt sind. Sie tun so, als sei nichts gewesen oder geben gegenüber Freunden und Bekannten an, sie hätten eine etwas hartnäckigere Grippe gehabt.

In der Verdrängungs- oder Vermeidungsphase neigen viele Betroffene eine Zeit lang dazu, jedwede Anstrengung wie körperliche Belastungen aber auch psychische Auseinandersetzungen zu vermeiden. Manche ziehen sich von ihrer Umgebung weitgehend zurück, was häufiger auch mit einem auf lange Sicht ungünstigen Verlust sozialer Kontakte einhergeht.

Irgendwann wird dann der »Kampf mit dem Unvermeidbaren« aufgenommen. Mit mehr oder weniger großer Hektik werden zum Beispiel alle sich bietenden Möglichkeiten einer verbesserten Behandlung ergriffen oder es erfolgt ein manchmal über die Grenzen der vertretbaren Belastung hinausgehendes Engagement in Selbsthilfegruppen.

Schließlich, nach mehr oder weniger langer Zeit, kommt es zu einem Akzeptieren der Wirklichkeit, wie sie nun einmal ist. Erst dann ist in der Regel ein angemessener, realistischer Umgang mit einer MS und nicht gegen sie möglich.

Die Übergänge zwischen diesen Phasen oder Stadien sind fließend, und einzelne Betroffene müssen nicht alle Phasen aufweisen oder erkennen lassen. Darüber hinaus kann es zu einem Hin- und Herwechseln kommen.

Was sollte man bei der Ernährung beachten?

Grundsätzlich sollte bei einer MS auf eine ausgewogene Ernährung geachtet werden, auch damit keine Mangelzustände entstehen. Darüber hinaus ist eine Gewichtsregulierung günstig, die sowohl Unter- als auch Übergewicht vermeidet. In Europa ist die Nahrung vieler Menschen sowohl zu fett- als auch zu eiweißreich. Fette sollten höchstens rund 25 bis 30 Prozent der gesamten Energiezufuhr ausmachen, wobei zu beachten ist, dass viele Lebensmittel – wie zum Beispiel Nüsse oder Schokolade – versteckte Fette enthalten. Auch eine zu fleischreiche Nahrung ist wegen ihres Fettanteils ungünstig. Damit ein wichtiger Teil der allgemeinen Lebensqualität erhalten bleibt, sollten aber gerade Menschen mit einer MS darauf achten, dass ihr Essen möglichst schmackhaft ist. In aller Regel müssen sich MS-Kranke keine besonderen Gedanken um ihre Ernährung machen, wenn sie eine Mischkost mit ausreichend frischem Obst und Gemüse zu sich nehmen.

Im Hinblick auf die Bedeutung spezieller Nahrungsbestandteile haben bei der MS die mehrfach ungesättigten Fettsäuren besonderes Interesse erlangt. Diese werden teilweise auch als »essenziell« bezeichnet, weil sie vom menschlichen Körper nicht hergestellt werden können und deswegen mit der Nahrung zugeführt werden müssen. Im Gegensatz zu gesättigten Fettsäuren enthalten sie so genannte Doppelbindungen und können den Cholesteringehalt im Blut senken. Obwohl manche ungesättigten Fettsäuren – z. B. die so genannte Arachidonsäure – auch die Bildung entzündungsfördernder Botenstoffe fördern kann, wird bei MS allgemein zur Verwendung von pflanzlichen Ölen und Margarine mit einem hohen Anteil dieser Fettsäuren geraten.

In spezielle Ernährungsformen oder Diäten sind bei der MS schon seit vielen Jahrzehnten große Hoffnungen gesetzt worden (Tab. 29). Im deutschsprachigen Raum ist die seit den 40er-Jahren des letzten Jahrhunderts propagierte Evers-Diät am bekanntesten, bei der unter der Vorstellung, dass die MS durch den Verzehr denaturierter, also gekochter oder sonst künstlich behandelter Nahrungsmittel entsteht oder zumindest begünstigt wird, vorwiegend rohe Naturprodukte gegessen und getrunken werden. Neben der Diät legte Dr. Evers allerdings auch großen Wert auf eine gesunde Lebensführung. Aus heutiger Sicht ist der hohe Anteil von Ballaststoffen und pflanzlichen Ölen in dieser Diät sicher auch für Menschen ohne MS sinnvoll, während es keine haltbare Begründung für die Empfehlung gibt, auf das Kochen oder bestimmte Lebensmittel wie z. B. Kartoffeln generell zu verzichten. Deswegen wurde die Diät inzwischen auch deutlich modifiziert und modernen Erkenntnissen angepasst (siehe auch Literaturverzeichnis, S. 222). Ein Wirksamkeitsnachweis der Evers-Diät liegt nicht vor.

Der amerikanische Arzt Dr. Swank startete in den 50er-Jahren des letzten Jahrhunderts einen sehr konsequenten diätetischen Behandlungsversuch bei MS und veröffentlichte 1990 seine Erfahrungen bei 150 Patienten mit bis zu 35-jähriger Verlaufsbeobachtung. Betroffene mit einer Fettzufuhr unter 20 Gramm am Tag hatten zwar deutlich weniger Schübe (die Schubrate sei von etwa 1 pro Jahr nach 2 Jahren auf 0,2 und nach 5 Jahren auf 0,1 pro Jahr zurückgegangen) und ihr Gesundheitszustand verschlechterte sich weniger stark als üblich, der entscheidende »Haken« an dieser Untersuchung ist aber, dass es sich nicht um eine plazebokontrollierte Doppelblindstudie (siehe S. 167) handelte und das Ergebnis daher nicht als gesichert angesehen werden kann.

Auch Untersuchungen zur Überprüfung einer möglichen Schutzwirkung von so genannten Carotenoiden oder den Vitaminen C und E kamen nicht zu eindeutigen Schlussfolgerungen. So war beispielsweise behauptet worden, es bestehe eine signifikante Beziehung zwischen dem Erkrankungsrisiko für MS und einer mangelhaften Zufuhr an Vitamin C. Zwei groß angelegte Studien mit jeweils über 80 000 amerikanischen Krankenschwestern, deren Ernährungsgewohnheiten sehr genau erfasst und die einer Verlaufsbeobachtung über sechs beziehungsweise zwölf Jahre unterzogen wurden, ergaben jedoch keinerlei Zusammenhang mit der Einnahme von Carotenoiden beziehungsweise Vitamin C oder E. Entsprechend entbehren Empfehlungen einer Diät mit Anreicherung der genannten Stoffe jeder wissenschaftlichen Grundlage.

Eindeutig nicht begründet und daher auch nicht empfehlenswert sind die Diäten nach Dr. Fratzer und Dr. Hebener. Diese beruhen auf der falschen Annahme, dass es bei MS günstig sei, die Zufuhr von Linolsäure (einer essenziellen, mehrfach ungesättigten Fettsäure, der bei MS ansonsten eine günstige Wirkung zugeschrieben wird) zu vermindern, weil aus dieser die schädliche Arachidonsäure entstehe. Inzwischen konnte aber nachgewiesen werden, dass diese Umwandlung beim Menschen praktisch nicht erfolgt, womit die theoretische Grundlage dieser Diätempfehlung hinfällig geworden ist.

Auch für eine glutenfreie Diät, so genannte allergenfreie Diäten, fleischlose, vegetarische Kost oder Nahrungszusätze wie Öle der Nachtkerze oder gelben Schlüsselblume (englisch: primrose) hat sich bei MS kein Nutzen nachweisen lassen. Schließlich haben sich auch extrem hohe Vitamingaben nicht als wirksam oder sinnvoll erwiesen. Ein Überschuss an wasserlöslichen Vitaminen (z. B. B-Vitamine oder Vitamin C) wird oh-

● Tab. 29: Diäten bei Multipler Sklerose

Bezeichnung	Beschreibung
Allergenfreie Diät	Diät unter der Vorstellung, dass bei der MS eine Allergie z. B. gegen Nahrungsmittel vorliegt; dafür besteht jedoch kein Anhalt, sodass eine entsprechende Diät sinnlos ist
Diät nach Dr. Fratzer und Dr. Hebener	Diese Diät geht von der Annahme aus, dass bei einer MS die Zufuhr von Linolsäure vermindert werden soll, weil aus dieser Arachidonsäure entstehe (was beim Menschen jedoch nur sehr begrenzt der Fall ist); diese Diät hat keine Berechtigung
Diät nach Dr. Swank	Diese Diät beruht auf einer möglichst starken Verminderung der Fettzufuhr (höchstens 15–20 g tierisches Fett pro Tag); bislang liegt allerdings kein aussagekräftiger Wirksamkeitsnachweis bei MS vor
Evers-Diät	Diese Diät ist besonders reich an Rohkost und vermeidet »denaturierte« Lebensmittel wie Konservierungsstoffe, weißes Mehl oder raffinierten Zucker; die Annahme, dass Kochen oder andere Zubereitungen der Nahrung bei MS einen ungünstigen Verlauf haben, ist allerdings nicht belegt
Glutenfreie Diät	Diät unter der Annahme, dass Gluten bei MS schädlich sei; es gibt allerdings keine Anhaltspunkte dafür, dass diese Annahme zutrifft
Vegetarische Kost	Diät ohne Fleisch, bei der aber (teilweise) Produkte lebender Tiere wie Eier, Honig oder Milch erlaubt sind; ein Wirksamkeitsnachweis bei MS liegt nicht vor

08187 Trias Multiple Sklerose Schoen 13 18.06.2002 21:33:09 Blackmta

nehin rasch wieder mit dem Urin ausgeschieden, und übermäßig gespeicherte fettlösliche Vitamine (A, D, E und K) sind sogar schädlich. Beim Vitamin C besteht ein nützlicher Nebeneffekt in der Ansäuerung des Urins als vorbeugende Maßnahme gegen Harnwegsinfekte.

Kann man mit Multipler Sklerose Sport treiben?

Ja, gerade bei einer MS ist eine den Besonderheiten und dem Leistungsvermögen jedes Einzelnen angepasste sportliche Betätigung sogar wichtig. Sie ist Teil einer gesunden Lebensführung und bei krankheitsbedingten Ausfällen kann in Verbindung mit Krankengymnastik die Leistungsfähigkeit verbessert werden. Bewegungs-, Koordinations- und Ausdauertraining sind wertvolle Ergänzungen anderer Behandlungsmethoden. Zudem hat der Sport häufig auch eine wichtige soziale Funktion mit Förderung zwischenmenschlicher Kontakte.

In Abhängigkeit von der Verlaufsform und vom Krankheitsstadium müssen jedoch einige Einschränkungen beachtet werden. So sollte in der Regel kein Hochleistungssport betrieben werden, weil die dabei auftretenden psychischen und körperlichen Extrembelastungen Verschlechterungen auslösen können. Es ist zwar bekannt, dass der Körper bei Extrembelastungen wie etwa durch Hochleistungssport in Form von Nebennierenhormonen vermehrt Kortikoide ausschüttet, die sonst auch zur Behandlung von Schüben eingesetzt werden (siehe auch S. 148), nach Abklingen der anstrengungsbedingten Extrembelastung kommt es aber im Körper zu einem raschen Abfall dieser Hormone und deswegen oft zu einer Verschlechterung.

Bei starker sportlicher Betätigung kann sich auch ein dadurch bedingter Anstieg der Körpertemperatur ungünstig auswirken (siehe auch S. 178). Dies gilt vor allem, wenn Sport bei starker Hitze und hoher Luftfeuchtigkeit betrieben wird, weshalb MS-Betroffene zum Beispiel eher eine schattige Umgebung oder eine zusätzliche Kühlung zum Beispiel durch das Lutschen von Eiswürfeln bevorzugen sollten. Eine entsprechende Kleidung und angemessene Pausen sind zusätzlich günstig. In den USA werden beispielsweise Westen mit Kühlelementen angeboten, wie sie auch in Kühltaschen verwendet werden.

Menschen mit einer MS sollten bei der Art ihrer sportlichen Betätigung auch berücksichtigen, dass nach einem Schub trotz weit gehender Rückbildung von Ausfallserscheinungen des Nervensystems Restbeschwerden bestehen bleiben können, die zwar nicht im täglichen Leben, aber unter den Bedingungen einer sportlichen Belastung eine merkliche Behinderung darstellen. Neben der Erfahrung des sportlichen »Versagens« steigt dadurch auch das Unfallrisiko.

Kann man mit Multipler Sklerose Auto fahren?

Erwerb und Besitz eines Führerscheins werden in der heutigen Zeit nicht nur von Jugendlichen meist als Selbstverständlichkeit betrachtet. Oft wird damit die Verwirklichung der persönlichen Freiheit und des Sozialprestiges verbunden. Darüber hinaus kann die Fahrtauglichkeit aber auch für eine Berufstätigkeit von Bedeutung sein, weil ein Arbeitsplatz zum Beispiel mit öffentlichen Verkehrsmitteln nicht oder nicht in vertretbarer Zeit erreichbar ist. Ob man mit MS Auto fahren kann oder nicht, hängt nicht von der Diagnose, sondern von der Schwere einer eventuell bestehenden Behinderung ab. Wenn Schübe folgenlos überstanden werden, kann die Fahrtauglichkeit ohne Einschränkung bejaht werden. Allein die Tatsache, dass man an MS erkrankt ist, schränkt die Fahrtauglichkeit nicht ein.

Wenn sich Behinderungen einstellen, müssen Betroffene dafür Sorge tragen, dass sie durch ihre Teilnahme am Straßenverkehr andere oder sich selbst nicht gefährden. Bei vielen Behinderungen kann durch geeignete technische Veränderungen am Fahrzeug die Verkehrssicherheit so erhöht werden, dass gegen das Autofahren keine Einwände bestehen. Wenn schwer wiegende, bleibende Ausfallserscheinungen wie Störungen der Koordination oder Doppelbilder vorhanden sind, können solche Maßnahmen bisweilen nicht mehr ausreichen und Betroffene dürfen kein Auto mehr fahren. Tun sie es dennoch, laufen sie Gefahr, dass bei Unfällen die Schuldfrage und damit auch die Haftung der Versicherung zu ihren Ungunsten entschieden wird. Die Verkehrsbehörde ist dann berechtigt, den Führerschein einzuziehen.

In Deutschland heißt es in § 11 der seit Anfang 1999 geltenden Fahrerlaubnisverordnung (FeV) im Absatz 1: »Bewerber um eine Fahrerlaubnis müssen die hierfür notwendigen körperlichen und geistigen Anforderungen erfüllen. Die Anforderungen sind insbesondere nicht erfüllt, wenn eine Erkrankung oder ein Mangel … vorliegt, wodurch die Eignung oder die bedingte Eignung zum Führen von Kraftfahrzeugen ausgeschlossen wird…« Die in den Anlagen zu dieser Verordnung enthaltenen Angaben beziehen sich im Wesentlichen auf die Bestimmungen der im nächsten

Absatz erwähnten »Begutachtungs-Leitlinien Kraftfahrereignung«, wobei es in einer Vorbemerkung heißt: »Grundlage der Beurteilung, ob im Einzelfall Eignung oder bedingte Eignung vorliegt, ist in der Regel ein ärztliches Gutachten.«

Die Behörden in Deutschland orientieren sich bei ihren Entscheidungen weitgehend an Empfehlungen eines gemeinsamen Beirates für Verkehrsmedizin beim Bundesministerium für Verkehr und beim Bundesministerium für Gesundheit, die als »Begutachtungs-Leitlinien zur Kraftfahrereignung« Anfang 2000 in der 6. Auflage erschienen sind. Darin ist die MS lediglich unter dem Abschnitt »Erkrankungen und Folgen von Verletzungen des Rückenmarks« erwähnt.

Erkrankungen und Folgen von Verletzungen des Rückenmarks

Leitsätze:
Wer unter Erkrankungen oder Folgen von Verletzungen oder Operationen des Rückenmarks leidet, die in relevantem Umfang zu motorischen Behinderungen führen, ist nicht in der Lage, den gestellten Anforderungen zum Führen von Kraftfahrzeugen der Gruppe 2 (= frühere Führerscheinklasse 2 und Personenbeförderung) gerecht zu werden.

Eine Ausnahme von dieser Regelung erscheint nur in seltenen Fällen möglich und bedarf der Begründung. Ob die Voraussetzungen zum Führen von Kraftfahrzeugen der Gruppe 1 (= frühere Führerscheinklassen 1, 3, 4 und 5) gegeben ist, hängt von der Ausprägung der Symptomatik ab.

Auf jeden Fall muss die nervenärztliche/neurologische Untersuchung ergeben, dass eine Kompensation gemäß den »Sicherheitsmaßnahmen bei körperbehinderten Kraftfahrern« für Schäden an den Extremitäten und der Wirbelsäule möglich ist.

Handelt es sich um fortschreitende Erkrankungen, sind Nachuntersuchungen in angemessenen Zeitabständen vorzusehen.

Begründung:
Die Vielfalt der Symptome bei Erkrankungen und Verletzungen des Rückenmarks lässt eine Normierung im Einzelnen nicht zu. Entscheidend ist, ob es sich um Erkrankungen handelt, die schwere Ausfallerscheinungen hervorrufen oder die in langsam fortschreitendem Verlauf zu schweren Störungen führen. Die Empfehlung berücksichtigt, dass es

Ausnahmen gibt, z. B. abortive Fälle von Multipler Sklerose oder auch ungewöhnlich gut kompensierte Fälle anderer Krankheits- und Schädigungsfolgen. Im Einzelfall mag darum die Voraussetzung zum Führen von Kraftfahrzeugen der Gruppe 2 – unter Umständen auch bedingt – gegeben sein. Zu beachten ist, dass in vielen Fällen dieser Krankheits- oder Geschädigtengruppe die »Sicherheitsmaßnahmen bei körperbehinderten Kraftfahrern« angewandt werden sollten, damit ein Zustand optimaler Bedienungssicherheit erreicht wird.

Auch wenn in einem akuten Krankheitsschub eine schwere Behinderung besteht, müssen Betroffene deswegen nicht etwa ihren Führerschein bei der Verkehrsbehörde abgeben. Es genügt, während der Zeit der Verschlechterung auf das Führen eines Kraftfahrzeuges zu verzichten. Bleibt eine Behinderung aber bestehen oder nimmt sogar zu, ist eine sorgfältige Risikoabwägung unumgänglich. Dabei können körperliche Einschränkungen durch technische Ein- und Umbauten auf Grundlage der erwähnten »Sicherheitsmaßnahmen bei körperbehinderten Kraftfahrern« häufig ausgeglichen werden!

Im Zweifelsfall besteht bei einer nennenswerten Behinderung zum Beispiel in manchen Rehabilitationskliniken die Möglichkeit, die Fahreignung sowohl theoretisch (in der Regel durch eine neuropsychologische Untersuchung; siehe S. 137) als auch praktisch (durch eine Fahrprobe mit einem besonders ausgebildeten Fahrlehrer und meist auch einem Neuropsychologen) zu überprüfen und realistisch einzuschätzen. Über das Ergebnis der Fahrprobe werden die Betroffenen ausführlich informiert; gegebenenfalls werden eine Umrüstung des Autos oder einige zusätzliche Fahrstunden am Heimatort empfohlen. Rechtliche Konsequenzen wie ein Hinweis an eine Behörde oder gar ein Führerscheinentzug erfolgen nicht!

In allen Fragen der Fahrtauglichkeit sollten Betroffene zunächst ihren Hausarzt oder Neurologen fragen. Wenden sie sich zu frühzeitig an offizielle Stellen wie das Gesundheitsamt oder die Verkehrsbehörde, so laufen sie Gefahr, dass ihnen der Führerschein voreilig entzogen wird. Die Wiedererlangung kann dann unter Umständen zu einem mühsamen Kampf mit den Behörden werden.

Kann man mit Multipler Sklerose Alkohol trinken und rauchen?

Alkohol- und Nikotingenuss sind – trotz allgemein bekannter Gefahren für die Gesundheit – in der Bevölkerung weit verbreitet und haben im täglichen Leben für viele Menschen einen wichtigen Stellenwert. Neben der Genussbefriedigung haben sie auch eine gesellschaftliche Bedeutung. Viele Menschen fühlen sich ausgeschlossen, wenn sie als Einzige in einer geselligen Runde auf bisherige Gewohnheiten verzichten sollen.

Für MS-Betroffene ist bisher nicht nachgewiesen, dass Alkohol und Rauchen einen negativen Effekt auf den Verlauf ihrer Krankheit haben. Wenn jemand in Kenntnis der allgemein bekannten Gesundheitsrisiken darauf nicht verzichten will oder kann, braucht er dies wegen der MS auch nicht zu tun.

Jeder Patient muss jedoch berücksichtigen, dass Alkohol in größeren Mengen zu akuten Wirkungen auf das Nervensystem führt, die allgemein als Alkoholrausch oder Vorstufen dazu bekannt sind. Schon bestehende Schädigungen durch eine MS, die zum Beispiel die Gangsicherheit und Augenbewegungen betreffen, können – auch wenn sie weit gehend kompensiert waren – zu einer verstärkten Ausprägung der Alkoholwirkung führen.

Kann man mit Multipler Sklerose in Urlaub fahren?

Eine MS ist kein Grund, auf Urlaubs- oder sonstige Reisen zu verzichten. Auch wenn dies durchaus mit vermehrten Anstrengungen verbunden sein kann, überwiegen meist die positiven Auswirkungen einschließlich einer Abwechslung vom Alltag und Stärkung des Selbstvertrauens. Grundsätzlich sollten Urlaubsreisen aber der Entspannung und Erholung dienen und keine Fortsetzung des täglichen Stresses sein, unter Umständen noch mit zusätzlichen Extrembelastungen. Dies gilt auch für so genannte Bildungsreisen, die gewöhnlich viel anstrengender sind als man vorher vermutet.

Wie für alle Tätigkeiten von MS-Patienten gilt, dass sowohl ein Zuwenig als auch ein Zuviel ungünstig ist. Deshalb bewähren sich gute Vorabklärungen hinsichtlich des Reiseziels, des oder der Verkehrsmittel, eventueller Begleitpersonen oder auch hinsichtlich eventuell erforderlicher

Impfungen (siehe nächster Abschnitt). Grundsätzlich können alle Verkehrsmittel für Urlaubsreisen benutzt werden, auch das Flugzeug. In der Regel sind kurze Flugreisen auch weniger belastend als lange Auto- oder Busfahrten. Wenn man ausreichend Zeit hat, das Reiseziel nicht allzu weit entfernt liegt und es günstige Verbindungen gibt, kann eine Zugfahrt ein guter Kompromiss sein.

Bei der Wahl des Urlaubsortes sollten extreme klimatische Bedingungen (vor allem schwüle Hitze) vermieden werden. Ebenso sollten die Betätigungen während des Urlaubs keine Extrembelastungen darstellen. Anstrengende Klettertouren im Hochgebirge sind ebenso ungünstig wie etwa stundenlanges Sonnenbaden in großer Hitze. Gegen übliches Bergwandern über kürzere Strecken oder Spazierengehen bei sonnigem Wetter ist jedoch nichts einzuwenden. Unter diesen Bedingungen besteht auch kein Grund, generell auf einen Ski- oder Badeurlaub zu verzichten.

Wenn eine Langzeitbehandlung mit Medikamenten (speziell mit Injektionen von Interferon-beta oder Glatirameracetat) erfolgt, empfiehlt es sich, bei Auslandsreisen eine entsprechende Bescheinigung des behandelnden Arztes mit der Diagnose und der erfolgenden Behandlung mitzuführen. Darüber hinaus müssen diese Medikamente kühl gelagert werden, weshalb entsprechende Kühltaschen und am Reiseziel ein Kühlschrank (in Hotelzimmern z. B. eine »Minibar«) erforderlich sind. Bei länger dauernden Autoreisen empfiehlt sich zum Beispiel ein Kühlaggregat, das über den Zigarettenanzünder an die Stromversorgung des Autos angeschlossen werden kann. Besonders bei Auslandsreisen sollte man gegebenenfalls auch einen ausreichenden Vorrat an Tupfern, Alkohol und Spritzen mitnehmen.

Kann man mit Multipler Sklerose geimpft werden?

Lange Zeit herrschte bezüglich Impfungen bei MS eine große Unsicherheit, weil das entsprechende Wissen mehr oder weniger nur auf Einzelbeobachtungen beruhte und recht lückenhaft war. Inzwischen haben mehrere sorgfältige Untersuchungen eindeutig nachweisen können, dass erforderliche beziehungsweise sinnvolle Impfungen bei MS bis auf wenige Ausnahmen problemlos erfolgen können. Vorsichtshalber sollte allerdings nicht während eines Schubes oder einer akuten Verschlechterung geimpft werden. Auch unter immunsuppressiver Behandlung (siehe S. 151) ist Zurückhaltung angebracht, weil einerseits der Impferfolg unsicher ist und andererseits mit einer Häufung von Nebenwirkungen gerechnet werden muss.

Impfungen werden aus zweierlei Gründen durchgeführt. Zum einen sollen Häufungen (»Epidemien«) von schweren Viruserkrankungen verhindert werden, für die es keine Therapie gibt. Hierzu gehören Pocken und Kinderlähmung (Polio). Zum anderen können Impfungen den einzelnen Menschen vor schweren, nicht behandelbaren Erkrankungen schützen, ohne dass diese jedoch epidemisch auftreten. Hierzu gehören Wundstarrkrampf (Tetanus), Röteln, Tollwut, Hepatitis B und Gelbfieber. Das Risiko schwer wiegender Nebenwirkungen am Nervensystem ist bei den einzelnen Impfungen unterschiedlich groß. Pockenschutzimpfungen, die ein besonderes Risiko beinhalten, werden heute weltweit nicht mehr durchgeführt, da dieses Virus und damit die Pockenkrankheit als ausgerottet gelten.

Bei einer Impfung gegen Polio (Kinderlähmung) sind einige Besonderheiten zu beachten. Nachdem die Zahl der Impfpoliofälle inzwischen die der Wildpoliofälle überschreitet, wird eine Impfung mit Lebendimpfung inzwischen selbst bei gesunden Kindern infrage gestellt, auch wenn eine amerikanische Expertenkommission keinen eindeutigen beziehungsweise überzufälligen Zusammenhang mit gelegentlich beobachteten MS-Erkrankungen sah. Wir raten bei einer MS weiterhin von einer Poliolebendimpfung ab, zumindest dann, wenn kein Risiko besteht, dass Betroffene mit lebendgeimpften Personen (z. B. den eigenen Kindern) in Kontakt kommen. Als Alternative steht bei Bedarf die Impfung mit einem Totimpfstoff zur Verfügung. Auch bei der Impfung gegen Frühsommer-Meningoenzephalitis (FSME) gehen die Meinungen auseinander. Während eine MS im Anschluss an eine solche Impfung in Österreich als Impfschaden anerkannt und entschädigt wird, empfehlen andere Fachleute bei Bedarf eine FSME-Impfung.

Die Tollwutimpfung mit den modernen Impfstoffen gilt als nebenwirkungsarm. Da eine einmal ausgebrochene Tollwut-Erkrankung immer zum Tode führt, muss im Verdachtsfall stets auch bei MS-Patienten geimpft werden. Alle anderen Impfungen, vor allem Tetanus, Röteln, Hepatitis B und Grippeschutzimpfungen, können ohne das Risiko einer Schubauslösung durchgeführt werden.

Rein zahlenmäßig spielen Grippeimpfungen wahrscheinlich die wichtigste Rolle. Vor wenigen Jahren wurden dazu aus den USA die Ergebnisse einer wissenschaftlichen Studie bei über 100 MS-Betroffenen mit schubförmigem Verlauf vorgelegt, von denen die Hälfte unter doppelblinden Bedingungen (siehe S. 168) entweder tatsächlich geimpft wurden oder eine Scheinimpfung (= Plazebo) erhalten hatten. Innerhalb des

08187_Trias_Multiple_Sklerose Wider 14 18.06.2002 21:33:12 Black nta

nächsten Halbjahres gab es weder bei der Häufigkeit neuer Schübe noch bei sonstigen Krankheitsmerkmalen Unterschiede zwischen den beiden Gruppen, was die Unbedenklichkeit einer Grippeimpfung untermauert.

Wie bereits erwähnt, sollten Impfungen von MS-Patienten möglichst in einer stabilen Krankheitsphase außerhalb eines Schubes erfolgen, am besten in einer Zeit, in der keine Medikamente eingenommen werden, die das Abwehrsystem schwächen. Diese Einschränkung gilt aber beispielsweise nicht für die heute üblichen Grippeschutzimpfungen, die jederzeit und auch unter immunsuppressiver Medikation durchgeführt werden können. In Tabelle 30 sind die wichtigsten Empfehlungen zusammengefasst.

● **Tab. 30: Impfungen bei MS**

empfehlenswert	bei Bedarf	eher unterlassen	nicht erforderlich*
Röteln	Cholera	FSME (Frühsom-	Keuchhusten
Tetanus	Diphtherie	mer-Meningo-	Masern
	Gelbfieber	enzephalitis)?	Mumps
	Grippe	Polio (mit Lebend-	Pocken
	Hepatitis A	impfstoff)	
	Hepatitis B		
	Malaria		
	Polio (mit Tot-		
	impfstoff)		
	Tetanus		
	Tollwut		
	Trypanosomen-		
	Erkrankungen		
	Tuberkulose		
	Typhus/Paratyphus		

* bei diesen Krankheiten besteht für Erwachsene nach in der Kindheit durchgemachter Infektion oder Impfung in aller Regel eine ausreichende Immunität, (weshalb keine Impfung mehr erforderlich ist) oder wegen weltweiter Ausrottung erfolgt generell keine Impfung mehr (Pocken)

08187_Trias_Multiple_Sklerose Schoen 14 18.06.2002 21:33:11 Black

Kann man mit Multipler Sklerose Haustiere halten?

Vor einigen Jahren wurde vermutet, dass die MS etwas mit einem bestimmten, häufiger bei Hunden anzutreffenden Virus (Hundestaupevirus) zu tun habe. Daraufhin wurde MS-Betroffenen vom Halten von Hunden und vorsichtshalber manchmal vom Halten jeglicher Haustiere abgeraten. Obwohl groß angelegte wissenschaftliche Untersuchungen in den USA diesen Verdacht inzwischen eindeutig widerlegen konnten, halten sich entsprechende Gerüchte immer noch, auch bei manchen Ärzten.

Es gibt aber keinerlei vernünftigen Grund, MS-Betroffenen vom Halten von Haustieren abzuraten. Im Gegenteil: Haustiere wie Hunde oder Katzen sind für viele chronisch Kranke noch wichtigere »Partner« im Alltag als für Gesunde.

Können Frauen mit Multipler Sklerose die »Antibabypille« nehmen?

Ja, grundsätzlich können Frauen mit einer MS die so genannte Antibabypille zur Empfängnisverhütung einnehmen. Manche Betroffene wollen schon deswegen eine zuverlässige Empfängnisverhütung, weil sie wegen ihrer MS mit Medikamenten behandelt werden, für die ein erhöhtes kindliches Missbildungsrisiko angenommen wird oder für die diese Frage noch nicht geklärt ist. Andere möchten in Kenntnis ihrer Erkrankung und der Unsicherheiten bezüglich der Zukunft nicht schwanger werden, und schließlich kann die Verhütung einer ungewollten Schwangerschaft ganz allgemein ein wichtiger Punkt einer Partnerbeziehung sein.

Wenn eine Frau sich zur Empfängnisverhütung durch die Antibabypille entschließt, kann sie dies tun, ohne dadurch ein erhöhtes Risiko für ihren weiteren Krankheitsverlauf einzugehen. Bisher sind keine nachteiligen Wirkungen auf die MS nachgewiesen. Die Risiken sind nicht anders als bei Gesunden: in erster Linie das Auftreten von Gerinnungsstörungen, Schlaganfällen oder Thrombosen. Wie bei Frauen ohne MS sollte wegen des erhöhten Risikos von Komplikationen bei hohem Blutdruck und bei Raucherinnen jenseits des 45. Lebensjahres keine Einnahme erfolgen. Ansonsten kann einer MS-Betroffenen die »Pille« durch ihren Frauenarzt genauso verordnet werden wie anderen Frauen.

Bei Einnahme mancher Medikamente zur Therapie begleitender Störungen bei MS (z. B. Antiepileptika wie Carbamazepin, siehe S. 170) ist zu bedenken, dass sie die Sicherheit der »Antibabypille« herabsetzen können. Wegen zusätzlicher oder anderer Verhütungsmittel sollte dann mit dem Frauenarzt und Neurologen gesprochen werden. Alternativen bestehen in der Injektion lang wirkender Hormone (z. B. Progesterone wie Depot-Provera) oder der Anwendung von anderen Verhütungsmethoden wie Kondomen, Diaphragmen, Intrauterinpessaren oder spermiziden Vaginalzäpfchen. Bei einer stabilen Partnerschaft besteht eine weitere Möglichkeit in der Sterilisation des Mannes.

Was sollten Frauen mit Multipler Sklerose bei einem Kinderwunsch beachten?

Eine MS ist kein Grund, generell auf Kinder zu verzichten. Die Verantwortung für eine Schwangerschaft liegt wie bei Gesunden letztlich bei der Frau und ihrem Partner. Ein ärztlicherseits lange Zeit übliches grundsätzliches Abraten und Empfehlen einer frühzeitigen Sterilisation oder einer Schwangerschaftsunterbrechung bei ungewollter Schwangerschaft ist heute nicht mehr angemessen. In den letzten Jahren wurden sogar Untersuchungen veröffentlicht, nach denen Schwangerschaften bei einer MS zum Beispiel das Risiko des Übergangs in eine progrediente Verlaufsform verringern sollen.

Ein Kinderwunsch in einer Partnerschaft ist eine persönliche Entscheidung, bei der eine MS nur einer von vielen zu berücksichtigenden Faktoren ist. Ein nicht erfüllter Kinderwunsch kann für eine Partnerbeziehung eine schwere psychische Belastung sein. Umgekehrt kann eine gestörte Beziehung durch ein Kind nicht in eine intakte verwandelt werden, und ein Kind sollte auch nicht die (unbewusste) Funktion haben, einen Partner an sich zu binden.

In jedem Fall sollte eine Schwangerschaft sorgfältig geplant sein und in der Regel nur einer stabilen Partnerbeziehung entspringen. Dabei muss auch immer an die Möglichkeit eines ungünstigen MS-Verlaufs mit zunehmenden, die Versorgung von Kindern erschwerenden Behinderungen einschließlich der Frage gedacht werden, was es für ein Kind bedeuten kann, mit einem kranken Elternteil aufzuwachsen. Kann das Kind weiter versorgt werden, wenn die Mutter oder der Vater durch eventuelle Behinderungen in ihrer Familienrolle beeinträchtigt wird? Insofern muss auch der gesunde Partner des MS-Betroffenen bei dieser Entscheidung einbezogen werden. Für allein erziehende Mütter oder Väter ergeben sich besondere Probleme, wenn sie nicht auf die Unterstützung von Eltern, Geschwistern oder Freunden zurückgreifen können. Die Absicht einer Lebensplanung mit den zusätzlichen Belastungen durch die Erziehung eines Kindes sollte man dann immer besonders sorgfältig abwägen.

Die meisten Frauen mit einer MS haben während einer Schwangerschaft keine besonderen Probleme; in den letzten drei Monaten liegt die Schubrate statistisch sogar 30 bis 50 Prozent unter derjenigen nichtschwangerer Frauen mit MS. Es ist allerdings bekannt, dass MS-kranke Schwangere eine erhöhte Empfindlichkeit für andere gesundheitliche Störungen einschließlich Fatigue (siehe S. 69), Verstopfung und Harnwegsinfekten haben können. Mögliche Vorsichtsmaßnahmen bestehen in der Einnahme von Substanzen, die den Stuhl weich halten und so einer Verstopfungsneigung entgegenwirken, oder dem regelmäßigen Anlegen von Urinkulturen zur Erkennung möglicher Infektionen.

Bei der Geburt selbst sind für Frauen mit einer MS in der Regel keine Besonderheiten zu beachten. Manche Frauenärzte empfehlen zur Schmerzreduktion unter der Geburt die Gabe von Narkotika; üblicherweise werden wie bei anderen Frauen auch epidurale Anästhesien durchgeführt, ausnahmsweise auch Vollnarkosen. Betroffene Frauen mit einer fortgeschrittenen MS beziehungsweise mit ausgeprägten Gefühlsstörungen oder Lähmungen können besonders in der Spätschwangerschaft einer besonders intensiven Überwachung bedürfen, weil sie beispielsweise das Einsetzen der Wehen nicht ohne weiteres bemerken.

In den sechs bis zwölf Monaten nach der Geburt eines Kindes kommt es dann zwar häufiger zu einer erhöhten Schubrate oder Beschwerdezunahme (siehe auch S. 102), der weitere Verlauf einer MS wird durch eine Schwangerschaft aber nicht nachteilig beeinflusst, und nach mehreren Jahren sind MS-betroffene Frauen mit Kindern nicht stärker behindert als Frauen ohne Kinder. Ausreichend Ruhe und das Vermeiden von fieberhaften Infekten und übermäßigem Stress stellen möglicherweise einen gewissen Schutz vor einer erhöhten Schubrate nach der Geburt dar.

Ob eine Mutter mit MS ihr Kind stillen kann, hängt von den Besonderheiten jedes Einzelfalls ab. Für manche Frauen stellt dies eine belastende und damit ungünstige Anstrengung dar, andere nehmen Medikamente ein, bei denen nicht zu einem Stillen geraten wird (zum Beispiel bei immunmodulatorischen Therapien). Alles in allem gibt es aber keine Argumente, Müttern mit einer MS generell vom Stillen abzuraten. Es empfiehlt sich, diese Frage schon möglichst früh vor oder zu Beginn einer Schwangerschaft mit dem behandelnden Neurologen und Frauenarzt zu besprechen.

Ist während einer Schwangerschaft wegen einer akuten Verschlechterung eine medikamentöse Behandlung erforderlich, werden Kortikoide eingesetzt. In den ersten drei Monaten einer Schwangerschaft sollten allerdings auch Kortikoide streng gemieden und später nur in der niedrigstmöglichen Dosis eingenommen werden. Eine Langzeitbehandlung mit Immunsuppressiva (siehe S. 151) darf bei einer geplanten Schwangerschaft nicht bestehen und sollte wegen der Möglichkeit kindlicher Missbildungen mindestens sechs Monate vorher abgesetzt werden. Auch bei einer Behandlung mit Interferon-beta gilt eine geplante Schwangerschaft als Kontraindikation (Gegenanzeige), wenngleich eine Behandlung bei dennoch eingetretener Schwangerschaft kein Grund für eine Unterbrechung ist. Ob die vorsorgliche Gabe von intravenösen Immunglobulinen bei Frauen mit MS kurz nach der Entbindung sinnvoll ist, erscheint nach ersten kleineren Untersuchungen möglich, muss aber noch durch größere Studien eindeutig geklärt werden (siehe S. 155).

Bei einer ungewollten Schwangerschaft unter Einnahme dieser Medikamente besteht also dennoch kein Anlass zur Panik. Das Missbildungsrisiko ist nicht so hoch, dass in jedem Fall eine Schwangerschaftsunterbrechung erforderlich wäre. Sofern ein Schwangerschaftsabbruch in Erwägung gezogen wird, kann die Frage einer Missbildung durch eine Ultraschall- und Fruchtwasseruntersuchung frühzeitig geklärt werden.

Eine große Studie bei Schwangeren mit MS in Europa konnte zeigen, dass die Fehlbildungs- und Abortrate nicht höher ist als bei gesunden Frauen. Auch das Geburtsgewicht der Kinder und ihre weitere Entwicklung waren normal. Auf das kindliche Risiko, später selbst an einer MS zu erkranken, wurde bereits ausführlich eingegangen. Es liegt für Jungen bei etwa einem Prozent und für Mädchen bei etwa fünf Prozent. Obwohl MS keine eigentliche Erbkrankheit ist, spielen genetische Faktoren bei manchen Betroffenen offenbar eine Rolle (siehe S. 29).

Auch für männliche MS-Betroffene ist die Frage von Kindern eine wichtige Entscheidung. Wenn sie Alleinverdiener sind, müssen sie die Möglichkeit beruflicher Schwierigkeiten mit daraus erwachsenden Versorgungsproblemen der Familie ebenso bedenken wie etwa die Möglichkeit eines späteren Verlustes der Zeugungsfähigkeit, der dann jeden Kinderwunsch zunichte machen kann.

Unabhängig von der persönlichen Entscheidung sollte eine Schwangerschaft nur in einer stabilen Krankheitsphase geplant werden und nicht im Anschluss an einen gerade durchgemachten Schub. Wenn deutliche Ausfallserscheinungen bestehen, sind noch sorgfältigere Überlegungen erforderlich. Körperliche und psychische Belastungen einer Schwangerschaft müssen vor dem Hintergrund einer möglichen Behinderung gesehen werden.

Was sollte man mit einer Multiplen Sklerose bei der Berufswahl und Berufstätigkeit beachten?

Die meisten Menschen, bei denen eine MS diagnostiziert wird, stehen bereits im Beruf oder zumindest in einer Ausbildung, die sie in der Regel nicht ohne weiteres aufgeben möchten. Insofern stellt sich die Frage der Berufswahl oft nur eingeschränkt.

Grundsätzlich muss ein Betroffener davon ausgehen, dass bei einem ungünstigen Verlauf seiner Krankheit neurologische Behinderungen die Ausübung seines Berufes gefährden können. Bei nicht vorausschauender Planung kann dies die Berufsunfähigkeit und Invalidität bedeuten. Zwar wird dieses Risiko durch die Rentenversicherung aufgefangen, doch bringt eine Berentung zu Beginn des Berufslebens immer erhebliche finanzielle Einbußen mit sich. Dies betrifft dann häufig eine Lebensphase, in der besonders viele Zukunftsplanungen wie Familiengründung, Hausbau oder Aufbau eines eigenen Betriebs verwirklicht werden sollen und gefährden die gesellschaftliche Situation der Betroffenen. Diese Gefahr ist in Zeiten einer hohen Arbeitslosigkeit umso größer, als dann auch ein Schwerbehindertenausweis keinen ausreichenden Schutz für die Erhaltung des Arbeitsplatzes bedeutet.

Sofern keine erheblichen körperlichen und psychischen Belastungen bestehen, kann eine begonnene Ausbildung ebenso wie ein erlernter Beruf fortgesetzt werden. Man sollte sich jedoch überlegen, ob man seinen Beruf auch dann noch ausüben kann, wenn sich eine schwerere Behinderung einstellt und ob nicht andere Berufe ausgeübt beziehungsweise ergriffen werden können, bei denen die Behinderung eine geringere Rolle spielt. Zumindest lohnt ein Nachdenken darüber, ob in einem solchen Falle berufliche Ausweichmöglichkeiten bestehen. Überstürzt vorgenommene berufliche Veränderungen sind in aller Regel ungünstig.

Für Selbstständige kann dieses Problem ein hohes finanzielles Risiko bedeuten, wenn ein Verdienstausfall nicht durch Versicherungsleistungen ausgeglichen werden kann.

Muss eine Multiple Sklerose dem Arbeitgeber mitgeteilt werden?

Nein, in der Regel muss dem Arbeitgeber eine MS nicht mitgeteilt werden. Die MS ist eine chronische Krankheit wie viele andere. Wenn die Diagnose bei bestehendem Arbeitsverhältnis gestellt wird, braucht sie nur mitgeteilt zu werden, wenn dadurch ein berufsbedingt erhöhtes Unfallrisiko oder eine Gefährdung Dritter besteht. Es besteht keine Notwendigkeit, unbegründete Befürchtungen hervorzurufen, die dem Betroffenen lediglich zum Nachteil gereichen.

Auch bei einer Neueinstellung muss die Diagnose nicht mitgeteilt werden, wenn nicht konkret danach gefragt wird. Ungezielte Fragen nach schwer wiegenden Erkrankungen brauchen nicht mit eindeutigen Diagnosen beantwortet zu werden. Sollte diese Frage allerdings bei ärztlichen Einstellungsuntersuchungen gestellt werden, ist man zu wahrheitsgemäßen Angaben verpflichtet. Eine andere Situation ergibt sich, wenn es um einen Beruf geht, bei dem eine bestehende Behinderung mit einem deutlich erhöhten Unfallrisiko verbunden ist, was zum Beispiel bei Störungen des Gleichgewichtssinnes und Arbeiten in großer Höhe der Fall ist. Hier tut man gut daran, den Arbeitgeber zu informieren, weil sonst Versicherungsansprüche verloren gehen können. Auch die Frage nach einer bestehenden Schwerbehinderteneigenschaft muss in jedem Fall wahrheitsgemäß beantwortet werden. Eine bewusst falsche Antwort führt dazu, dass der Arbeitgeber das Arbeitsverhältnis bei irgendwelchen Problemen wegen arglistiger Täuschung auch rückwirkend auflösen kann.

Voraussetzung dafür, den Arbeitgeber über eine MS nicht zu informieren, ist auch eine Einstellung der Betroffenen, ihre Arbeitsleistung gegebenenfalls unter erschwerten Bedingungen zu erbringen. Dann wird ein Arbeitgeber auch bereit sein, krankheitsbedingte Ausfälle nicht sofort mit Kündigungsdrohungen zu beantworten.

Welche sozialrechtlichen Ansprüche und Rechte hat man mit einer Multiplen Sklerose?

Da eine MS wie viele andere chronische Krankheiten zu Behinderungen führen kann, gelten auch für sie die sozialrechtlichen Gesetze und Bestimmungen, die Maßnahmen zur Vermeidung schwer wiegender Härten vorsehen.

Schwerbehindertengesetz:

Nach diesem Gesetz wird die Schwere einer Gesundheitsstörung unabhängig von ihrem Einfluss auf die Erwerbsfähigkeit bewertet. Für Menschen mit einer MS bestehen je nach dem Grad der Behinderung (GdB) wichtige Regelungen, die sich auf das Berufsleben (z. B. Kündigungsschutz), steuerliche Vergünstigungen (Freibeträge) und Vorteile im öffentlichen Leben (kostenlose Benutzung von öffentlichen Verkehrsmitteln) beziehen. Die Höhe des GdB wird dabei nicht durch die Diagnose einer MS an sich, sondern durch den im jeweiligen konkreten Fall bedingten Grad der Behinderung bestimmt. Auch die Frage, ob einem MS-Patienten eine Anerkennung als Schwerbehinderter zusteht oder nicht, richtet sich nach seiner jeweiligen Behinderung; die Diagnose alleine reicht nicht aus.

Vor einer voreiligen und unkritischen Beantragung eines Schwerbehindertenausweises muss gewarnt werden. Der oft als Grund genannte Kündigungsschutz von Schwerbehinderten wird von vielen Firmen und auch im öffentlichen Dienst nur allzu oft erfolgreich umgangen. Umgekehrt haben MS-Patienten mit einem Schwerbehindertenausweis gegenüber Nichtbehinderten weitaus mehr Schwierigkeiten, bei gleicher Qualifikation einen Arbeitsplatz zu erlangen. Vor einer Antragstellung sollten sich Betroffene deshalb vom behandelnden Arzt und gegebenenfalls auch vom Sozialdienst in Kliniken oder von Sozialämtern sorgfältig beraten lassen.

Kranken- und Lebensversicherung:

Gesetzliche Krankenversicherungen sind verpflichtet, Patienten mit MS aufzunehmen beziehungsweise die Kosten für notwendige Heilmaßnahmen zu übernehmen. Inwieweit dieser Grundsatz allerdings langfristig Bestand haben wird, bleibt abzuwarten. Durch die Öffnung der gesetzlichen Krankenkassen mit der Möglichkeit eines Wechsels haben sich teilweise einschränkende Änderungen der Aufnahmebedingungen und Leistungseinschränkungen ergeben. Um keine bösen Überraschungen zu er-leben, sollte man dies bei einem aus Beitragsgründen in Erwägung gezogenen Wechsel durch genaues Erfragen und Vergleichen der Leistungen der verschiedenen Anbieter unbedingt berücksichtigen.

Bei privaten Krankenkassen und Lebensversicherungen bestehen ohnehin oft Aufnahmeklauseln, die zum Zeitpunkt des Versicherungsabschlusses bekannte, chronisch verlaufende Krankheiten wie die MS von der Leistungspflicht ausschließen. Gegen eine solche Klausel hilft auch das Verschweigen einer dem Patienten bekannten MS-Diagnose nicht, zumal später eine zum Zeitpunkt des Vertragsabschlusses bereits bekannte Krankheit meist nachgewiesen werden kann und dann aus nachträglicher Kenntnis Leistungen durch die Versicherung abgelehnt werden. Anders sieht es aus, wenn Betroffene vor Vertragsabschluss zwar einmal vorübergehende Beschwerden hatten, die aber nicht zur Diagnose einer MS führten. Dann besteht für die Versicherung Leistungspflicht.

Rentenversicherung:
Da jeder Beschäftigte automatisch einer Rentenversicherung angehört, besteht auch für berufstätige MS-Patienten ein Anspruch auf Invaliditätsrente, wenn eine schwere Behinderung vorliegt.

Was sollte man im Hinblick auf eine Berentung beachten?

Viele MS-Betroffene können ihren Beruf zumindest viele Jahre lang ohne größere Einschränkung weiter ausüben. Oft haben die Kolleginnen und Kollegen ebenso wie der Arbeitgeber Verständnis dafür, dass sie ab und zu rascher ermüden oder ihre körperliche Belastbarkeit vorübergehend abnimmt, was zum Beispiel häufigere Pausen erforderlich macht. Dieses Verständnis beruht nicht zuletzt häufig auf der Erfahrung, dass berufstätige Menschen mit MS ihre Erkrankung im Gegensatz zu manch anderen nicht ausnutzen und sehr zuverlässige Mitarbeiter sind. Die Diagnose einer MS allein ist weder ein Grund für eine dauernde Arbeitsunfähigkeit noch für eine Kündigung oder gar Berentung.

Hauptziel aller Rehabilitationsmaßnahmen (siehe S. 187) ist das Vermeiden ungünstiger Frühberentungen mit einem niedrigen Verrentungsalter und entsprechend niedrigen Renten. Nach wie vor erfolgt bei manchen Betroffenen auf dem Hintergrund tief greifender Ängste über den weiteren Verlauf und teilweise überholter Einschätzungen der Sozialversicherungsträger bereits im ersten Krankheitsjahr eine »Panik«-Berentung. Eine bei Frauen im Vergleich zu Männern etwa doppelt so häufige Frühberentung erklärt sich dabei auch aus der verständlichen Besorgnis Betroffener, mit ihrer MS nicht mehr der Mehrfachbelastung durch Beruf, Familie und Haushalt gerecht werden zu können. Schon weil die Höhe der Rente überwiegend von den eingezahlten Beiträgen abhängt, stellt eine vorzeitige Berentung kein erstrebenswertes Ziel dar. Auch bei einer reduzierten Belastungsfähigkeit ist ein Einkommen aus einer Erwerbstätigkeit oft höher als eine Rente.

Nachuntersuchungen von im ersten Krankheitsjahr erfolgten Berentungen haben ergeben, dass diese rückblickend nur ausnahmsweise (etwa bei 20 %) begründet waren. Gegen einen zu frühen beruflichen Rückzug spricht neben der größeren ökonomischen Unabhängigkeit unter anderem auch ein häufig günstiger Effekt von Arbeit und Beruf auf das Selbstwertgefühl.

Wann kann der Besuch einer Selbsthilfegruppe sinnvoll sein?

Der Hauptnutzen von Selbsthilfegruppen besteht für Betroffene und auch Angehörige oder Partner in der Möglichkeit, ihre alltäglichen medizinischen, psychologischen und sozialen Probleme mit Menschen zu besprechen, die in derselben Situation wie sie selbst sind (Tab. 31). Oft ist es hilfreich zu wissen, wie andere mit den gleichen Schwierigkeiten umgehen und wie sie sie verarbeiten. Selbsthilfegruppen werden nicht von Fachleuten geleitet, und die Gruppenmitglieder entscheiden selbst, wie sie die Treffen gestalten, wie häufig, wann und wo sie sich treffen.

Die Mitglieder von Selbsthilfegruppen gehen sowohl zu den Treffen, um selber Unterstützung zu finden als auch um anderen zu helfen. In der Regel steht bei jedem Treffen ein bestimmtes Thema im Vordergrund, zu dem jeder von seinen persönlichen Erfahrungen berichtet. Dabei entscheidet jeder selbst, was er erzählen möchte und was nicht. Was besprochen wurde, bleibt in der Gruppe und wird nicht nach außen getragen. Selbsthilfegruppen sind kein Ersatz für eine ärztliche Betreuung, sondern können diese ergänzen.

Selbsthilfegruppen können aber auch Probleme mit sich bringen. Gleiche Krankheit bedeutet nicht gleiche Behinderung. MS-Betroffene mit erst leichten Störungen können erschrecken, wenn sie mit allen erdenklichen Schweregraden und Krankheitsverläufen konfrontiert werden und von allen möglichen Problemen hören, die noch auf sie zukommen können. Daher sollte jeder Betroffene sich vorher gut überlegen, ob eine Teilnahme für ihn sinnvoll ist oder nicht.

Wer eine Selbsthilfegruppe besuchen möchte, erkundigt sich am besten bei der nationalen oder regionalen Multiple-Sklerose-Gesellschaft (siehe S. 213) nach der für ihn günstigsten Adresse. Neuerkrankte sollten auch danach fragen, ob es in ihrer Gegend möglicherweise spezielle Gruppen für sie gibt. Diese haben den Vorteil, dass mehr auf die besonderen Fragen zu Beginn der Erkrankung (wie »Woran erkennt man einen Schub?«, »Wann empfiehlt sich eine medikamentöse Behandlung?« und »Worauf ist bei den einzelnen Medikamenten besonders zu achten?« oder »Wem erzähle ich wann etwas von meiner MS?«) eingegangen werden kann.

Im Internet stehen Informationen der deutschen MS-Selbsthilfegruppen-Initiative unter folgender Adresse zur Verfügung: http://www.ms-allianz.de.

● **Tab. 31: Vorteile von Selbsthilfegruppen für Menschen mit MS**

- Möglichkeit, ohne Angst vor Unverständnis über Probleme zu reden
- In speziellen Gruppen (z. B. für Neubetroffene) besonders gezieltes Eingehen auf besondere Aspekte
- Betroffene (und Angehörige) können sicher sein, nicht nur solidarische, sondern auch verstehende Zuhörer zu finden
- Erfahren menschlicher Wärme und Unterstützung bei der Bewältigung von Problemen; Abbau des Gefühls, damit alleine gelassen zu werden
- Gemeinsames Suchen nach Problemlösungen für Einzelne mit helfendem und nützlichem Erfahrungsaustausch
- Information zur Erleichterung, die MS kennen zu lernen, zu akzeptieren und besser damit umzugehen, auch als Voraussetzung für die Einsicht in manchmal notwendige Einschränkungen
- Abbau von durch Unsicherheit und Angst erzeugter übertriebener Vorsicht
- Unterstützung bei dem Ziel, der Umwelt selbstbewusster entgegenzutreten und Vorurteile mit sachlichen Argumenten zu entkräften

Anhang

Multiple-Sklerose-Gesellschaften

Deutschland:
Deutsche Multiple Sklerose
Gesellschaft (DMSG)
Geschäftsstelle des Bundesverbandes
e.V.
Vahrenwalder Straße 205–207
30165 **Hannover**
☎ (05 11) 968 34 -0
Fax (05 11) 968 34–50
E-Mail: dmsg@dmsg.de
Internet: http://www.dmsg.de

Österreich:
Österreichische Multiple Sklerose
Gesellschaft
Dachverband
c/o Neurologische Universitätsklinik
Währinger Gürtel 18–20
A-1090 **Wien**
☎ (01) 40 400 31 21
Fax (01) 40 400 31 41
E-Mail: office@ms-ges.or.at oder
msges@akh-wien.ac.a
Internet: www.ms-ges.or.at oder
www.neuro-akh-wien.ac.at/msges1

Schweiz:
Schweizerische Multiple Sklerose Ge-
sellschaft (SMSG)
Zentralsekretariat
Brinerstrasse 1
CH-8036 **Zürich**
☎ (01) 466 69 99
Fax (01) 466 69 90
E-Mail: info@multiplesklerose.ch
Internet:
http://www.multiplesklerose.ch

Luxemburg:
Ligue Luxembourgeoise de la Sclérose
en Plaques (L.L.S.P.)
Postfach 1444
L-1014 Luxemburg (Postadresse)
»An der Bogenschwan«
Siège social L.L.S.P.
48, rue de Verger
L-2665 **Luxemburg**/Bonneweg
(Verwaltung)
☎ und Fax 40 08 44

International:
International Federation of Multiple
Sclerosis Societies (IFMSS; Internatio-
nale Vereinigung der Nationalen
Multiple Sklerose Gesellschaften)
10, Heddon Street
London WIR 7LJ
United Kingdom
☎ (044) 171 734 91 20
Fax (044) 171 287 25 87
E-Mail: info@ifmss.org.uk
Internet: www.ifmss.uk

Landesverbände in Deutschland

Baden-Württemberg:
AMSEL (Aktion Multiple Sklerose
Erkrankter)
Landesverband der Deutschen
Multiple Sklerose Gesellschaft
in Baden-Württemberg e.V.
Regerstraße 18
70195 **Stuttgart**
☎ (07 11) 697 86–0
Fax (07 11) 697 86 99
E-Mail: amsel@dmsg.de

Bayern:
Deutsche Multiple Sklerose
Gesellschaft
Landesverband Bayern e.V.
Sankt-Jakobs-Platz 10
80331 **München**
☎ (0 89) 23 66 41–0
Fax (0 89) 23 66 41 33
E-Mail: dmsg-bayern@dmsg.de

Berlin:
Deutsche Multiple Sklerose
Gesellschaft
Landesverband Berlin e.V.
Knesebeckstraße 3
10623 **Berlin**
☎ (0 30) 313 06 47
Fax (0 30) 312 66 04
E-Mail: dmsg-berlin@dmsg.de

Brandenburg:
Deutsche Multiple Sklerose
Gesellschaft
Landesverband Brandenburg e.V.
Jägerstraße 17–18
14467 **Potsdam**
☎ (03 31) 29 26 76
Fax (03 31) 280 01 46
E-Mail: dmsg-brandenburg@dmsg.de

Bremen:
Deutsche Multiple Sklerose Gesell-
schaft
Landesverband Bremen e.V.
Fedelhören 44
28203 **Bremen**
☎ (04 21) 32 66 19
Fax (04 21) 32 40 92
E-Mail: dmsg-bremen@dmsg.de

Hamburg:
Deutsche Multiple Sklerose
Gesellschaft
Landesverband Hamburg e.V.
Eppendorfer Weg 154
20253 **Hamburg**
☎ (0 40) 422 44 33
Fax (0 40) 422 44 40
E-Mail: dmsg-hamburg@dmsg.de

Hessen:
Deutsche Multiple Sklerose
Gesellschaft
Landesverband Hessen e.V.
Wittelsbacherallee 86
60385 **Frankfurt am Main**
☎ (0 69) 40 58 98–0
Fax (0 69) 40 58 98 40
E-Mail: dmsg-hessen@dmsg.de

Mecklenburg-Vorpommern:
Deutsche Multiple Sklerose
Gesellschaft
Landesverband Mecklenburg-
Vorpommern e.V.
Anne-Frank-Str. 47 (Wohnung 3E)
19031 **Schwerin**
☎ (03 85) 392 20 22
Fax (03 85) 394 11 39
E-Mail: mecklenburg-
vorpommern@dmsg.de

Niedersachsen:
Deutsche Multiple Sklerose
Gesellschaft
Landesverband Niedersachsen e.V.
Herrenhäuser Kirchweg 14
30167 **Hannover**
☎ (05 11) 70 33 38
Fax (05 11) 70 89 81
E-Mail: dmsg-niedersachsen@dmsg.de

Nordrhein-Westfalen:
Deutsche Multiple Sklerose
Gesellschaft
Landesverband Nordrhein-Westfalen
e.V.
Kirchfeldstraße 149
40215 **Düsseldorf**
☎ (02 11) 933 04–0
Fax (02 11) 31 20 19
E-Mail: dmsg-nrw@dmsg.de

Rheinland-Pfalz:
Deutsche Multiple Sklerose
Gesellschaft
Landesverband Rheinland-Pfalz e.V.
Hindenburgstr. 32
55118 **Mainz**
☎ (0 61 31) 60 47 04
Fax (0 61 31) 60 49 30
E-Mail: dmsg-rheinland-pfalz@dmsg.de

Saarland:
Deutsche Multiple Sklerose
Gesellschaft
Landesverband Saar e.V.
Richard-Wagner-Straße 62
66111 **Saarbrücken**
☎ (06 81) 379 10–0
Fax (06 81) 379 10–16
E-Mail: dmsg-saarland@dmsg.de

Sachsen:
Deutsche Multiple Sklerose
Gesellschaft
Landesverband Sachsen e.V.
Borsbergstraße 12
01309 **Dresden**
☎ (03 51) 459 33 81
Fax (03 51) 441 60 81
E-Mail: dmsg-sachsen@dmsg.de

Sachsen-Anhalt:
Deutsche Multiple Sklerose
Gesellschaft
Landesverband Sachsen-Anhalt e.V.
Taubenstraße 4
06110 **Halle**
☎ (03 45) 202 98 31
Fax (03 45) 202 98 36
E-Mail: dmsg-sachsen-anhalt@dmsg.de

Schleswig-Holstein:
Deutsche Multiple Sklerose
Gesellschaft
Landesverband Schleswig-Holstein e.V.
Beseler Allee 57
24105 **Kiel**
☎ (04 31) 560 15–0
Fax (04 31) 560 15 20
E-Mail: dmsg-schleswig-
holstein@dmsg.de

Thüringen:
Deutsche Multiple Sklerose
Gesellschaft
Landesverband Thüringen e.V.
Haus 1, Zittauer Straße 27
99091 **Erfurt**
☎ (03 61) 710 04 60
Fax (03 61) 710 04 61
E-Mail: dmsg-thueringen@dmsg.de

Landesgruppen in Österreich

Kärnten:
Österreichische MS-Gesellschaft
Landesgruppe Kärnten
Landeskrankenhaus
Veiterstraße 47
9010 **Klagenfurt**
☎ (0 42 22) 538 27 70

Niederösterreich:
Österreichische MS-Gesellschaft
Landesgruppe Niederösterreich
Neurologische Abteilung
Krankenhaus St. Pölten
Propst-Führer-Straße 4
3100 St. Pölten
☎ (0 27 42) 300 28 48
Fax (0 27 42) 300 30 80

Oberösterreich:
Österreichische MS-Gesellschaft
Landesgruppe Oberösterreich
Wagner-Jauregg Krankenhaus
Wagner-Jaureggweg 15
4020 **Linz**
☎ (07 32) 69 21

Salzburg:
Österreichische MS-Gesellschaft
Landesgruppe Salzburg
MS-Haus, Landesnervenklinik
Ignaz-Harrer-Straße 79
5020 **Salzburg**
☎ (06 62) 43 38 21

Steiermark:
Österreichische MS-Gesellschaft
Landesgruppe Steiermark
Neurologische Universitätsklinik
Auenbruggerstraße 22
8036 **Graz**
☎ (03 16) 38 55 48

Tirol:
Österreichische MS-Gesellschaft
Landesgruppe Tirol
Universitätsklinik für Neurologie
Anichstraße 35
6020 **Innsbruck**
☎ (05 12) 504 38 50
Fax (05 21) 58 23 39

Stützpunkte in der Schweiz

MS-Regionalstelle Bern
Villa Stucki
Seftigenstrasse 11
3007 **Bern**
☎ (031) 376 21 00
Fax (031) 376 21 01

Société suisse de la sclérose en plaques
Sécrétariat romand
Rue des Poudrières 137
2006 **Neuchâtel**
☎ (032) 730 64 30
Fax (031) 730 64 70
E-mail: info.fr@multiplesklerose.ch
Internet:
http://www.sclerose-en.plaques.ch

Antenne SP de Genève
Rue Micheli-du-Crest 20
1205 **Genève**
☎ (022) 320 38 33
Fax (031) 800 07 53

Società Svizzeria Sclerosi Multipla
SM Antenna Svizzeria Italiana
Largo Olgiato 73
6512 **Giubiasco**
☎ (091) 850 05 47
E-Mail: info.it@multiplesklerose.ch
Internet:
http://www.sclerosi-multipla.ch

Selbsthilfeorganisationen

Multiple Sklerose Selbsthilfe e.V.
Hindenburgdamm 49
12203 **Berlin**
☎ (030) 395 31 35
Fax (030) 395 77 73
E-Mail: mss-ev@snafu.de
www.home.snafu.de/msk.lvblnbrbg/

Initiative Selbsthilfe Multiple Sklerose Kranker (M.S.K.) e.V.
Geschäftsstelle: Schelmengrubweg 29
69198 Schriesheim
☎ (062 03) 658 31
Fax (062 03) 658 31
E-Mail: mskevdittmann@t-online.de
Internet: www.multiple-sklerose-e-v.de

International Multiple Sclerosis Support Foundation (IMSSF)
9420 E. Golf Links road, # 291
Tucson, Arizona 85720–1340
USA
Fax (01 520) 663 18 11
E-Mail: jean@imssf.org
Internet: www.imssf.org oder www.msnews.org

Eine Auswahl weiterer Internetadressen (in alphabetischer Reihenfolge):

- Andy's Forum über Multiple Sklerose (MS)
  www.f1.parsimony.net/forum591/

- Initiative Selbsthilfe Multiple Sklerose
  www.multiple-sklerose-e- v.de/mainframe.html

- Lebensnerv. Stiftung zur Förderung der Psychosomatischen MS-Forschung
  www.lebensnerv.de

- Michael Botschatzke
  www.muskl.de/home.html

- Myelsane – Informationsservice rund um Multiple Sklerose
  www.people.freenet.de/myelin2/myelin.html

- Verein Multiple Sklerose Betroffener und deren Angehörige e.V.
  www.ms-ldk.de/

- Verein zur Förderung von Ursachenforschung auf dem Gebiet der Multiplen Sklerose und anderer chronischer Krankheiten (MucK e.V.)
  www.members.aol.com/muckev/

08187 Trias Multiple Sklerose Wider 15 18.06.2002 21:33:12 Blacknta

Bücher zum Weiterlesen

Empfehlenswerte Bücher und Broschüren für Betroffene und Laien

Bauer, Helmut J.: Irrwege und Fortschritte in der Behandlung der Multiplen Sklerose.
Deutsche Multiple Sklerose Gesellschaft, Hannover 1999.
Keine ISBN-Nr.; direkt bei der Deutschen Multiple Sklerose Gesellschaft (DMSG), Bundesverband e.V., Vahrenwalder Straße 205–207, 30165 Hannover, erhältliches, leider etwas unübersichtliches Buch mit einer Darstellung der Geschichte der Behandlung der MS.

Bauer, Helmut J., Dietmar Seidel: MS-Ratgeber. Praktische Probleme der Multiplen Sklerose. 5., neubearbeitete und erweiterte Auflage. Gustav Fischer Verlag, Stuttgart – Jena – New York 1996. ISBN 3–437–00847–1.
Umfassender Ratgeber für alle Schweregrade der Erkrankung. Die Grundeinstellung des Buches ist eher vorsichtig und die häufige Verwendung medizinischer Fachausdrücke für Laien teilweise hinderlich.

Deutsche Multiple Sklerose Gesellschaft (Herausgeber): Diagnose MS. Wissen hilft weiter. Eine Informationsbroschüre für Neuerkrankte. 6. Auflage. Deutsche Multiple Sklerose Gesellschaft, Hannover 1996.
Keine ISBN-Nr.; direkt bei der Deutschen Multiple Sklerose Gesellschaft (DMSG), Bundesverband e.V., Vahrenwalder Straße 205–207, 30165 Hannover, erhältlich. Von der DMSG herausgegebene kurz gefasste Broschüre (19 Seiten) mit den wichtigsten Informationen nach Diagnosestellung.

Deutsche Multiple Sklerose Gesellschaft (Herausgeber): Erklärungen zur medikamentösen Therapie der Multiplen Sklerose. Informationsbroschüre für Patienten. 4. Auflage. KMB-Verlagsgesellschaft, Mainz-Kastel 1997. ISBN 3–428350–01–9.
Von der Deutschen Multiple Sklerose Gesellschaft (DMSG) herausgegebene kurz gefasste Broschüre mit Darstellung der wichtigsten Grundlagen sowie Vor- und Nachteile der zurzeit zur Verfügung stehenden und in Erprobung befindlichen medikamentösen Behandlungsverfahren.

Glauser, Rosemarie: Multiple Sklerose. Neue Schulungsmappe der Schweizerischen Multiple Sklerose Gesellschaft (SMSG). SMSG, Zürich 1994. ISBN 3–408104–11–4.
Mappe mit vielfältigen Unterlagen zur MS, die bei der SMSG, Brinerstrasse 1, CH-8036 Zürich, erhältlich ist.

08187 Trias Multiple Sklerose Schoen 15 18.06.2002 21:33:11 Blackinta

Haas, Judith: Multiple Sklerose. Informationen über Erkrankung und Therapie. Ein Ratgeber für Patienten und Angehörige. Arcis Verlag, München 1999. ISBN 3–89075–135–0.
Kurz gefasstes Buch einer MS-Spezialistin mit den wichtigsten Informationen sowohl für Neuerkrankte als auch Langzeitbetroffene.

Krämer, Günter: Multiple Sklerose von A-Z. Medizinische Fachwörter verstehen. 2. Auflage.
TRIAS/Thieme, Stuttgart 2001. ISBN 3–89373–656–5.
Fremd- und Fachwörterbuch zur MS und angrenzenden Gebieten als Ergänzung zu dem vorliegenden Buch.

Liebscher, Fred: Multiple Sklerose – eine Krankheit, mit der man leben kann. 3. Auflage.
K.F.Haug Verlag, Stuttgart 1987. ISBN 3–7760–0756–7.

Maida, Eva: Der große TRIAS-Ratgeber Multiple Sklerose. Diagnose MS: Was Ihnen jetzt hilft. Wie Sie bewusst und aktiv Ihren Alltag gestalten. Alles über die neuen Behandlungs-Möglichkeiten. 3. Auflage. TRIAS Verlag in MVS Medizinverlage Stuttgart, Stuttgart 2002. ISBN 3–89373–643–3.
Umfassender Ratgeber auch für Betroffene mit fortgeschrittener MS und schwererer Behinderung.

Rosner, Louis J., Shelley Ross: Multiple Sklerose. Neue Hoffnung für Menschen mit MS.
Rowohlt Taschenbuch Verlag, Hamburg 1996. ISBN 3–499–19759–6.
Etwas reißerische Darstellung besonders der neuen medikamentösen Behandlungsansätze.

Rüttinger, Heinrich: Multiple Sklerose. Hinweise und Ratschläge für Patienten. Piper Verlag, München 1994. ISBN 3–492–11936–0.
Ein Buch mit grundlegenden Informationen zur MS.

Schäfer, Ulrike, Sigrid Poser: Multiple Sklerose. Ein Leitfaden für Betroffene. 7., aktualisierte Auflage. Blackwell Wissenschafts-Verlag, Berlin – Wien 2002. ISBN 3–89412–515–2.
Die Verfasserinnen geben u.a. auch praktische Tipps zur Verwendung verschiedener Hilfsmittel bei bleibenden körperlichen Störungen.

Schimrigk, Klaus, Dorothée Schmitt: Multiple Sklerose. Konventionelle Therapie und Außenseitermethoden. Edition Medizin/VCH Verlagsgesellschaft, Weinheim 1988 (vergriffen). ISBN 3–527–15394–2.
Übersichtliche Zusammenstellung zu Grundlagen, Wirkungsprinzipien und Erfolg beziehungsweise Misserfolg der früher und zurzeit eingesetzten Behandlungsmethoden der MS.

Schweizerische Multiple Sklerose Gesellschaft (SMSG; Herausgeber): Rehabilitation bei MS. Hilfe zur Selbsthilfe. Für MS-Betroffene, Angehörige und Fachleute. Schriftenreihe der Schweizerischen Multiple Sklerose Gesellschaft (SMSG). Schweizerische Multiple Sklerose Gesellschaft, Zürich 1989. ISBN 3–4520078–5-4.
Bei der SMSG, Brinerstrasse 1, CH-8036 Zürich, erhältliche Übersicht zur Rehabilitation mit vielen praktischen Hinweisen zur Selbsthilfe.

Sibley, William A.: Therapien der MS. 4. Auflage. Schriftenreihe der Schweizerischen Multiple Sklerose Gesellschaft (SMSG) Nr. 4. Schweizerische Multiple Sklerose Gesellschaft, Zürich 1996. ISBN 3–408104–12–2.
Bei der SMSG, Brinerstrasse 1, CH-8036 Zürich, erhältliche, aus dem Amerikanischen übersetzte Übersicht und Bewertung der für die MS zur Verfügung stehenden Behandlungsmethoden.

Wagener-Thiele, Christine: Natürliche MS-Therapien. Sanfte und wirksame Behandlung von Multipler Sklerose. 4., aktualisierte und erweiterte Auflage. Ullstein Taschenbuch Verlag, Berlin 2001. ISBN 3–548–71033–6.
Von einer selbst an MS Erkrankten verfasstes Buch mit einer etwas zu positiven Darstellung der »alternativen« Behandlungsverfahren.

Wiethölter, Horst: Multiple Sklerose von A-Z. Erklärungen der Fachbezeichnungen für Nichtmediziner. Deutsche Multiple Sklerose Gesellschaft, Hannover 1999.
Keine ISBN-Nr.; direkt bei der Deutschen Multiple Sklerose Gesellschaft (DMSG), Bundesverband e.V., Vahrenwalder Straße 205–207, 30165 Hannover, erhältlich.
Von der DMSG herausgegebene kurzgefasste Broschüre.

Bücher für Ärzte und andere Fachleute

Ärztlicher Beirat der Schweizerischen Multiple Sklerose Gesellschaft (SMSG): Rehabilitation und Multiple Sklerose. Anforderungen an neurologische Rehabilitationskliniken.
Schriftenreihe der Schweizerischen Multiple Sklerose Gesellschaft (SMSG) Nr. 11. Schweizerische Multiple Sklerose Gesellschaft, Zürich 1997. ISBN 3–408104–13–0.

Bauer, Helmut J., Jürg Kesselring: Medizinische Rehabilitation und Nachsorge bei Multipler Sklerose. 2., völlig neubearbeitete Auflage. Gustav Fischer Verlag, Stuttgart – Jena – New York 1995. ISBN 3–437–00803-X.

Gold, Ralf, Peter Rieckmann: Pathogenese und Therapie der Multiplen Sklerose. 2. Auflage. UNI-MED Verlag AG, Bremen 2000. ISBN 3–89599–484–7.

Haas, Judith (Herausgeberin): Azathioprin in der Therapie der Multiplen Sklerose. UNI-MED Verlag AG, Bremen 2000. ISBN 3–89599–306–9.

Heckl, Reiner W.: Multiple Sklerose. Klinik – Differentialdiagnose – Behandlung. Thieme Verlag, Stuttgart – New York 1994. ISBN 3–13–114501–3.

Kappos, Ludwig, Insa Cornelius (Herausgeber): Multiple Sklerose. Therapie mit Beta-Interferon. Blackwell Wissenschafts-Verlag, Berlin – Wien 1997. ISBN 3–89412–349–4.

Kappos, Ludwig, Insa Cornelius (Herausgeber): Therapie der Multiplen Sklerose. Blackwell Wissenschafts-Verlag, Berlin – Wien 2000. ISBN 3–89412–460–1.

Kesselring, Jürg (Herausgeber): Multiple Sklerose. 4., überarbeitete Auflage. W. Kohlhammer Verlag, Stuttgart 2001. ISBN 3–17–015954–2.

Klingelhöfer, Jürgen (Herausgeber): Multiple Sklerose. Steinkopff Verlag, Darmstadt 2002. ISBN 3–798–51320–1.

Limmroth, Volker, Oliver Kastrup (Herausgeber): Therapieleitfaden Multiple Sklerose. Georg Thieme Verlag, Stuttgart – New York 2001. ISBN 3–13–105681–9.

Miller, David H., Jürg Kesselring, W.I. McDonald, Donald W. Paty, Alan J. Thompson: Magnetresonanz bei Multipler Sklerose. W. Kohlhammer Verlag, Stuttgart 1998. ISBN 3–17–015532–6.

Obert, Hans-Joachim, Dieter Pöhlau: Beta-Interferon. Schwerpunkt Multiple Sklerose. 3. Auflage. Springer-Verlag, Berlin-Heidelberg-New York 2000. ISBN 3–540–67210–9.

Schmidt, Rudolf Manfred, Frank Hoffmann (Herausgeber): Multiple Sklerose. 3., neu bearbeitete und erweiterte Auflage. Urban & Fischer Verlag, München – Jena 2002. ISBN 3–437–22080–2.

Stöhr, Manfred: Kortison-Stoßtherapie bei multipler Sklerose. Springer-Verlag, Berlin – Heidelberg – New York 1992. ISBN 3–540–54873–4.

Taschenbuch Multiple Sklerose. Mit Beiträgen von Sigrid Poser und Auszügen aus Adams/Victor »Principles of Neurology«. Blackwell Wissenschafts-Verlag, Berlin – Wien 1996. ISBN 3–89412–247–1.

Wötzel, Christhild, Cordula Wehner, Walter Pöllmann, Nicolaus König (Herausgeber): Therapie der Multiplen Sklerose. Ein interdisziplinäres Behandlungskonzept. 2., überarbeitete Auflage. (Reihe Pflaum Physiotherapie). Pflaum Verlag, München – Bad Kissingen – Berlin – Düsseldorf – Heidelberg 2000. ISBN 3–7905–0779–2.

Zettl, Uwe K., Eilhard Mix (Herausgeber): Multiple Sklerose. Kausalorientierte, symptomatische und rehabilitative Therapie. Springer Verlag, Berlin – Heidelberg – New York 2001. ISBN 3–540–41121–6.

Bücher zu speziellen Problemen
Ernährung

Adam, Olaf: Ernährungsrichtlinien bei Multipler Sklerose. Ein Leitfaden für Patienten. (Band 16 der Reihe Edition Medizin & Wissenschaft). Waldmann Verlag für Medizin und Wissenschaft, Senden 1997.
ISBN 3–426577–31–2.
Besprechung sowohl von Grundlagen der Ernährung wie der Rolle von Fettsäuren, Antioxidanzien oder Spurenelementen als auch Ratschläge für eine entzündungshemmende Kost und andere Empfehlungen.

Evers, Joseph: Die Evers-Diät. Chancen bei MS, Diabetes und anderen Stoffwechselerkrankungen. 13., kommentierte Neuausgabe. Karl F. Haug Verlag in MVS Medizinverlage Stuttgart, Stuttgart 2002.
ISBN 3–8304–2073–0.
Von einer Diplom-Ökotrophologin (Ernährungsberaterin) kommentierte und aktualisierte Neuausgabe der Ernährunsgempfehlungen mit dem Grundsatz, Nahrungsmittel so natürlich wie möglich zu belassen und so frisch wie möglich zu verzehren.

Falke, Andrea: Gib Dir eine Chance. Das Kochbuch zur linolsäurearmen Ernährung. Books on demand, Norderstedt, 2000. ISBN 3–898118–05–3.
Rezeptsammlung für ein linolsäurearmes Kochen.

Pöhlau, Dieter, Gudrun Werner: Gesund und bewusst essen bei Multipler Sklerose. TRIAS/Thieme, Stuttgart 2000. ISBN 3–89373–591–7.
Buch eines Neurologen und MS-Spezialisten sowie einer Ernährungsberaterin mit Ratschlägen und vielen Rezepten zur Ernährung bei MS.

Informationen für Kinder und andere Familienangehörige Betroffener

Devine, Monique: Myelin geht mir auf die Nerven. Ein Aktivitätsbuch für Kinder von 6 bis 12. Deutsche Multiple Sklerose Gesellschaft, Hannover 1997. ISBN 3–421910–00–4.
Aus dem Englischen übersetzte, auch direkt bei der Deutschen Multiple Sklerose Gesellschaft, Bundesverband e.V., Vahrenwalder Straße 205–207, 30165 Hannover, erhältliche kurz gefasste Comic-Broschüre (33 Seiten) für Kinder mit einem MS-betroffenen Elternteil.

Jaffee, Cyrisse, Debra Frankel, Barbara LaRoche, Patricia Dick: Jemand, den Du kennst, hat Multiple Sklerose. Ein Buch für Familien. Deutsche Multiple Sklerose Gesellschaft, Hannover 1999.
Keine ISBN-Nr.; direkt bei der Deutschen Multiple Sklerose Gesellschaft, Bundesverband e.V., Vahrenwalder Straße 205–207, 30165 Hannover, erhältliche, erstmals 1983 in den USA erschienene und aus dem Amerikanischen übersetzte 17-seitige Broschüre für 8- bis 15-jährige Kinder von MS-Patienten.

Papst, Julia, Silvia Dinkel-Sieber, Judith Knobel, Johanna Rauber: Forschungsprojekt »Kinder in Familien mit einem chronisch-kranken Elternteil am Beispiel der Multiplen Sklerose«. Ergebnisse. Schriftenreihe der Schweizerischen Multiple Sklerose Gesellschaft (SMSG) Nr. 12, 1998. ISBN-Nr. 3–408104–15–7.
Direkt bei der Schweizerischen Multiple Sklerose Gesellschaft, Zürich (Brinerstrasse 1, 8036 Zürich) erhältlicher Forschungsbericht mit neun Familienportraits (mit 26 Kindern), in dem beschrieben wird, wie sich die Familien organisieren und welche Rolle die Kinder einnehmen.

Körperliches Training, Physiotherapie und Sport

Habermann, Carola, Friederike Kolster: Ergotherapie im Arbeitsfeld Neurologie. Thieme 2002. ISBN 3–13–125621–4.
Darstellung der Möglichkeiten einer Ergotherapie bei MS und anderen neurologischen Krankheiten.

Köppe, Günter, Rolf Dieckmann (Herausgeber): Multiple Sklerose und Sport. Grundlagen und Handlungsorientierungen. Band 5 der Schriftenreihe des Behinderten-Sportverbandes Nordrhein-Westfalen »Behinderte machen Sport«. Meyer & Meyer Verlag, Aachen 1997. ISBN 3–89124–339–1.

Darstellung sowohl theoretischer Grundlagen sowie auch zahlreicher praktischer Beispiele und Erfahrungsberichte.

Künzle, Ursula: Selbsttraining bei MS. Schriftenreihe der Schweizerischen Multiple Sklerose Gesellschaft (SMSG) Nr. 3. 2., neubearbeitete Auflage. Schweizerische Multiple Sklerose Gesellschaft, Zürich 1992. ISBN 3–408104–05-X.
Auch direkt bei der SMSG, Brinerstrasse 1, 8036 Zürich, erhältlicher Ordner für leichter Betroffene mit der Möglichkeit, sich ein individuelles Übungsprogramm zusammenzustellen.

Künzle, Ursula: Alltagstraining bei MS. Schriftenreihe der Schweizerischen Multiple Sklerose Gesellschaft (SMSG) Nr. 7. Schweizerische Multiple Sklerose Gesellschaft, Zürich 1986. ISBN 3–4520078–3-8.
Auch direkt bei der SMSG, Brinerstrasse 1, 8036 Zürich, erhältlicher Ordner für schwerer Betroffene mit der Möglichkeit, sich ein individuelles Übungsprogramm zusammenzustellen.

Künzle, Ursula: Hippotherapie auf den Grundlagen der funktionellen Bewegungslehre Klein-Vogelbach. Hippotherapie-K: Theorie, praktische Anwendung, Wirksamkeitsnachweise (Rehabilitation und Prävention, Band 48). Springer Verlag, Berlin – Heidelberg – New York 2000. ISBN 3–540–65220–5.
Grundlegendes Werk zur Hippotherapie bei MS.

Steinlin Egli, Regula: Physiotherapie bei Multipler Sklerose. Ein funktionelles, bewegungsanalytisches Behandlungskonzept. Thieme Verlag, Stuttgart – New York 1998. ISBN 3–13–111081–3.
Sehr empfehlenswertes Fachlehrbuch zur Physiotherapie bei MS.

Krankheitsbewältigung (Coping)

Dünkel, Ruth: Multiple Sklerose. Patient, Arzt und Umfeld. 3., durchgesehene und ergänzte Auflage. Gustav Fischer Verlag, Stuttgart – Jena 1990. ISBN 3–437–00624-X.
Der Schwerpunkt liegt auf psychischen Problemen im Verhältnis zwischen Betroffenen und Ärzten, Pflegepersonal, Sozialarbeitern, Krankengymnasten und anderen Fachpersonen.

Hellige, Barbara: Balanceakt Multiple Sklerose. Leben und Pflege bei chronischer Krankheit. W. Kohlhammer Verlag, Stuttgart 2001. ISBN 3–17–016876–2.

Doktorarbeit einer Pflegewissenschaftlerin auf der Grundlage mehrerer Interviews von Mitarbeitern eines Landesverbandes der Deutschen Multiple Sklerose Gesellschaft, Leitern von Selbsthilfegruppen und unterschiedlich schwer Betroffenen.

Kemm, René, Rudolf Welter: Coping mit kritischen Ereignissen im Leben Körperbehinderter. Dargestellt am Beispiel der Multiplen Sklerose – ein Arbeitsbericht. Schindele Verlag, Heidelberg 1987.
ISBN 3–89149–120–4.
Ein Forschungsbericht über Bewältigungsstrategien (englisch: to cope = bewältigen) körperlicher Behinderungen bis hin zu Vorschlägen für alternative Wohnmodelle.

Machtemes, Walter, Ulrich Wiesmann, Deutsche Multiple-Sklerose-Gesellschaft (Herausgeber): Multiple Sklerose und Arbeitsmotivation. Wege und Chancen der psycho-sozialen Reintegration. Reha-Verlag, Bonn 1998. ISBN 3–88239–227–4.
Ein Bericht über eine Studie, in der am Beispiel der MS typische Zusammenhänge zwischen Krankheitsdeutung und psychosozialen Folgen untersucht werden; Plädoyer für eine jeweils individuelle Beurteilung.

Simmen, René und Projektteam: Coping-Beratung. Schriftenreihe der Schweizerischen Multiple Sklerose Gesellschaft (SMSG) Nr. 9. Schweizerische Multiple Sklerose Gesellschaft, Zürich 1990. ISBN 3–4520078–0-3.
Direkt bei der Schweizerischen Multiple Sklerose Gesellschaft (SMSG), Brinerstrasse 1, 8036 Zürich, erhältlicher Projektbericht über Bewältigungsstrategien (englisch to cope = bewältigen) bei MS.

Patienten- und Laienberichte (gelegentlich ist allerdings unklar, ob tatsächlich eine MS vorliegt bzw. vorgelegen hat)

Abart, Joachim: Mein Weg aus der Multiplen Sklerose. Erfahrungen mit Therapien, die helfen können. Herder Verlag, Freiburg – Basel – Wien 1996. ISBN 3–451–04432–3.

Bauer-Seitz, Vera: Solange ich atme, hoffe ich. Vom Umgang mit der Krankheit Multiple Sklerose. 2. Auflage (Reihe: Leben und Bewußtsein, Band 3). Triga Verlag, Gelnhausen 1998. ISBN 3–89774–014–1.

Bischof, Karen, Serafin Beer (Herausgeber): Auch kleine Schritte führen weiter. Multiple Sklerose – die unfaßbare Krankheit. Haffmans Sachbuch Verlag, Zürich 1999. ISBN 3–251–40012–6.

Burnfield, Alexander: Multiple Sklerose: Ein Erfahrungsbericht. Gustav Fischer Verlag, Stuttgart – New York 1988. ISBN 3–437–00535–9.

Deutsche Multiple Sklerose Gesellschaft (Herausgeber): Diagnose: Multiple Sklerose. Was nun? Deutsche Multiple Sklerose Gesellschaft, Hannover 1995.
Keine ISBN-Nr.; direkt bei der Deutschen Multiple Sklerose Gesellschaft (DMSG), Bundesverband e.V., Vahrenwalder Straße 205–207, 30165 Hannover, erhältliche Broschüre.

Fried, Karin: Flieg weiter, Schmetterling.... und jetzt erst recht! Ein Leben mit Multipler Sklerose. Triga Verlag, Gelnhausen 2001.
ISBN 3–89774–213–6.

Gottlob, Hildegard: Warum Du, mein Sohn? Die Geschichte einer unheilbaren Krankheit.
Verlag Haag + Herchen, Frankfurt 1995. ISBN 3–86137–346–7.

Hartstock, Dorothea: Lebenspause. Eine an Multipler Sklerose Erkrankte berichtet. Fouqué Literaturverlag, Egelsbach/ Frankfurt a.M. 2001.
ISBN 3–8267–4863–8.

Hermeling, Anita: Die andere Freiheit auf Rädern. Mein Leben mit der MS. Edition Das Andere Buch, Osnabrück 2001. ISBN 3–435316–30–5

Hildel, Leo, Ralf Rybczynski: Multiple Sklerose. Schicksalsschlag und Chance. Ein Betroffenenbericht über eine erfolgreiche MS-Therapie. Frieling & Partner Verlag, Berlin 2001. ISBN 3–8280–1474–7.

Ich fliege über das Grau hinweg ... . Bilder und Texte von Multiple-Sklerose-betroffenen Künstlern der Malgruppe »Nymphenburg«. Eigenverlag Cornelia Linder-Oberpriller, Amergang 1997. ISBN 3–431560–06–6.

James, Janet Lee: Der Hafen meines Lebens. Trotz einer schweren Krankheit wagt Janet einen Neuanfang in Alaska. Ullstein Taschenbuchverlag, Berlin 2000. ISBN 3–548–35994–9.

Kamprad, Barbara: Die Krankheit mit den vielen Gesichtern: Multiple Sklerose. 4. Auflage. Kreuz Verlag, Zürich 1993. ISBN 3–268–00103–3.

Kitter, Erika: ... und dann nahm ich mir heraus zu leben. 25 Jahre Multiple Sklerose – Ein Über-Lebens-Bericht. Radius-Verlag, Stuttgart 2000.
ISBN 3–87173–207–9.

Knothe, Gisela, Erich Knothe: Multiple Sklerose. Mein Er-Leben mit der MS. Book on Demand, Norderstedt 2000. ISBN 3–898111–605–0.

Koch, Ilse: Ein Kuschelbär erzählt. Wie Puschl seinem MS-kranken Frauchen hilft. Frieling & Partner Verlag, Berlin 2002. ISBN 3–8280–1648–0.

Letzel-Preuß, Regina: Multiple Sklerose: Vielfache (seelische?) Verhärtungen. Patientenratgeber. Kröning Verlag, Berlin 1998.
ISBN 3–431113–09–4.

Lühn, Gisela: Diagnose: MS. Eine MS-Patientin über ihre Erfahrungen mit den »Halbgöttern in Weiß«. Frieling & Partner Verlag, Berlin 1995.
ISBN 3–89009–955–6.

Lürssen, Pia-Maria, Christiane Ruscheweih: Zwischen allen Stühlen. Leben mit Multipler Sklerose. Mabuse-Verlag, Frankfurt am Main 2001.
ISBN 3–433050–77–4.

Manke, Monika, Werner Engels: Grenzen leben. Für einen anderen Umgang mit MS. Fischer Taschenbuch Verlag, Frankfurt am Main 1997.
ISBN 3–596–13524–9.

Reetz, Antje: Ein Kanarienvogel singt wieder. Eigenverlag/Breklumer Druckerei 1998. ISBN 3–7793–1016–3.

Reichlin-Meldegg, Georg: Bis das Schicksal euch scheidet. Ein Multiple Sklerose-Kranker schildert sein Überleben. Verlag Hermogoras/Mohorjeva, Klagenfurt/Cleovec 2001. ISBN 3–85013–847-X.

Rubinstein, Renate: Sterben kann man immer noch. Notizen von einer Krankheit. Edition suhrkamp 1433, Neue Folge Band 433. Suhrkamp Verlag, Frankfurt am Main 1987. ISBN 3–518–11433–6.

Schulz-Lübke. Ingrid: Geschichten von unten. Der Einbruch des Unvorhersehbaren ins Leben. Calwer-Verlag, Stuttgart 1998.
ISBN 3–7668–3596–3.

Schweppenhäuser, Ekkehard: Multiple Sklerose. Erfahrungen und Aktivitäten zur Bewältigung einer schubförmigen MS. 5. Auflage. Michaels Verlag, Peiting 1998. ISBN 3–425051–02–3.

van Ekloen, Florian: Multiple Sklerose – was nun? Erfahrungen eines MS-Kranken – mit seiner Krankheit, mit Ärzten, Krankenhäusern und Medikamenten. Expert Service NCT/Books on Demand, Fuldatal/Norderstedt 1999/2000. ISBN 3–831106–00–2.

Wiese, Ursula: Leben mit Multipler Sklerose. Haug Sachbuch Verlag, Stuttgart 1993. ISBN 3–8304–0931–1.

Zaruba, Barbara: Diagnose MS. Wie ich meine Hoffnung wiederfand. Nymphenburger in der F.A. Herbig Verlagsbuchhandlung, München 2000. ISBN 3–485–00841–9.

Erzählungen/Romane über Menschen mit MS

Blobel, Brigitte: Traumschritte. Unionsverlag, Zürich 1998.
ISBN 3–293–21023–6.

DuPre, Hilary, Piers DuPre: Hilary und Jackie. Ullstein Taschenbuch Verlag, Berlin 1999. ISBN 3–548–24644–3.

Engelmann, Traude: Kraft für ein Lächeln. Roman. Mitteldeutscher Verlag, Halle 1996. ISBN 3–354–00886–5.

Mayfield, Sue: Wenn die Möwe wieder fliegt (Kinderbuch). Bertelsmann Verlag, München 1998. ISBN 3–570–20243–7.

Sachverzeichnis